消化器内視鏡技師・ナースのバイブル

検査・診断・治療の看護・介助

編集
田村君英
平塚胃腸病院検査部部長
日本消化器内視鏡技師会会長

星野　洋
ほしの内科クリニック院長

南江堂

執筆者一覧

● 編　集

田村　君英	たむら　きみひで	平塚胃腸病院検査部部長・日本消化器内視鏡技師会会長
星野　　洋	ほしの　ひろし	ほしの内科クリニック院長

● 編集協力

佐藤　絹子	さとう　きぬこ	NTT東日本関東病院内視鏡部看護主任・消化器内視鏡技師
高橋　陽一	たかはし　よういち	生長会府中病院感染管理室室長・消化器内視鏡技師

● 執　筆

田村　君英	たむら　きみひで	平塚胃腸病院検査部部長・日本消化器内視鏡技師会会長
岡本　澄美子	おかもと　すみこ	香川労災病院内視鏡室看護師・消化器内視鏡技師
新田　孝幸	にった　たかゆき	京都大学医学部附属病院医療器材部臨床工学技士・消化器内視鏡技師
吉村　　兼	よしむら　けん	神戸大学医学部附属病院光学医療診療部臨床工学技士・消化器内視鏡技師
櫻井　幸弘	さくらい　ゆきひろ	さくらい消化器科内科院長
高橋　陽一	たかはし　よういち	生長会府中病院感染管理室室長・消化器内視鏡技師
佐藤　絹子	さとう　きぬこ	NTT東日本関東病院内視鏡部看護主任・消化器内視鏡技師
上田　道子	うえだ　みちこ	西神戸医療センター看護部看護師長・内視鏡看護委員・消化器内視鏡技師
大橋　達子	おおはし　たつこ	富山赤十字病院看護部看護師長・消化器内視鏡技師
久永　康宏	ひさなが　やすひろ	大垣市民病院消化器科医長
佐藤　　公	さとう　ただし	山梨大学医学部第一内科・光学医療診療部准教授
山口　達也	やまぐち　たつや	山梨大学医学部第一内科助教
星野　　洋	ほしの　ひろし	ほしの内科クリニック院長
松田　浩二	まつだ　こうじ	東京慈恵会医科大学青戸病院内視鏡部診療部長
橋本　逸子	はしもと　いつこ	友仁山崎病院内視鏡センター看護師長・消化器内視鏡技師
大波多　歳男	おおはた　としお	新別府病院内視鏡室主任責任者・看護師・消化器内視鏡技師
野城　和彦	のしろ　かずひこ	札幌厚生病院中央部門看護師・消化器内視鏡技師
松本　雄三	まつもと　ゆうぞう	亀田総合病院内視鏡検査室室長・消化器内視鏡技師
宮下　由香	みやした　ゆか	刈谷豊田総合病院内視鏡室看護師・消化器内視鏡技師

（掲載順）

序文

　消化器内視鏡は，観察や生検にとどまらず，治療にも積極的に使用されるようになってきた．同時に，内視鏡スタッフには，検査で経験する疾患や治療についての幅広い知識が求められるようになっている．

　本書は，内視鏡スタッフとして内視鏡室の運営に携わっている方々や，消化器内視鏡技師認定試験を受験される方々の必携の書となるよう，内視鏡検査・治療の介助の全般にわたって必要な知識の集大成をめざして編集した．本書の執筆については，日常業務から技師認定試験対策にいたるまで幅広く対応できるようテーマを決め，消化器疾患や薬剤に関する項目は医師に，機器類や内視鏡検査・治療の実務に関する項目は内視鏡技師に担当していただいた．また，内容はできるだけエビデンスに基づいて，という方針の下に執筆していただいているので，より理解しやすい内容になっていると思う．

　内視鏡の直接介助に関することだけでなく，読者のニーズに応えられるよう，内視鏡室の機能的な運用，新人・異動者の教育や，内視鏡看護記録などについても実践的な知識や具体例を収載した．スタッフの質の管理に役立てていただきたい．

　内視鏡室の安全管理も，内視鏡従事者が重きを置くところである．緊急時の対応や準備機器のチェックシートも掲載し，必要な知識を提示した．感染管理としては，内視鏡の洗浄・消毒，処置具の洗浄について各種のガイドラインをエビデンスとして実技にも詳細に解説を加えた．

　内視鏡診療で使用される薬剤を分類し，作用・副作用・注意点等を整理して提示するとともに，消化器内視鏡で対象となる代表的な疾患について，その病態・治療法をコンパクトに記して学習の助けとなるよう配慮した．内視鏡検査・治療で駆使する多くの機器についても，内視鏡技師の立場から必要な知識としてまとめてある．経鼻内視鏡や小腸内視鏡など，最新の情報もとりあげた．

　さらに，技師試験の問題に関連する事項の中でも，重要と思われるものを本文の記述に関連づけて取り上げ，ポイントとしてわかりやすくまとめて読者の便宜を図った．また，巻末には付録として各施設のクリニカルパスを多数収載したので，ぜひ参考にしていただきたい．

　本書のタイトルが示すように，まさに消化器内視鏡スタッフの「バイブル」の呼び名にふさわしい，内視鏡看護・介助の集大成ができたと自負している．本書が多くの方々の日常診療の助けになればと願っている．

2008年9月

田　村　君　英

星　野　　　洋

目次

第Ⅰ章 総論

A. 安全な内視鏡診療のために　2

① 内視鏡室の機能的な運用　(田村君英)　2
- A 理想的な内視鏡室　2
- B 内視鏡検査台，各種収納，器材の配置　6
- C 画像記録　7

② 患者への説明　(岡本澄美子)　11
- A インフォームド・コンセント　11
- B 個人情報の取り扱い　13

③ 内視鏡機器　(新田孝幸)　15
- A 電子内視鏡　15
- B 内視鏡機器の機能と原理　18
- C 超音波内視鏡　26
- D 高周波装置　32

④ 内視鏡処置具　(吉村 兼)　37
- A 内視鏡処置具とは　37
- B 主要処置具一覧　44
- C 内視鏡検査・治療における介助の心得と注意点　49

⑤ 内視鏡診療で用いる薬剤の基礎知識　(櫻井幸弘)　50

⑥ 安全管理，感染管理　(高橋陽一)　59
- A 安全管理　59
- B 禁忌，禁止，危険，警告，注意　60
- C 機器の点検　61
- D 薬剤の管理　65
- E 転倒・転落予防　70
- F 感染管理　71

⑦ 洗浄，消毒，滅菌　(佐藤絹子)　74
- A 用語の定義と説明　75
- B 内視鏡の再処理に使用される洗浄剤と消毒薬　76
- C 内視鏡の洗浄・消毒　77
- D 内視鏡処置具の再処理　80
- E 内視鏡の洗浄・消毒の質の保証　81

B. 内視鏡看護の水準を保ち，さらにアップするために　83

① 教育と水準管理　(上田道子)　83
- A 内視鏡における教育　83
- B 医療水準　97

② 記録　(大橋達子)　99

C. 内視鏡が使われる主な疾患の知識をもつ　104

［消化管に発生する癌　(星野 洋)　104］

① 上部消化管の疾患——食道　　　　　　　　　　　　　　　　　　　　　（久永康宏）105

- **A** 食道癌 …………………………… 105
- **B** 食道静脈瘤 ……………………… 107
- **C** 逆流性食道炎 …………………… 109
- **D** バレット食道 …………………… 111
- **E** 食道憩室 ………………………… 112
- **F** 食道アカラシア ………………… 113
- **G** 食道裂孔ヘルニア ……………… 114
- **H** マロリー・ワイス症候群 ……… 115

② 上部消化管の疾患——胃・十二指腸　　　　　　　　　　　　　　　　　　　　117

- **A** 胃炎 ……………（佐藤　公・山口達也）… 117
- **B** 胃・十二指腸潰瘍 …（山口達也・佐藤　公）… 120
- **C** 胃癌 ……………（山口達也・佐藤　公）… 123
- **D** 胃ポリープ ………（山口達也・佐藤　公）… 126
- **E** 胃粘膜下腫瘍 ……（山口達也・佐藤　公）… 128
- **F** 悪性リンパ腫，MALTリンパ腫
  　　　　　　　　（山口達也・佐藤　公）… 129

③ 下部消化管の疾患　　　　　　　　　　　　　　　　　　　　　　　　（星野　洋）131

- **A** 感染性腸炎 ……………………… 131
- **B** 潰瘍性大腸炎 …………………… 133
- **C** クローン病 ……………………… 135
- **D** 虚血性腸炎 ……………………… 137
- **E** 大腸癌 …………………………… 130
- **F** 大腸ポリープ …………………… 141
- **G** イレウス ………………………… 143

④ 胆・膵の疾患　　　　　　　　　　　　　　　　　　　　　　　　　　（松田浩二）146

- **A** 胆石症 …………………………… 146
- **B** 胆嚢炎，胆管炎 ………………… 148
- **C** 胆嚢癌 …………………………… 149
- **D** 胆管癌 …………………………… 150
- **E** 乳頭部癌 ………………………… 151
- **F** 急性膵炎 ………………………… 151
- **G** 慢性膵炎 ………………………… 153
- **H** 膵癌 ……………………………… 154

第 II 章　各論：検査・治療に関する看護・介助

A. 検査・治療前・中・後の看護のポイント　　　　　　　　　　　　　（橋本逸子）158

- **A** 検査・治療前の看護 …………… 158
- **B** 救急セットの準備 ……………… 162
- **C** 検査・治療中の看護 …………… 164
- **D** 鎮静薬投与時の看護 …………… 164
- **E** 検査・治療後の看護 …………… 166

B. 検査・治療の看護・介助　　　　　　　　　　　　　　　　　　　　　　　169

① 上部消化管　　　　　　　　　　　　　　　　　　　　　　　　　　　（岡本澄美子）169

- 治療 **a** 止血 ……………………………………………（大波多歳男）…… 173
- 治療 **b** 異物除去 ………………………………………（大波多歳男）…… 180
- 治療 **c** 食道静脈瘤・胃静脈瘤の治療 ………………（大波多歳男）…… 184
- 治療 **d** 拡張術，ステント挿入 ………………………（大波多歳男）…… 189

② 下部消化管 　　　　　　　　　　　　　　　　　　　　　　　　　　　　（岡本澄美子）194

③ ERCP 　　　　　　　　　　　　　　　　　　　　　　　　　　　　　　（野城和彦）198
　　　　　治療 **a** EST ……………………………………………………………（大波多歳男）……202

④ EMR，ポリペクトミー，ホットバイオプシー 　　　　　　　　　（大波多歳男）206

⑤ ESD 　　　　　　　　　　　　　　　　　　　　　　　　　　　　　　　（大波多歳男）210

⑥ 超音波内視鏡 　　　　　　　　　　　　　　　　　　　　　　　　　　　（野城和彦）215

⑦ 色素，マーキング，標本 　　　　　　　　　　　　　　　　　　　　（岡本澄美子）220
　　A 色素………………………………220　　**C** 標本の取り扱い方…………………222
　　B マーキング：点墨，クリップ……221

⑧ PEG 　　　　　　　　　　　　　　　　　　　　　　　　　　　　　　　（松本雄三）224

付　録

① 小腸内視鏡 　　　　　　　　　　　　　　　　　　　　　　　　　　　　　（宮下由香）233
　　A 小腸内視鏡の看護………………233　　**B** カプセル内視鏡の看護……………235

② クリニカルパス集 　　　　　　　　　　　　　　　　　　　　　　　　　　　　　　 236

1. 上部消化管内視鏡検査クリニカルパス
　　患者用　　　　　　　（大波多歳男）……236
2. 下部消化管内視鏡検査クリニカルパス
　　患者用　　　　　　　（岡本澄美子）……237
3. 下部消化管内視鏡検査クリニカルパス
　　医療者用　　　　　　（大波多歳男）……238
4. ERCP検査クリニカルパス
　　患者用　　　　　　　（大波多歳男）……239
5. ERCP検査クリニカルパス
　　医療者用　　　　　　　（上田道子）……240
6. ESDクリニカルパス
　　患者用　　　　　　　（大波多歳男）……241
7. ESDクリニカルパス
　　医療者用　　　　　　（大波多歳男）……242
8. 大腸ポリペクトミー（1泊2日）クリニカルパス
　　患者用　　　　　　　（大波多歳男）……244
9. 大腸ポリペクトミー（2泊3日）クリニカルパス
　　患者用　　　　　　　（野城和彦）……245
10. 大腸ポリペクトミー（1泊2日）クリニカルパス
　　医療者用　　　　　　（大波多歳男）……246
11. 大腸ポリペクトミー（2泊3日）クリニカルパス
　　医療者用　　　　　　（野城和彦）……247
12. EMRクリニカルパス（1週間）
　　患者用　　　　　　　　（上田道子）……248
13. EMRクリニカルパス（2泊3日）
　　医療者用　　　　　　（大波多歳男）……249

索　引 ………………………………………………………………………………………251

第Ⅰ章

総　論

A. 安全な内視鏡診療のために

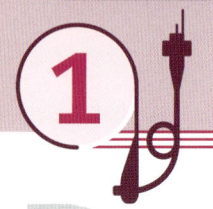

1 内視鏡室の機能的な運用

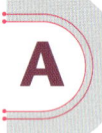

A 理想的な内視鏡室

1 内視鏡部門のスペース

　内視鏡部門は，受付・待合室，問診室・説明室，前処置室，検査室，回復室，記録室・カンファランス室などで構成される．近年の内視鏡の進歩による機器の多様化や患者数の増加により，スペースの不足は特に築年数の古い施設において顕著になっている．またセデーション使用がふえたことによる回復室の必要性も増大している．さらには洗浄・消毒の標準化による洗浄機器の設置スペースやIT機器も増加しているため，内視鏡室としてさらに広いスペースが求められるようになっている．

　しかし，現在の内視鏡部門の面積は平均21.8 m^2 で，アンケート回答者の70％が面積に不満であるとの集計結果があり（近畿消化器内視鏡技師会，2003年），内視鏡室の新設や拡張の検討が必要な時期にきているといえる．

2 各部屋の望ましい配置と使用方法の工夫

　各部屋の配置においては，従来から患者の動線と内視鏡室スタッフの作業のための動線が交差しないことが望ましいとされている．さらに，感染管理の考え方が導入されたことにより，使用したスコープや処置具と清潔な器材が交差しない，つまり使用済み器材の汚染区域と清潔区域のゾーニングの工夫も求められている．

　図1 に平均的な内視鏡室の内部を示す．患者の入口と医療スタッフの入口は別にし，患者側はプライバシーを配慮してカーテンでなくドアとすることが望ましい．図2 には内視鏡部門のレイアウトを示すが，バックヤードに洗浄・消毒エリアを設ける施設が多い．汚染エリアと清潔エリアが交差しないスタッフ動線となることが望まれる．

　新設や改築の場合以外では困難なこともあるが，各部屋の使用法に工夫をこらし理想に近づけたい．

a 受付・待合室

　1) 受付からは待合室の患者の様子が見えるような配置にする．
　2) 待合室は採光に工夫し，清潔感をもたせるよう心がける．
　3) 検査室内や洗浄消毒室，回復室など内部が見えない配置にする．

b 問診・説明室

　1) 患者やスタッフが行き来しない，プライバシーを確保できる場所を選択する．つきそいの家族が同伴できるようなスペースも必要である．
　2) 画像を供覧できるようにする．画像の提供は印刷画像でもよい．

A. 安全な内視鏡診療のために／1. 内視鏡室の機能的な運用

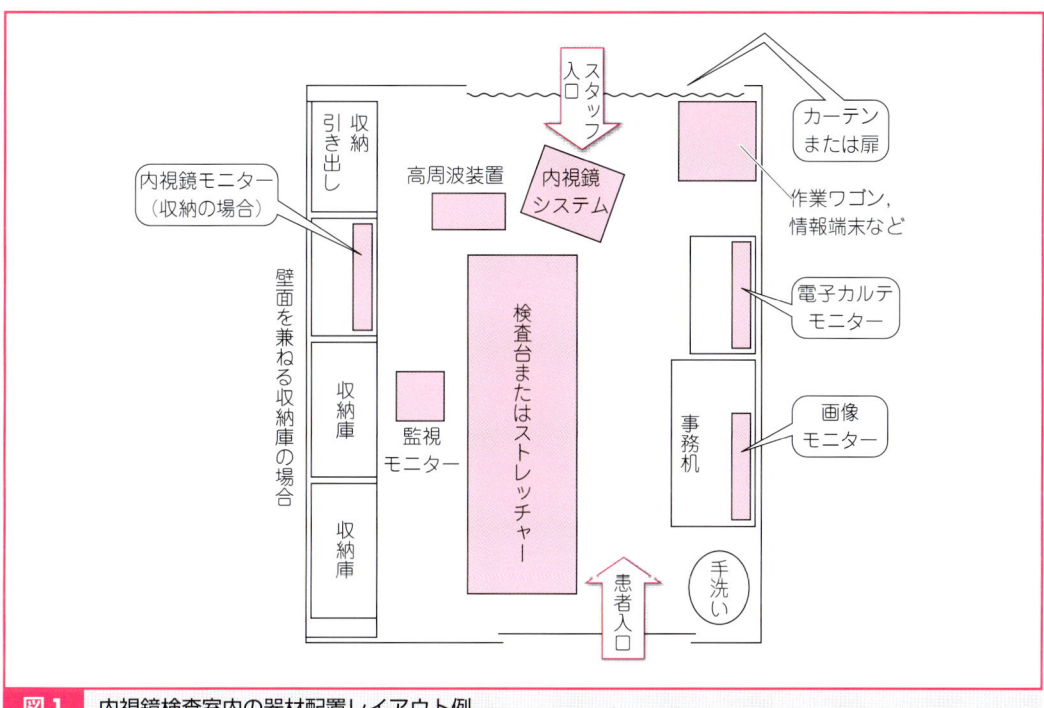

図1　内視鏡検査室内の器材配置レイアウト例

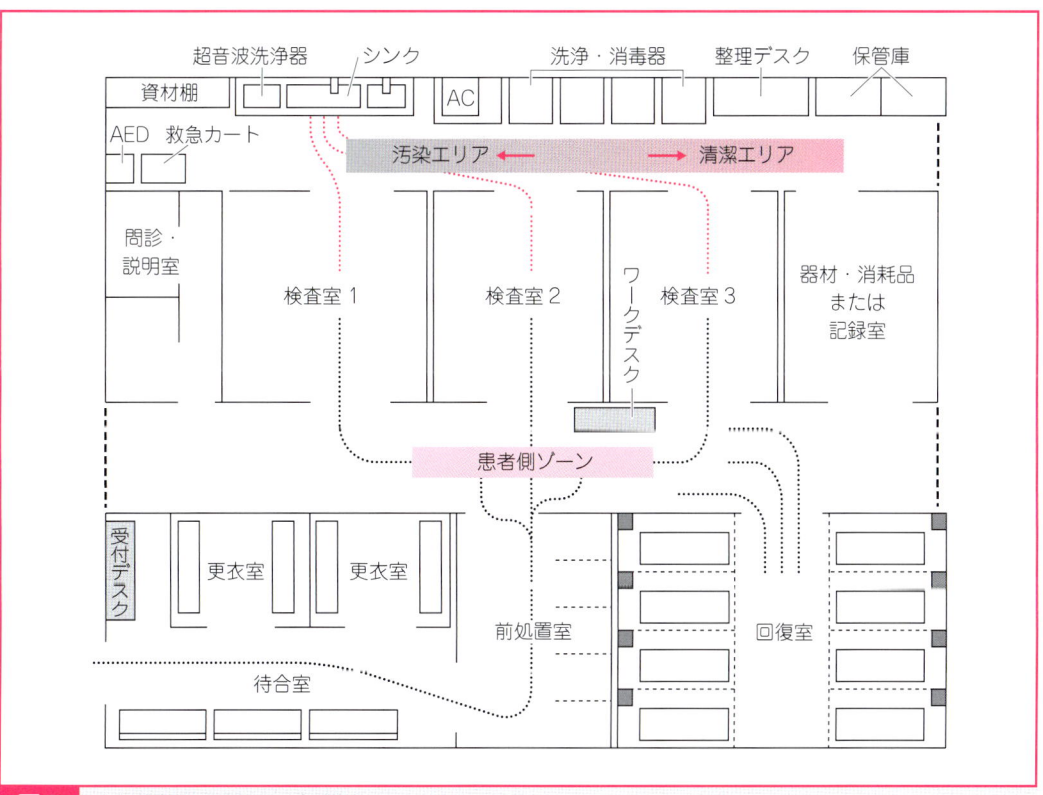

図2　内視鏡部門のレイアウト例

バックヤードに洗浄消毒室を設ける場合．

c 前処置室

(1) 上部消化管内視鏡の場合

① 前処置室で咽頭麻酔までを行う場合，リクライニングシート（可能であれば歯科用椅子）を準備する．

② ストレッチャーで入室の場合，先に咽頭麻酔を行ってからの移動にする．

(2) 下部消化管内視鏡の場合

① 洗腸液を飲用する場所は検査室と分離できるようにする．

② トイレは前処置室に隣接して設置することが求められる．男女別のブロックにし，個数は2人に1室が望ましく，温水洗浄便座付きが必須である．可能であれば，車椅子で出入できるものや，高圧浣腸が可能なベッド付きのトイレの設置（図3）を検討されたい．

図4に下部消化管内視鏡前処置室のレイアウトを示す．トイレの数は検査数の増加とともに不足気味となってしまうが，男女比率により，更衣室やトイレの場所を交換するなどの工夫もある．

d 内視鏡検査室

検査室の配置や他の部屋との関連もあるが，プライバシー保護のために検査室の個室化が望まれる．その場合，応援スタッフが必要なとき，きちんと連携がとれるような連絡方法が必要である．

使用したスコープなどを持って患者側のスペースを通過しなければならないときは，専用のかごやケースに入れて運搬するようにする．このかごは清潔用と汚染用の2種類を用意する．

e 回復室

鎮静薬の使用と相まって，回復室の重要性は増している．

1) プライバシー確保のために仕切りが必要

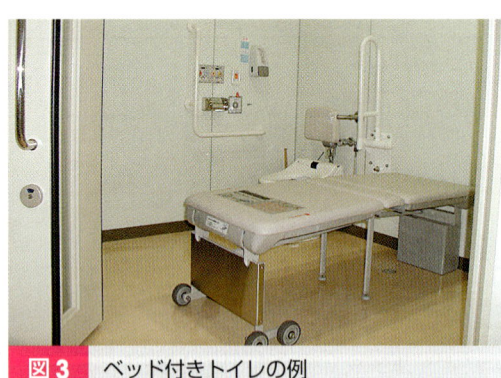

図3 ベッド付きトイレの例
写真提供：香川労災病院．

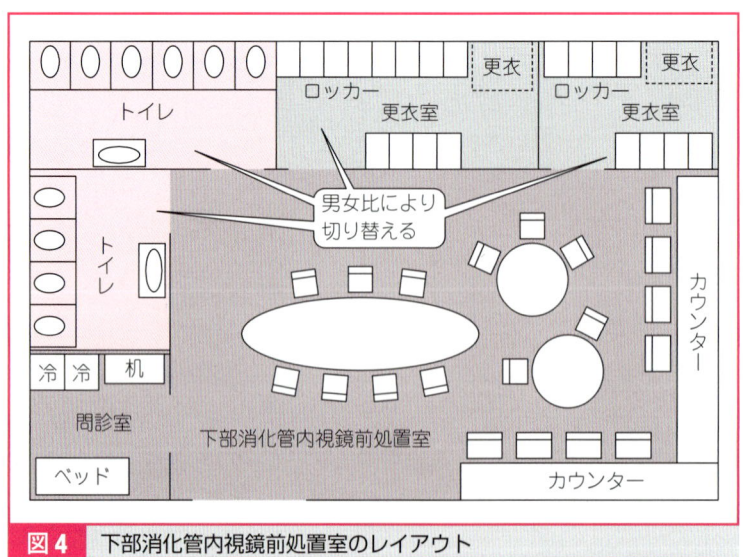

図4 下部消化管内視鏡前処置室のレイアウト

であるが，スタッフの目が届きにくくなるため，呼び出しに気づかなかったり，急変に気づかないということが起きることがある．専任スタッフの配置や酸素供給，モニターが設置できるスペースが必要になる．

2）リカバリーエリアは検査室から患者動線の短いところが望ましい．また，ストレッチャーで回復室に入ることが多いため，ストレッチャーの動作範囲のスペースを必要とする．

f 記録室，カンファランス室

症例の検討スペースとして確保されるが，規模により画像ファイリングシステムが置かれることもある．指導的医師がいる場合は集中して複数の部屋の画像をチェックしたり，スタッフの事前カンファランスに使用できる．

器材室などを設けている場合も同様だが，患者とのかかわりは少ないため，内視鏡部門のスペースなどにより配置が変わる．

g 洗浄・消毒室

洗浄シンクや自動洗浄・消毒器の設置スペースは検査室と分離するようにする．

1）予備洗浄に用いられるシンクはできれば2種類設けるとよい．1つはスコープがなるべくまっすぐに入る幅（120 cm程度）で，深さは20～30 cm程度．もう1つは，スコープ以外の器具などを洗浄するため，小さめでよい．

上部，下部で使い分けるという意見もあるが，区別する必要はない．

2）水洗用の蛇口はなるべく低い位置から水が吐出するようにする．水はねを少なくすることで，洗浄操作を行うスタッフや環境への飛散を少なくできる．

3）洗浄・消毒室は，消毒薬から発生する有害物質の拡散を防ぐために，送風口と換気扇を設けて空気の流れを作るようにする．送風口の

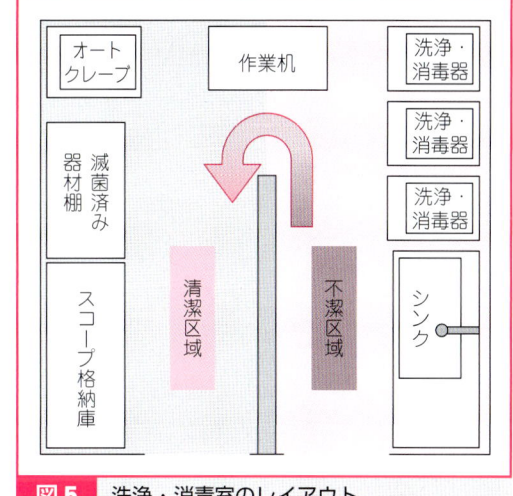

図5 洗浄・消毒室のレイアウト

位置は天井からでよいが，換気扇の位置は，現在認められている内視鏡消毒薬が空気より重いため，低い位置に設置する．

4）洗浄・消毒室では，使用後の汚染スコープや器材と，消毒・滅菌した器材とが混在しないように，それぞれを置く場所を明確に区分する（ゾーニング）．図5 に独立した洗浄・消毒室を示すが，洗浄・消毒スタッフの流れは一方通行になるようにする．

h 処置・緊急対応器材や薬品

検査室が複数になる場合は，鎮静薬やその他の薬剤の管理，検査・治療の進行を管理するワーキングスペース（デスクまたはカウンター）が必要となる．また，救急カートやAEDなどの置き場所も必要となる．これらは患者の目に触れない医療者用の作業スペースに置く．

処置器材などとは異なるが，使用していない器材（予備のトロリーや高周波装置など）は患者動線の近くに置かないようにする．

救急カートの収納物品についてはp.68の安全管理の項を参照されたい．

B 内視鏡検査台，各種収納，器材の配置

1 内視鏡検査台

内視鏡検査台は，据え置きタイプの専用検査台かストレッチャーでの運用かにより，選択が異なる．

据え置きタイプの場合は，電動昇降で患者が腰掛ける高さまで下げられることが必要であろう．システム化された検査台も市販されているが，検査室の広さ・価格により考慮されたい．

ストレッチャーを検査台として使用する場合は，油圧でベッドの上下を行えることが最低限の条件となる．前処置室・回復室への移動を伴うことから，内視鏡検査室前のスペースを大きくとる必要がある．また，移動のしやすさを考えるとあまり重いものは採用しにくい．

両者に共通な注意点は，保護柵が可動であるか，またその高さを変えられるか，さらに患者の身体や衣服の挟み込みなどの事故が起きないように配慮されているかである．ストレッチャーで移動の際は両側の保護柵を立てて移動する．

2 各種収納

内視鏡検査室のパーテーションにモニター類や作りつけの棚を設置することが，患者の目から見て室内をすっきりさせる1つの方法である．しかし，棚類に大きい扉をつけるとその前面にスペースを要することから，狭い部屋では処置具や小物を収納するのには向かない．また内視鏡室内に各種の器材が持ち込まれて，出し入れがだんだんと困難になることが多い．

検査ごとに使用する器具や処置具は，間口の大きめの引き出し式戸棚に分類して収納する方が使用時に迅速に取り出すことができる．この場合の注意点は，多数の引き出しに収納するため，在庫管理をひんぱんに行わないと，使用しないものが不良在庫として残ることである．防水布などアメニティー用品などを保管し，検査ごとに使用するものは手近におけるようにする．また，再滅菌の処置具などは，使用期限は特にないものの，重ねて収納することが多いことから，「下入れ・上出し」「右入れ・左出し」など，補充と使用の手順を決めておくなどの工夫が必要であろう．

システム化している施設ではPOS（point of sale：もともとは物品販売において商品名や価格，数量，日時などのデータを集計する方法）対応で，在庫管理やコスト計算，不良在庫の管理も可能であるが，リユース製品とディスポーザブル製品の使用回数管理など，院内の取り決めが必要となる．

3 器材の配置

内視鏡検査室内には多くの機器が置かれる（図1）．特に多くの器材を必要とする治療内視鏡や超音波内視鏡を行う場合は，少し広めの部屋を使い，また日常よく使う器材を広い部屋に多く置いておくことで，検査数の一番多くなる検査のみの部屋がコンパクトに，かつ効率的なものにできる．また機器・器具以外に内視鏡室に接続されている電源や吸引回路にも配慮したい．

a 電源配置

機器が多いため，配線をすべて床に這わせるとつまずくなどのトラブルを起こしやすい．そのため配線はなるべく足下を這わないようにしたい．天井からの供給は多くの施設が採用しているが，内視鏡システムのみならず，高周波装

置はノイズの混入を避けるために別系統で供給できることが望ましい．内視鏡システムをネットワークに接続して画像の取り出しを行っている場合は，ネットワーク用の配線も天井から配線を行う．

内視鏡システムには，予備電源やUPS（無停電電源装置）の設置が望まれる．また内視鏡の医療機器に接続するコンセントは，病院電気設備の安全基準に基づき接地型コンセント（3Pコンセント）が求められている．接地回路を確認しておくことが必要である．

b 吸引設備，酸素供給

内視鏡の吸引に使用するもののほかに，口腔の唾液吸引などに使用するものが必要となる．配管方式でも，吸引器接続のいずれでもよいが，配管方式の場合は，吸引瓶に接続して使用する．

酸素のパイピングは各検査室に必要である．検査室内に置かなくてもよいが，予備として，救急カート備え付けのボンベの設置場所も決めておく．

c 患者監視装置

常設モニターとして自動血圧計，SpO_2（動脈血酸素飽和度），心電計を備えている施設が多い．特に治療内視鏡を実施する場合や，高齢者での内視鏡検査では心電図モニターが必要である．これらの器材は医師・介助者の両者から見える位置におかれることが多い．始業前にはモニターの動作点検が必要である．

d 内視鏡システムトロリー

上部消化管内視鏡では，内視鏡システムの置き場所は患者の頭側か，術者のすぐ右側となる．作業ワゴンなども付随してこの近辺に置くことが多い．介助者は術者と並んで立つ場合と，ベッドをはさんで術者の対面に立つ場合がある．検査台や他の器材，特に高周波装置などの置き位置が異なることになる．

e IT機器

画像ファイリングや電子カルテ端末など，モニターやプリンタが検査室内に置かれることが多くなってきている．内視鏡技師・看護師が看護記録をはじめとして，電子カルテの端末に触れることも多い．感染管理の面から汚染区域との区分をする必要が生まれている．

f 高周波装置

使用頻度の高い機器であるため，検査室ごとに専用に置かれる場合が多い．術者が設定を自ら行う場合は，術者側に置かれるが，介助者が医師の指示により出力の設定を行う場合は，介助者の立ち位置に近い方が迅速な操作が行える．対極板の貼付やスネアの操作など介助者の動線を配慮した位置で設置場所も決まるものである．

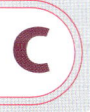

C 画像記録

① 画像記録方式の進歩

内視鏡画像はファイバースコープの時代には，光学式カメラを用いた銀塩フィルムに記録することが一般的であった．銀塩フィルムは16 mmが主流であり，患者への説明用にはポラロイド写真などを用いていた．また動画は，ビデオカメラをスコープ接眼部に装着するの

で，その重さのために，天井吊り下げ式の大がかりな装置を必要とした．

現在の電子内視鏡は，デジタルカメラと同じ方式で，先端に装着されたCCD（電荷転送素子）からの電気信号を画像処理したデジタル画像で表示される．そのため，記録方式は従来とは大きく異なるようになった．

従来は，カラーモニターに出る映像をポラロイド撮影して説明用に使用することも行っていたが，現在ではカラープリンタで行うことが多くなっている．デジタル画像は，コスト面や迅速性にすぐれ，配信や印刷，さらにファイリングシステムを用いて保存・検索が可能であることなど，応用範囲のすべてにわたって銀塩のフィルムの時代と比べると格段の進歩を感じさせる．

a 画像の変換圧縮：JPEG

内視鏡画像は，p.15からの内視鏡機器の項目で詳細が述べられるが，オリンパス社製の場合，可視光を赤（R），緑（G），青（B）のフィルターを介してCCDで取り出し，合成して1つの画面を作り出す．次々と画面を作り出すことにより動画となる．これがモニターに映し出される画像となる．

内視鏡画像の記録は，この一場面を固定して，画面（モニター）にある電気情報を記録するものであるが，このままでは情報量が膨大なものになる．そこで，画像を圧縮して記録しているが，内視鏡画像のほとんどはJPEG（joint photographic experts group）とよばれている変換圧縮がされている．このJPEG変換された画像は，ハードディスク，MOなど，パソコンで使用する記憶装置に保存，閲覧することができる．

b 医用画像記録規格：DICOM

一方，X線写真は電子的な記録をするにあたり，原則的に元の画像の品質に戻すことが要求されているため（可逆的圧縮），JPEGと比べて相当な情報量となる．記録はDICOM（Digital Imaging and Communications in Medicine：医用画像のフォーマットと，画像を扱う医用画像機器間の通信プロトコルを定義）といわれる規格方式となる．内視鏡画像をDICOMに保存するためには，DICOM変換器とよばれるものを介して記録保存することになる．

2 画像ファイリングシステム

a 小規模な画像ファイリングシステム

(1) ファイリングシステムの必要性

X線写真（デジタル画像：CR（コンピュータX線撮影）やDR（デジタルX線撮影），CT，MRIなど）や超音波画像などDICOM対応のものといっしょにファイリングしないのであれば，そのままJPEG画像として記憶装置にとりこむことができる．画像を印刷して所見用紙に貼り付ければ従来のポラロイド写真の貼付と同じ効果が得られる．しかし，実際には，印刷して終わりという状況は少ない．検索などの機能をもった画像記録・閲覧に際しては，患者の個人情報なども記録する必要があるため，コンピュータシステムを導入することになる．このファイリングシステムには内視鏡所見を記録して保存することも可能になってきている．

(2) ファイリングシステムの構成

図6は画像記録・検索の最小構成で，内視鏡からの画像は一方通行でファイリングシステムに送られるため，内視鏡側では患者情報などを受け取ることはできない．画像の送信はMOに直接読み込ませる方法や，ネットワークを通じて送信する方法がある．

(3) ファイリングシステムの利点と欠点

ファイリングシステムは単独で使用することも可能であるが，最近では無床診療所においてもファイリングシステムに加えて電子カルテを導入している施設が多くなってきた．画像の質

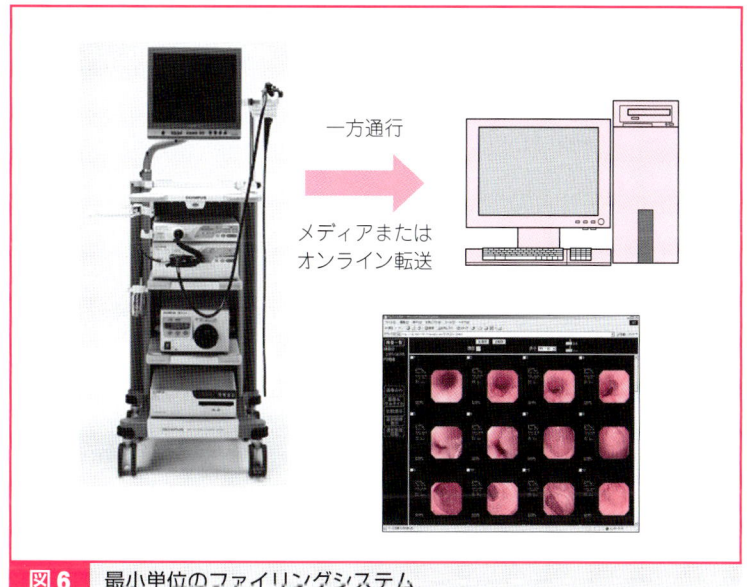

図6 最小単位のファイリングシステム
データは一方通行に流れる．

は落ちるものの，電子カルテに内視鏡画像を参照して記録することも可能になり，患者への説明に有効な道具となってきた．しかし，ペーパーレス（紙の使用が少なくなる）になった反面，検査室や診察室にモニターやPCの端末が並びスペースをとることにもなっている．

b 大規模な画像ファイリングシステム

内視鏡画像を記録・検索することに限れば，小規模システムと方式で変わることはなく，規模と範囲が異なるだけである．ファイリングの対象はCR，DR，CT，MRI，超音波などに及び，DICOM対応製品の画像と並行して記録することになるため，内視鏡画像もDICOM変換する必要がある．また電子カルテやオーダリングシステムとも連動させるため，サーバーも部門ごとや，専用の部屋に複数台が必要となり，ネットワークの構築も複雑なものとなる．

画像記録とともに所見や看護記録も併せて記録することができる．しかし，画像の記録や複数の部署からの検索・閲覧や，院内システムの一貫性をもたせるためにはこれらのシステムが有機的に結合して初めて機能を生かすことができる．

内視鏡部門の情報処理を目的に開発されたネットワークシステム［たとえばsolemioENDO（オリンパス社製）］は，電子カルテとも融合して，内視鏡部門の業務の効率化に寄与している．画像記録とは直接の関係はないが，内視鏡受診者の予約，検査・治療の進行管理などにも対応している．特に内視鏡洗浄消毒器とリンクするしくみがあり，洗浄消毒器の作動記録，洗浄者のID，使用スコープ，エラー情報などを記録することができる．別項で説明している洗浄消毒履歴（p.81）は現在，さまざまな取り組みが試みられていて，標準的方法が確立されてはいない．しかし，洗浄消毒の質保証の一環という位置づけであることから，統合された，さらに効率のよいシステムがメーカー各社から開発されることが望まれる．

図7は大規模ファイリングシステムの簡略図である．CR，DR，CT，MRIのファイリン

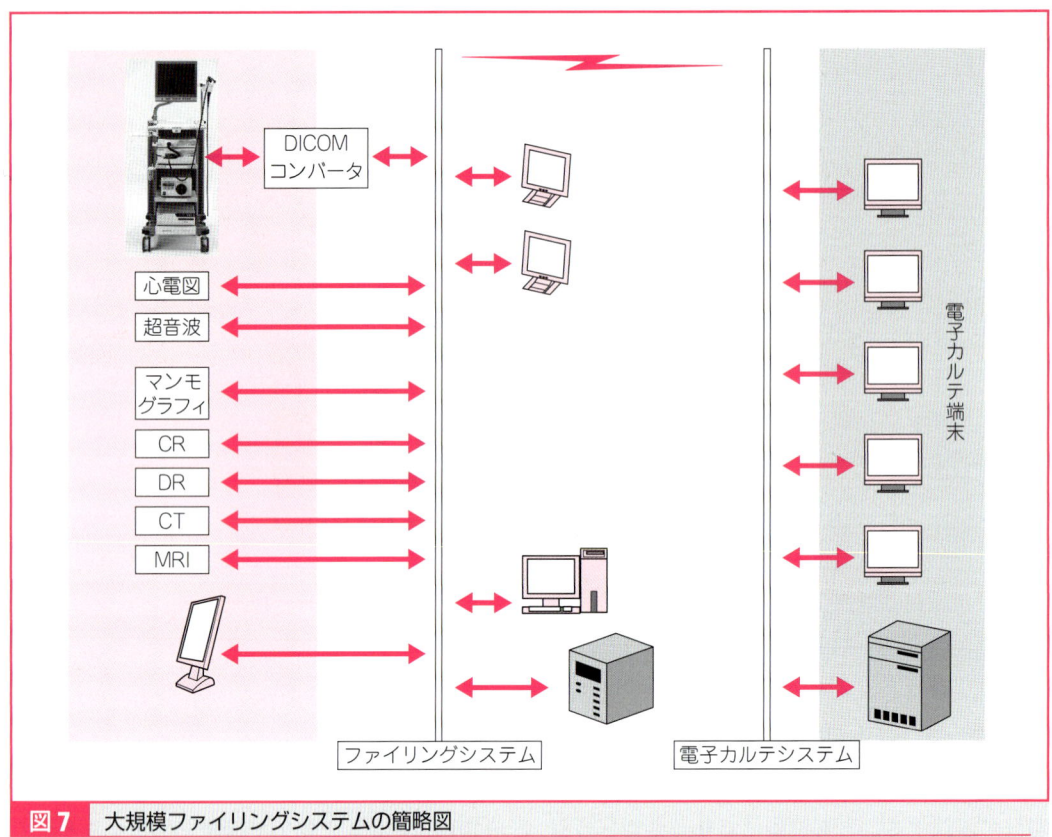

図7 大規模ファイリングシステムの簡略図

グに加えて，電子カルテとネットワークを構築している．電子カルテシステムから患者IDなどの情報を得る，双方向のデータのやりとりになる．

A. 安全な内視鏡診療のために

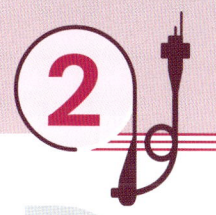

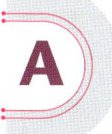

2 患者への説明

A インフォームド・コンセント

インフォームド・コンセントとは「十分な説明を行い理解と同意を得る」こと，つまりどのような医療を受けたいか患者自身に選択してもらうという考え方である．急速に進む医療現場のIT化によりインフォームド・コンセントのスタイルは大きく変わった．以前はカルテやX線フィルム，内視鏡フィルムなど数々の資料を患者の前に並べ提示していたが，現在はそれらすべてのデータは経時的に目の前のコンピュータに次々と迅速に表示され，過去の検査と比較しながら説明できるようになっている．

しかし，時代が変われどもインフォームド・コンセントのもつ意味合いは全く変わっていない．

インフォームド・コンセントには，

①いかなる医師が行っても同じ内容の説明ができること，

②患者に十分理解してもらえる資料があること，

③インフォームド・コンセントの内容が記録として残ること，

の3つの条件が整っていなければならない．

1 説明文書やビデオの効果的な利用

医師は患者にわかりやすく情報を提供するためにビデオやパンフレットを効果的に利用し説明を行う．電子カルテから画像などを引き出し，患者個人への説明文書を作成し提示するのも効果的である．繰り返しコピーされ字が認識しにくくなったものを提示することのないよう気をつける．

通常，説明文書や同意書は2部用意する．インフォームド・コンセントの内容を残すために1枚は患者に渡し，1枚はカルテに保存される．電子カルテの場合はスキャナーで取り込みシステム上に保管される．

近年，家族形態の変化から1人で来院する高齢者（ポイント①）も多くなった．家族の理解と承諾を得るために，これらの説明用紙や同意書を持ち帰り，家族とともに同意書にサインをするよう補足説明を加えることも重要である．

患者用クリニカルパスも説明文書の1つであり，有用である．

検査・治療後の説明についても同様の考え方である．

> **ポイント①　高齢者へのインフォームド・コンセント**
>
> 字の大きさや書体など，読みやすさに配慮された説明文書を利用する．高齢者は理解力や判断能力が低下している場合がある．患者の自己判断能力を判断し，必要に応じ早期に家族の同席を求める．

著者らの施設では内視鏡検査処置を行った場合，注意事項のパンフレットに加え，患者説明用紙を個々に作成し手渡している．個人の医療情報として保管したり，患者が家族を含む第三者に説明する資料として活用している（図1）．

2 患者が納得できる情報を提示する

説明文書には検査でもたらされるであろう結果と，起こりうる偶発症について正しく表示しなければならない．特に偶発症については，起こる可能性のあるものはすべて伝え，全国的なデータと自施設のデータを提示することが重要である．その上で患者自身に選択してもらうのである．

偶発症はいくら注意していても起こるものであるから，事故の被害を最少限に防ぐためにも，日頃から細心の注意を払って患者に接していなければならない．

あなたの今日の内視鏡検査の結果

○年○月○日　　　　　　　　　　　　氏名　○○○○　様

- 大腸にポリープがありました．
- 2cm大の大きなポリープでしたが根元をワイヤーで縛り血流を遮断して切除しました．右の写真がそうです．
- 血は出ていませんが注意事項を参考にして下さい．

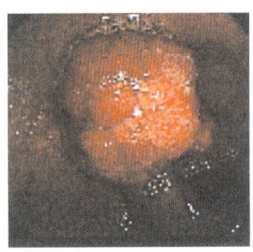
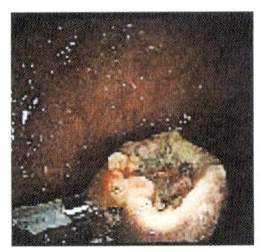

ポリープを切除された方は後日組織検査の結果を聞きにおいでください．

☐ 今後医師の指示に従い定期的に大腸の内視鏡検査を受けることをお勧めします．
◇ 大事な手術を控えていますね．どうぞお大事に！

　　前後の洗浄・消毒は責任を持ってしています．
　　感染の危険はまずありません．
　　安心してください．

近医を受診される方はこの冊子を見せてください．
病院から出された面談の記録，検査の結果の説明用紙，同意書などの書類，お薬の説明用紙も冊子に綴じておきましょう．
どうぞお大事にしてください．

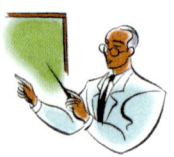

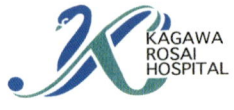

図1 患者情報用紙
香川労災病院による．

A. 安全な内視鏡診療のために／2. 患者への説明

③ 看護師は患者と医師との橋渡し

　説明文書などが必ずしも患者にわかりやすい言葉で書かれているとは限らず，医師の説明を患者が理解できているとも限らない．疾病や予後の不安から医師の話を十分理解できない患者や，即答を求められとまどう患者も多い．内視鏡スタッフは常に患者と医師の橋渡しとなり，患者の立場に立って，十分な補足説明を行うなど患者をサポートする．

④ その他

　インフォームド・コンセントの場は，プライバシーに配慮した静かな環境の確保が重要である．ナースステーションや外来診察の一角ではなく面談室を使用することが望ましい．

B 個人情報の取り扱い

① 個人情報とインフォームド・コンセント

　個人情報保護法の施行［2006（平成17）年4月1日］以降，個人情報保護に対する意識はますます高まっている．厚生労働省からは2004（平成16）年12月に「医療・介護関係医療者における個人情報の適切な取り扱いのためのガイドライン」が出されて，患者を特定するものはすべて「個人情報」（**ポイント②**）であると示されている．

　これに伴い各病院の窓口に設置されていた入院患者名簿は取り払われ，病室の患者氏名の表示にも本人の意思確認が必要となった．診察室への患者の呼び入れも番号などで行われるようになり，高齢者や病院に不慣れな人にとってはむしろ不便になったように思われる．

　家族への病状説明はあらかじめ本人の同意を得ることが原則である．病態や治療にあたって，本人以外に病状説明を行う場合も，あらかじめ本人に病状説明を行う対象を確認しておく必要がある．たとえ家族へでも安易に医療者側の判断で情報提供してはならない．ただし，意識不明の患者の病状，重度の認知症や高齢者の状況を家族に説明する必要がある場合は，本人の同意を得ずに第三者に情報提供してもよいとされる．医療従事者はこれらのことをふまえインフォームド・コンセントに臨まなければならない．

　民間保険会社や職場，学校は第三者であり，本人の承諾なくしては情報を提供してはならない．

> **ポイント② 個人情報とは**
> 　生存する個人に関する情報であって，当該情報に含まれる氏名，生年月日その他の記述などにより特定の個人を識別することができるもの（他の情報と容易に照合することができ，それにより特定の個人を識別することができることとなるものを含む）をいい，それに関する法的内容を定めたものである．

2 電子カルテと個人情報

電子カルテの普及により，院内で発生するあらゆる医療情報がデジタル化されシステム上に保存されるようになった．院内のどこからでも容易に患者データにアクセスし閲覧することが可能となったが，当然のことながら，興味本位でのアクセスは禁止である．システム委員会などが抜きうち監査を行うなどの強い態度が必要であろう．

個人情報を医学研究などに活用することも，医学や医療の発展に必要不可欠である．研究結果に個人情報を含まないとしても個人情報を公表しないことや研究目的以外で使用しないことを明示しておくべきである．またこれらの情報を電子触媒などで持ち出す場合は，個人が特定される情報を削除することを怠ってはいけない．

診療が電子カルテを用いて行われても，個人情報が記入されたペーパーは大量に生じる．これらはスキャナーに取り込んだ後，シュレッダーなどで破砕され焼却廃棄されるが，その取り扱いも慎重に行うべきである．

診察室や受付などのパソコンには医療情報が常に表示される．患者やほかの医療従事者，医療機器メーカーなどの目に入ることがないようスクリーンセーバーをかけるなどの注意も必要である．

3 画像管理システム

内視鏡の診療現場では多量の画像が発生する．多量の画像は電子カルテに直結され各診察室で容易に閲覧できる．画像管理システムが不具合を生じた場合，当然メーカーに点検や修理を依頼するが，個人情報を含むデータやログを持ち帰らせることがないよう注意が必要である．時間を要しても院内での修理を依頼するべきであろう．

4 ガイドラインの必要性

各施設において個人情報保護に関連した電子カルテのシステム運用のあり方について検討し，ガイドラインとして定めなければならない．あくまでも個人情報の流出は個人責任であることを肝に銘じ責務を遂行する．

文 献

1) 医療・介護関係医療者における個人情報の適切な取り扱いのためのガイドライン，厚生労働省，2004 年 12 月

A. 安全な内視鏡診療のために

3 内視鏡機器

A 電子内視鏡

1 内視鏡装置

電子内視鏡装置の各部の名称を 図1 に示す．

2 電子内視鏡スコープ

電子内視鏡スコープの全体像を 図2 に，挿入部サイズを 表1 に，先端部形状を 図3 に，各部の名称を 図4 に示す．

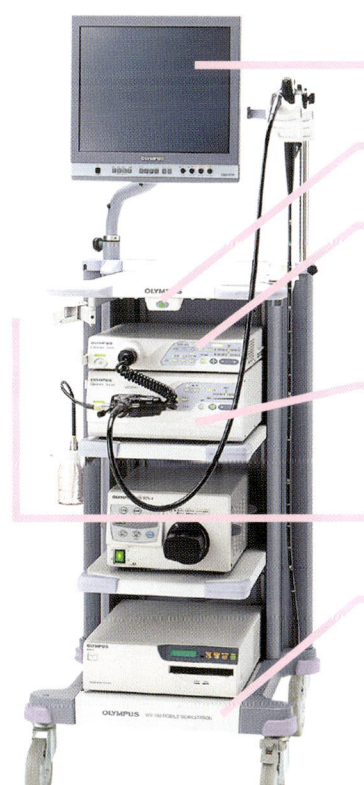

モニター
内視鏡画像をリアルタイムに映すモニター

主電源
システム全体の主電源

プロセッサ
システムの中枢
内視鏡先端レンズより取り込まれた像を電気信号に変え，映像化させる装置
画像調整や各機器との通信が可能

光源装置
内蔵されたランプを発光させる装置
スコープ先端に光を送り，体内臓器の照明に使う
内蔵ポンプでスコープの送気・送水を行う

キーボード
システムの設定変更など，直接入力作業が行える装置

トロリー
各装置搭載とスコープをかけるハンガーから構成された移動可能な架台

図1　電子内視鏡装置の各部の名称
オリンパス社製品を例にとって示す．

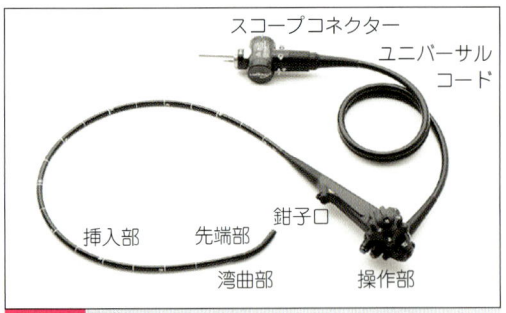

| 図2 | 内視鏡電子スコープの全体像 |

表1 ▶ 挿入部サイズ		
	先端部外径	有効長
上部消化管スコープ	4.9〜11.8 mm	1030 mm
下部消化管スコープ	10.3〜15.4 mm	1330〜2000 mm
十二指腸スコープ	12.6〜13.5 mm	1240 mm

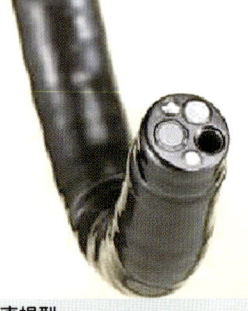

a. 直視型
一般によく使われるタイプで、進行方向に対物レンズがある．

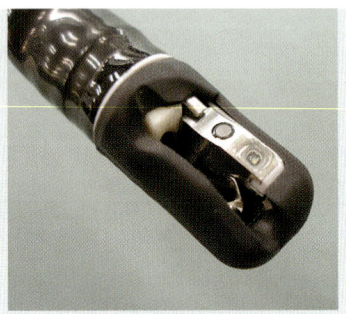

b. 側視型
進行方向に対して側面に対物レンズがある．

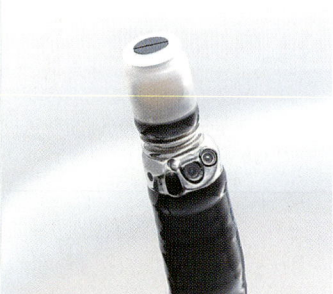

c. EUS（超音波内視鏡）
先端部に超音波振動子があり、進行方向に対して斜め方向に対物レンズがある．

| 図3 | 先端部形状 |

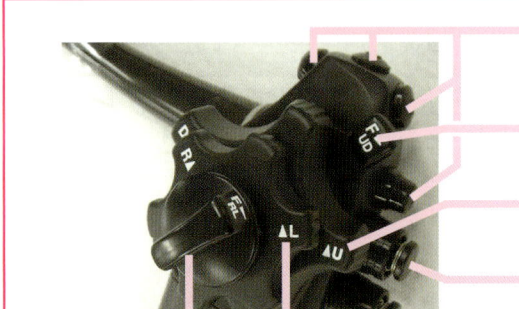

リモートスイッチ1〜4
内視鏡画像の画像静止，画像取込，構造強調，測光切り替えなどを行うスイッチ

UDアングル解除ノブ
上下の湾曲時の固定を解除するノブ

UDアングルノブ
上下にスコープ先端を湾曲させるノブ

吸引ボタン
吸引を行うボタン

送気・送水ボタン
送気・送水を行うボタン

RLアングルノブ
左右にスコープ先端を湾曲させるノブ

RLアングル解除ノブ
左右の湾曲時の固定を解除するノブ

鉗子口
処置具などの挿入口

a. 操作部

| 図4 | 電子内視鏡スコープ各部 |

A. 安全な内視鏡診療のために／3. 内視鏡機器

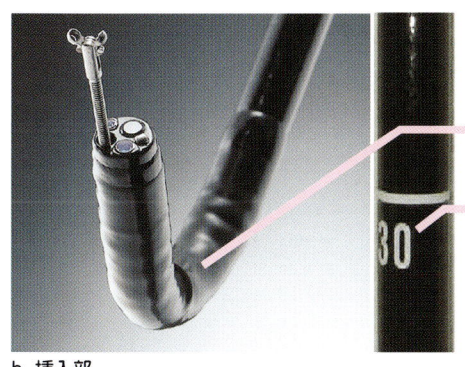

> **湾曲部**
> アングルノブの操作により湾曲する先端部分

> **目盛り**
> 挿入長さの目安にするため，5 cm（または10 cm）ごとに白いラインと数値が入っている

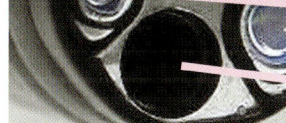
b. 挿入部

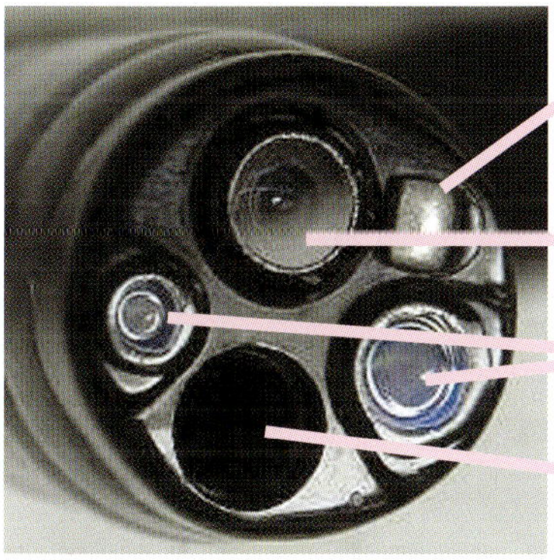

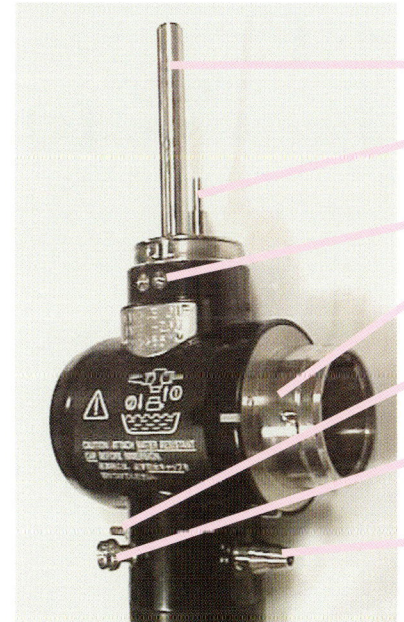

> **送気・送水ノズル**
> 空気を送って消化管を膨張させる
> 水を出して対物レンズの汚れを洗浄除去する

> **対物レンズ**
> 対象となる臓器を写すレンズ

> **ライトガイドレンズ**
> 光を送るレンズ

> **鉗子出口（吸引口兼用）**
> 処置具などの出口であり，吸引が可能

c. 先端部

> **ライトガイド**
> 光源装置に接続し，スコープ先端に光を供給

> **送気管**
> 光源装置に接続し，空気を供給

> **電気接点**
> 自動調光のための電気接点

> **電気コネクター部**
> スコープケーブルと接続

> **送水口金**
> 送水タンクの取付口金を接続して水を供給

> **Sコードコネクター受**
> 漏れ電流を高周波装置に戻すコードを接続

> **吸引口金**
> 吸引チューブを接続

d. スコープコネクター

図4 電子内視鏡スコープ各部（つづき）

第I章 総論

B 内視鏡機器の機能と原理

1 プロセッサの機能

プロセッサは電子内視鏡システムの中枢であり，電子スコープ先端レンズより取り込まれた像を電気信号に変え，映像化させたり，ホワイトバランス，色調調整，構造強調，色彩強調，測光切り替え，特殊光切り替えなどの画像調整やスコープスイッチの制御，プリンター出力などの設定など各機器との通信を行ったりする装置である（図5）．

表面パネルの各機能を図6に示す．

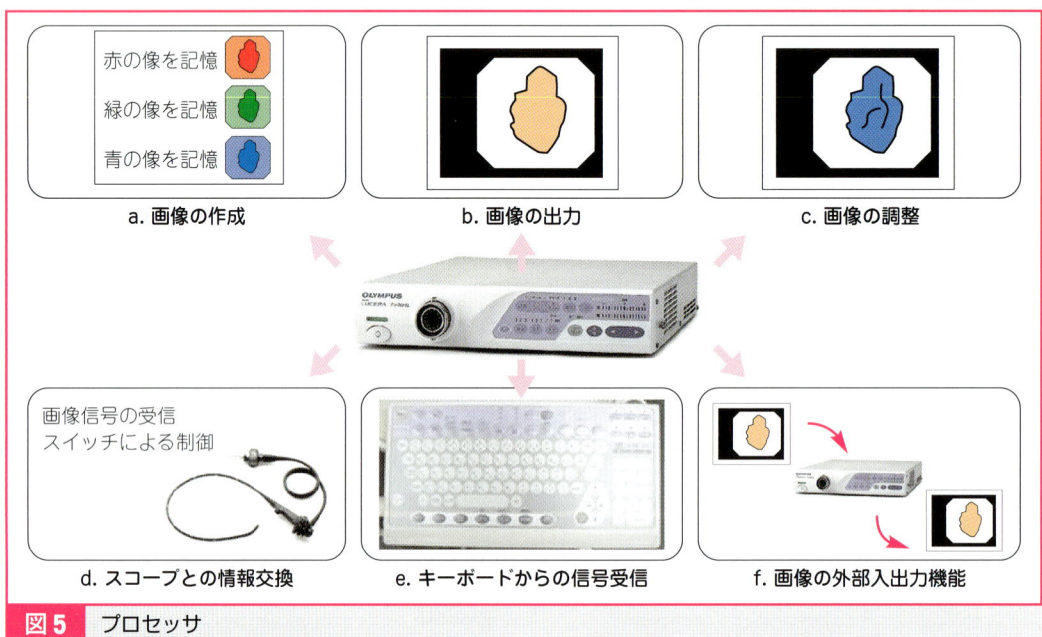

図5 プロセッサ
オリンパス社の面順次方式の場合を示す．

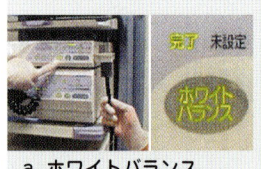

a. ホワイトバランス
スコープごとの色違いがないように基準を一定にするための操作．
ホワイトバランスが正しくされていないと画像の色調不良やノイズが入った画像になる場合があるので，必ずホワイトバランスキャップの中で行う．

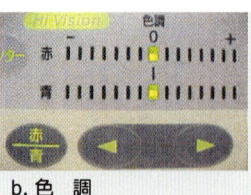

b. 色調
通常，設定値「0」が標準の色調．
「0」から＋（プラス）側に設定値を変えると選択した色が濃くなる．
「0」から－（マイナス）側に設定値を変えると色が薄くなる．

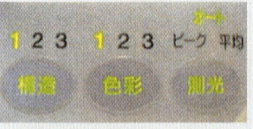

c. 強調，測光
構造強調：画像の微細な模様や輪郭を電気的に3段階で強調する．
色彩強調：色のコントラストを3段階で切り替える．
測光切替：ピーク測光と平均測光（オート測光）の切り替えを行う．

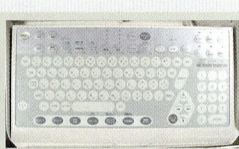

d. キーボード
プロセッサの制御設定，スコープ操作部のリモートスイッチ設定，サイズ切り替え，患者情報の入力などが行える．

図6 プロセッサの表面パネルの各機能

A. 安全な内視鏡診療のために／3. 内視鏡機器

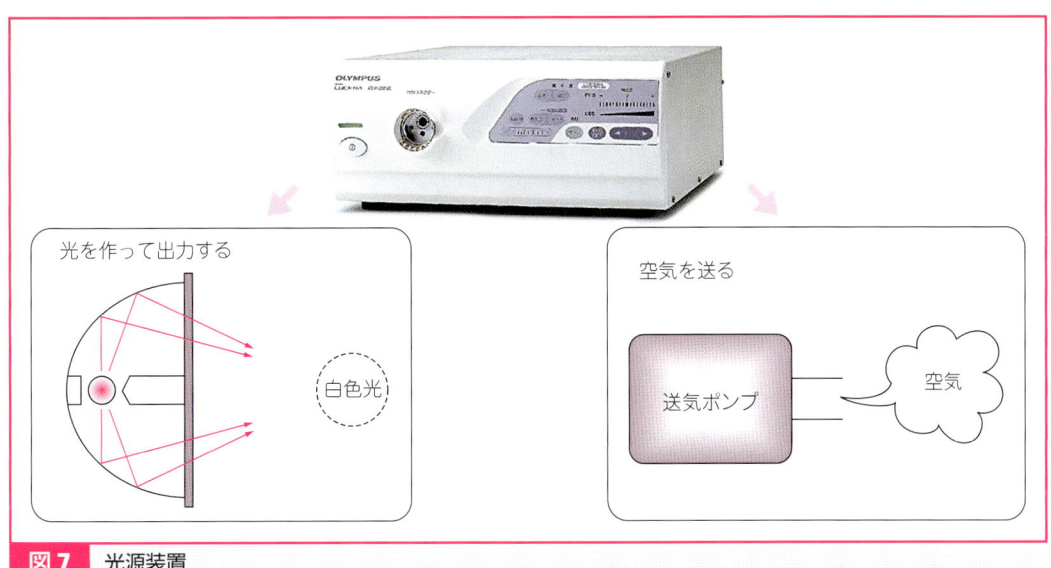

図7　光源装置

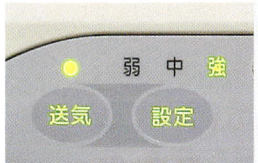

a. 送　気
スコープ先端の送気・送水ノズルに空気を送る機能．送水時には送水タンク内に空気を送り，その圧力で水を押し出す．
送気圧を「強・中・弱」のいずれかに設定しく空気圧を調整する．
送気しない場合は送気ボタンをOFFにする．

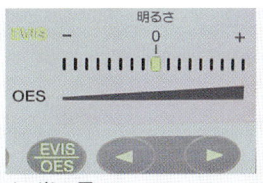

b. 光　量
通常，設定値「0」が標準の明るさ．
「0」から＋（プラス）側に設定値を変えると画像が明るくなる．
「0」から－（マイナス）側に設定値を変えると画像が暗くなる．

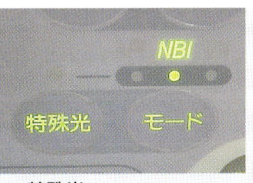

c. 特殊光
特殊光ボタンを押して通常光と特殊光（NBIなど）を切り替える．
通常光：一般的な観察を行うための光．
NBI：血管強調など特殊な観察を行うための狭帯域光（CV-260SL）．

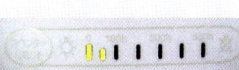

d. ランプ寿命計
ランプの稼働積算時間を表示する．500時間がランプ交換の目安である．

図8　光源装置の表面パネルの各機能

② 光源装置の機能

　生体内は，通常，光があたらないため，観察に適した光をあてる必要がある．光源装置（図7）は，人工的に光を作る装置であり，ライトガイドを通してスコープ先端へ光を送っている．
　また光源装置内にはランプ寿命計と送気ポンプも合わせて搭載されている．表面パネルの各機能を図8に示す．

③ ランプの種類と構造

　光源装置内で人工的に光を作るためにランプを使用する．ランプにはハロゲンランプ（図9）とキセノンランプ（図10）がある．

a　ハロゲンランプ

　石英ガラスの管球にハロゲンガスを封入したタングステンフィラメントのランプを発光させ，ミラーで集光する．低価格タイプの光源装

第Ⅰ章 総論

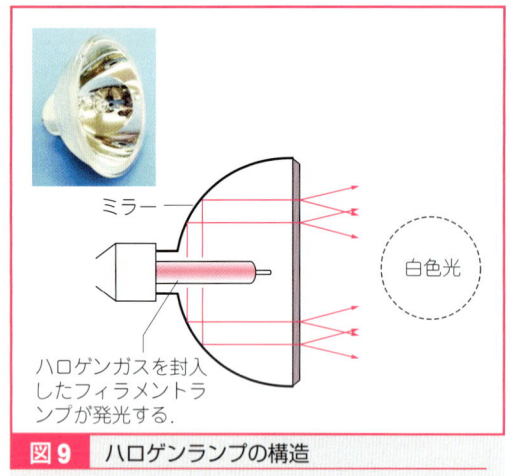

図9 ハロゲンランプの構造

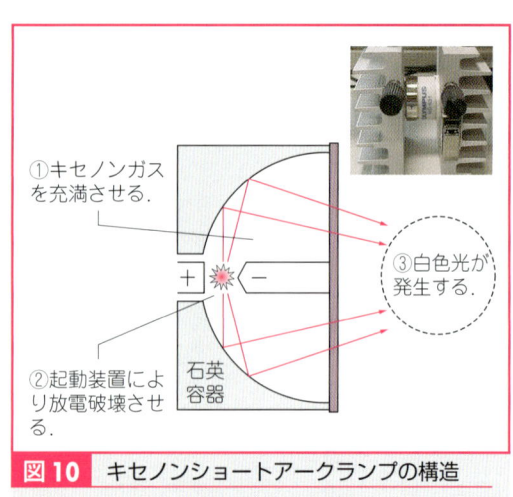

図10 キセノンショートアークランプの構造

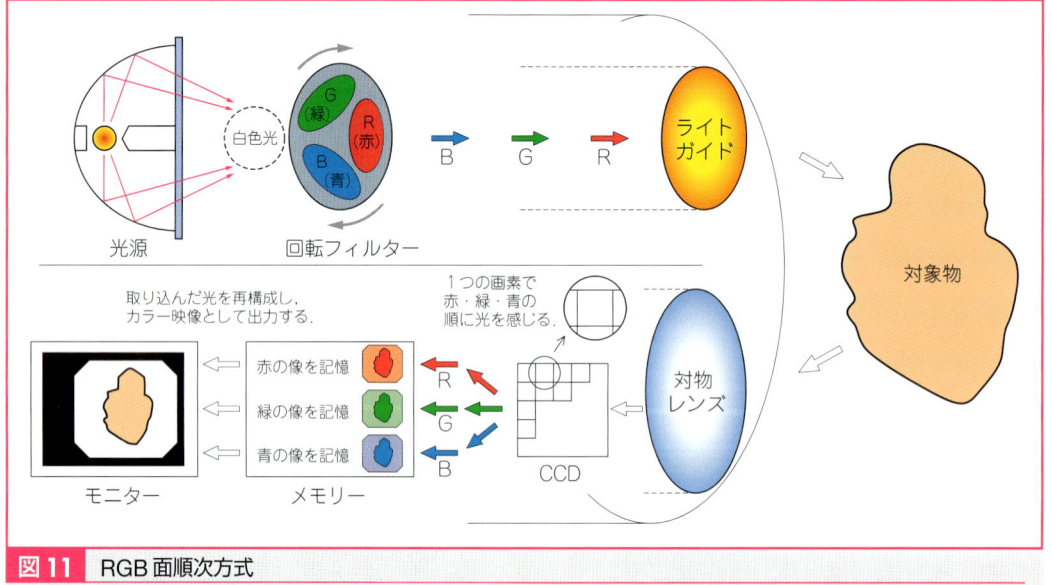

図11 RGB面順次方式

置に使用されている．ハロゲンランプの色温度は約3000°K（ケルビン）である．

なおハロゲンとは，フッ素，塩素，臭素，ヨウ素，アスタチンの5元素の総称である．また，色温度とは，完全黒体を0°Kとした場合の発光体の温度で，ろうそくでは1900°K，日中の太陽光では5500°Kである．

b キセノンランプ：キセノンショートアークランプ

石英でつくられた容器の中にキセノンガスを入れ，2本のタングステン電極を相対させ，起動装置により電極間に放電すると光が発生する．キセノンランプの色温度は約6000°Kであり，ハロゲンランプと比べてより白色の光となる．

④ 内視鏡画像取り込み方法

内視鏡の画像取込みの方法は，大きく分けて面順次方式（図11）とカラー同時方式（図12）の2種類がある．

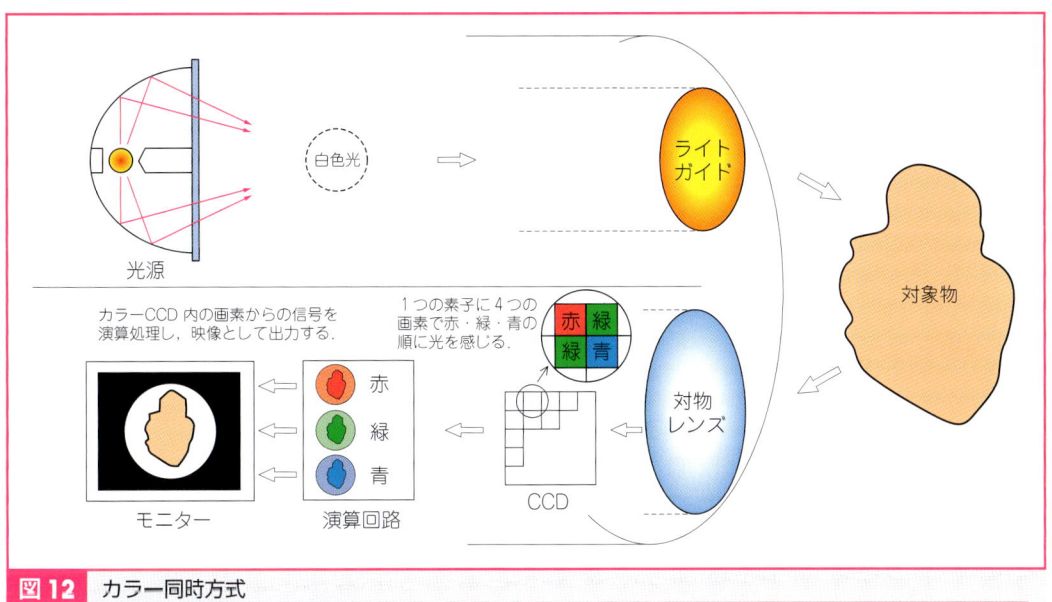

図12 カラー同時方式

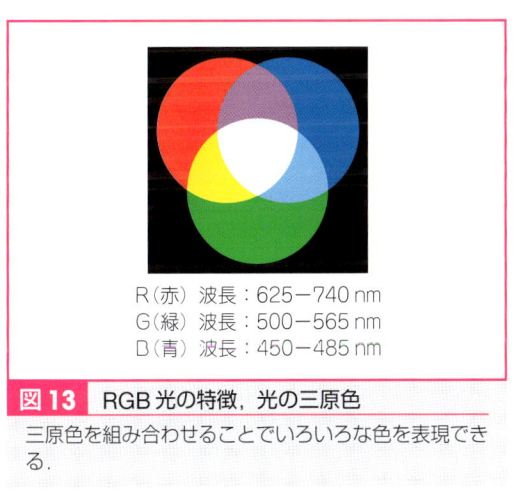

図13 RGB光の特徴，光の三原色
三原色を組み合わせることでいろいろな色を表現できる．

こでカラーCCDより小型化しやすい単色CCDを使用し，カラー映像を出力するこの方式が考えられた．

b カラー同時方式

光源装置の白色光をライトガイドからそのまま対象物にあて，対物レンズを通してCCD内でカラー画像を感知し，プロセッサ内の演算回路で調整して映像を出力させる方式である．

カラーCCDの大きさが課題であったが，近年では小型化に成功し，当初41万画素であった画質も現在では130万画素相当と解像度を上げている．

5 色

a RGB光の特徴

白色の光は単色として存在するのではなく，R（赤）G（緑）B（青）の3つの光（光の三原色．図13）で合成されてできたものである．またこの三原色とその強さを組み合わせることで，すべての色を作り出すことができる．面順次方式では，この特性を利用している．

a 面順次方式

光源装置から送られる白色光にR（赤）G（緑）B（青）のフィルターを通して，ライトガイドから対象物へと赤・緑・青の光を順番にあて，対象物からの色成分を対物レンズを通してCCDよりそれぞれ吸収し，プロセッサ内で合成，カラー画像としてモニターなどへ出力するしくみを面順次方式という．

生体内の観察を行う場合には，ある程度，スコープ先端外径や硬性部を小さく短くする必要があり，内部CCDの小型化が必要である．そ

b ▎カラー CCD の特徴

カラー CCD では，限られた面積の中で画質をよくするだけでなく，明るさも確保しなければならない．そこで，光の三原色で一番明るい色（緑）の成分比率を高めることにより，明るい画像を作り出している（図14）．

6 特殊光の原理

a ▎NBI 方式

NBI とは Narrow Band Imaging の略で狭帯域光観察のことである（図15）．

光源ランプからの白い光を青と緑のそれぞれ波長幅が非常に狭い（青 415 nm，緑 540 nm）波長域の光に変換し，通常観察ではわかりにくい血管や粘膜微細構造などの強調表示を行う光学的な画像強調技術．

NBI フィルターの ON，OFF で NBI 観察と通常観察の切り替えを行う．

b ▎FICE 方式

FICE とは Fuji Intelligent Color Enhancement の略で分光内視鏡画像処理のことである（図16）．

カラー CCD で取り込んだ画像をプロセッサ内で通常画像として作成し，その後，分光処理して任意の波長成分のみを抽出し，モニターなどに出力する技術である．

任意の波長を選択できるため，粘膜微細模様や微細血管のみならず，腫瘍なども対象となる（表2）．

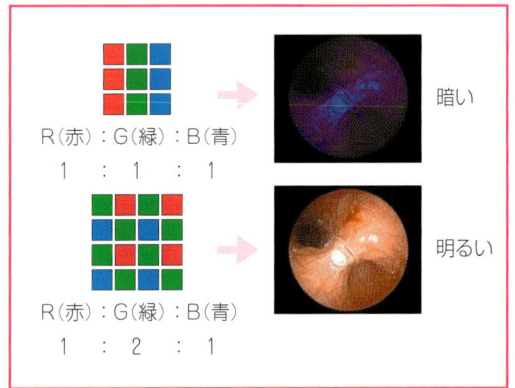

図14 カラー CCD の特徴
黄色などの明るい色を作るためには G（緑）が必要．G 成分を増やすことで明るい鮮明な画像を作り出せる．

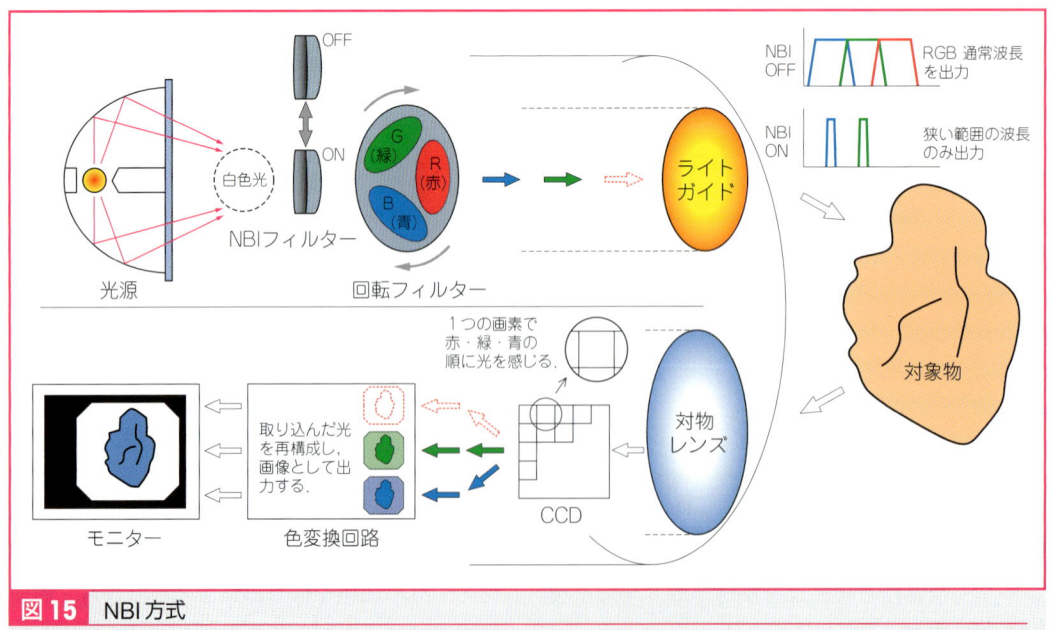

図15 NBI 方式

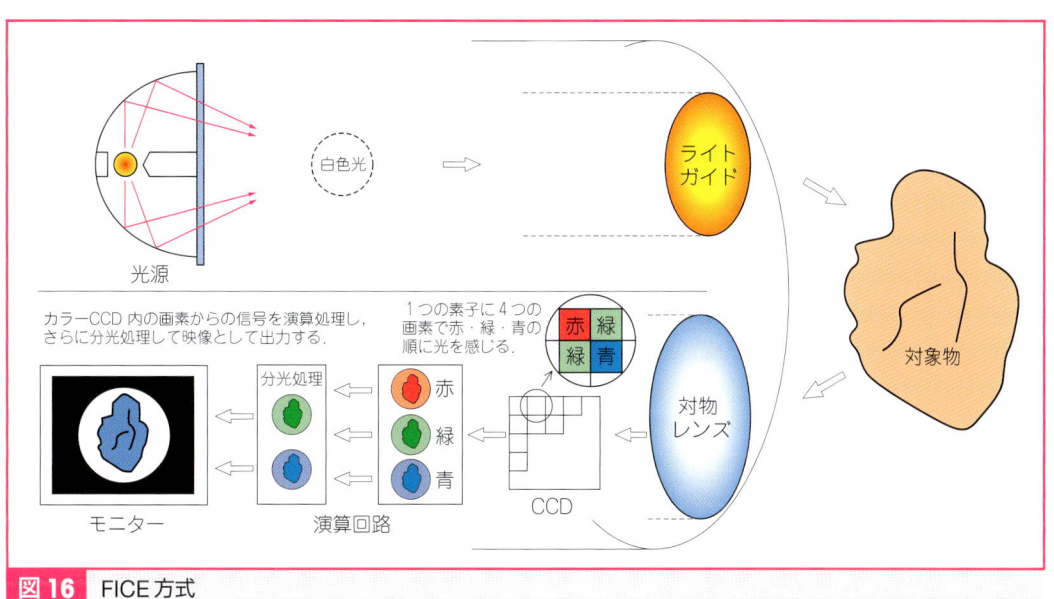

図16 FICE方式

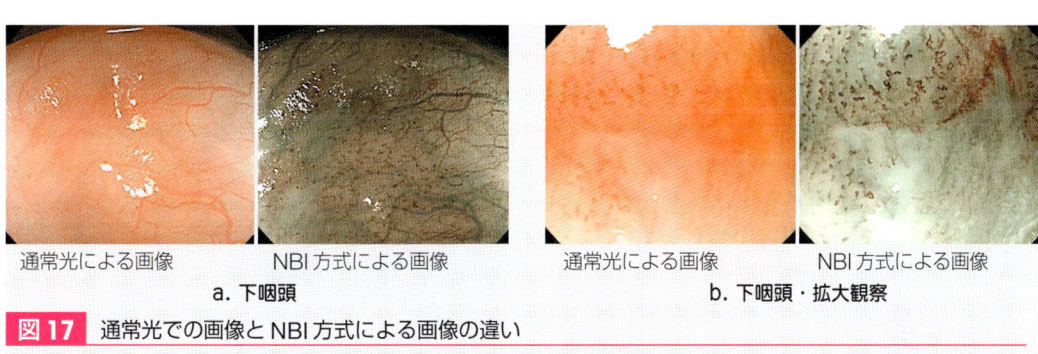

a. 下咽頭   b. 下咽頭・拡大観察

図17 通常光での画像とNBI方式による画像の違い

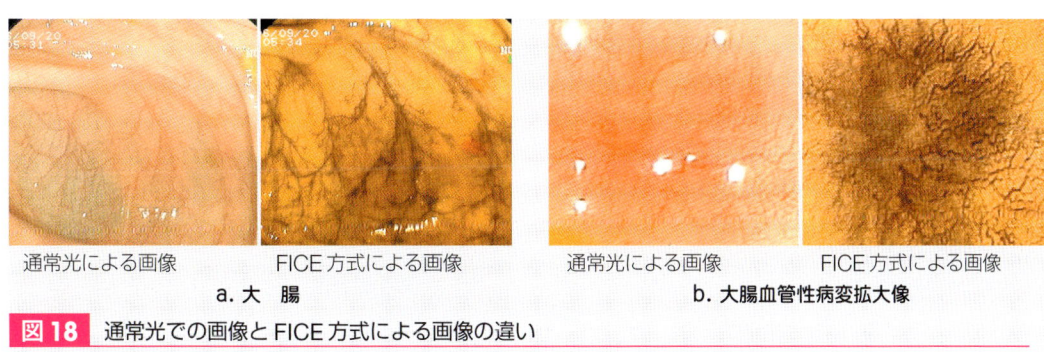

a. 大　腸   b. 大腸血管性病変拡大像

図18 通常光での画像とFICE方式による画像の違い

7 通常光と特殊光での画像の違い

a NBI方式

NBIの波長を対象物に与えることにより，通常光ではわかりにくい微細血管像などの再現性が向上する（図17）．

b FICE方式

FICE方式により，通常画像に比べて表層の血管走行の視認性が向上する（図18）．

表2 ■ NBI方式とFICE方式の比較

	NBI方式	FICE方式
原理	RGB光の前に特殊光フィルターをかけ，プロセッサで画像を構成する．	カラーCCDから画像を取り込んだあとに分光画像処理を行う．
使用する周波数帯	固定されている．	任意に設定できる．
対象	粘膜，血管，腫瘍など	

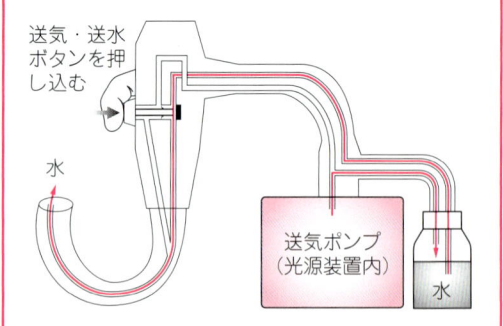

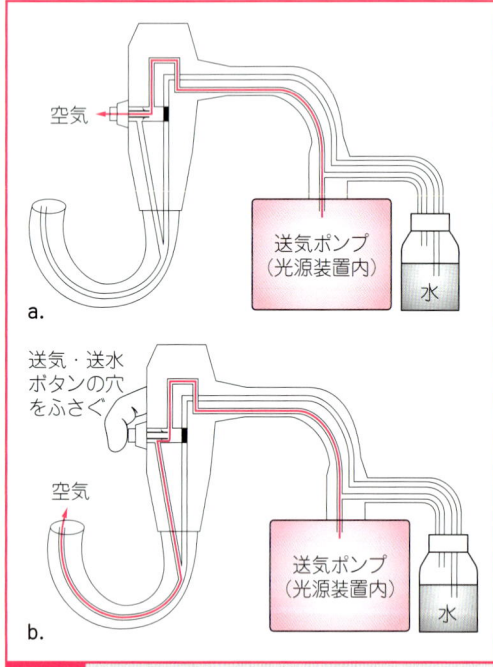

図19 送気の原理

a.
光源装置内の送気ポンプのスイッチを入れると，通常何もしていない状態では空気が管路を通って送気・送水ボタンの穴から外へ流れ出る．

b.
次に送気・送水ボタンの穴を指でふさぐと，管路内の圧力が上がり，逆止弁が開いてスコープ先端の送気・送水ノズルから空気が出る．

図20 送水の原理

送気・送水ボタンを押し込むと，送気管路が閉じ，送水管路が開き，空気が送水タンクへ送られ，その圧力により水が押し出される形で送水管路を通って送気・送水ノズルから出る．

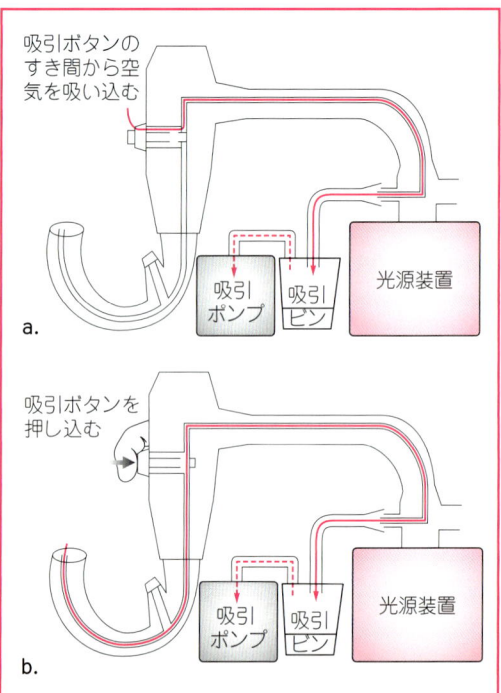

図21 吸引の原理

a.
通常何もしていない状態では，スコープ先端までの管路は閉じており，吸引ボタンのすき間から空気を吸い込んでいる．

b.
吸引ボタンを押し込むことでスコープ先端までの管路が開き，体内分泌物などの液体を吸い込むことができる．

8 スコープの構造と原理

送気，送水，吸引の原理をそれぞれ図19，図20，図21に，鉗子口の機能を図22に示す．また，スコープの湾曲構造を図23に，側視鏡などの鉗子起上構造を図24に記す．

A. 安全な内視鏡診療のために／3. 内視鏡機器

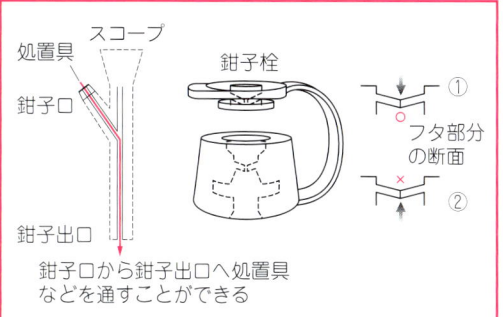

図22 鉗子口の機能

鉗子口からは鉗子出口へ処置具などを通すことができる．この管路は吸引管路と共用しているため，鉗子口をふさがないと吸引圧が逃げてしまう．そのため，鉗子栓が必要となる．
鉗子栓はゴムでできており，フタの中央のへこみ部に切り込みが入っているので，フタをしたまま処置具を入れられ（①），かつ，吸引圧が逃げにくい（②）構造になっている．

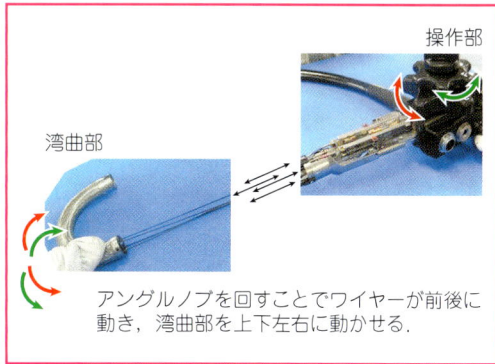

図23 湾曲構造

操作部のアングルノブを回すことで内部のワイヤーが前後に動き，先端部の向きを2方向，あるいは4方向に変えることができる．
この機構を使って，視野を変えたり，スコープの挿入を補助したりすることができる．

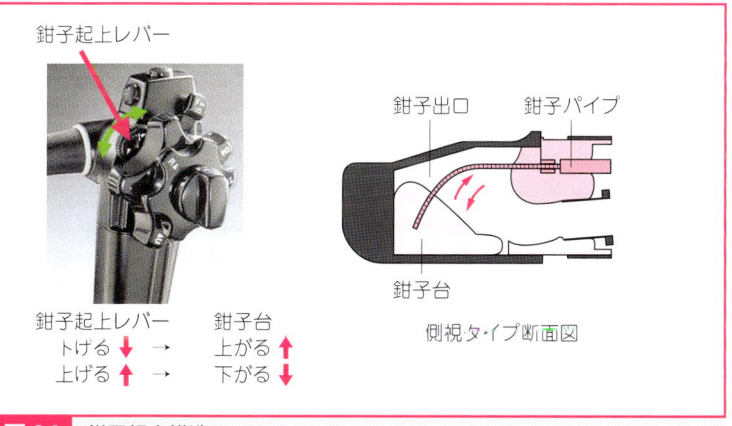

図24 鉗子起上構造

側視鏡，斜視鏡などでは，鉗子出口から出る処置具の向きを変える機構があり，鉗子起上レバーを操作することで，鉗子台の向きを変えられる．
鉗子起上はワイヤーで引っ張ってあるため，過度な力での操作には十分注意する．

C 超音波内視鏡

1 超音波内視鏡装置の基本構造

超音波内視鏡装置の基本構造を図25に示す．

2 超音波内視鏡スコープ

超音波内視鏡スコープと超音波プローブの各部の名称を図26に示す．

3 超音波内視鏡装置の機能と原理

a 超音波観測装置の機能

超音波観測装置は，電子スコープ先端に取り付けられた振動子からの超音波情報を映像化させ，画質調整やスコープスイッチの制御，プリンター出力の設定など，各機器との通信なども行う（図27）．

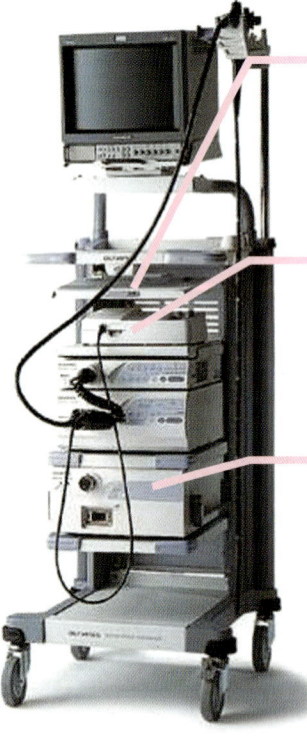

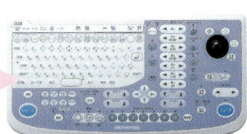

a. 超音波兼用キーボード
内視鏡と超音波機能の各設定を行う．トラックボール付きで，対象物の距離，面積の計測も可能．

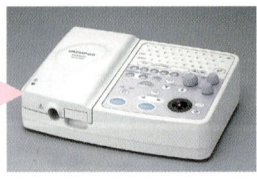

b. 超音波観測装置（コンベックス用）
超音波コネクター部を接続できるキーボード一体型の観測装置．

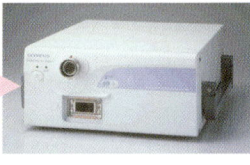

c. 超音波観測装置（ラジアル用）
超音波ケーブルを丸型ソケットと角型ソケットの両タイプとも接続できる観測装置．

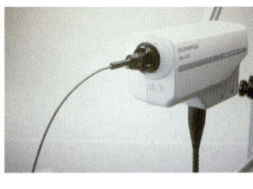

d. 超音波プローブ駆動ユニット
鉗子口挿入型の超音波プローブと超音波観測装置をつなぐユニット．キーボード操作により，プローブ先端の振動子を回転，停止させることができる．

図25 超音波内視鏡装置の基本構造

A. 安全な内視鏡診療のために／3. 内視鏡機器

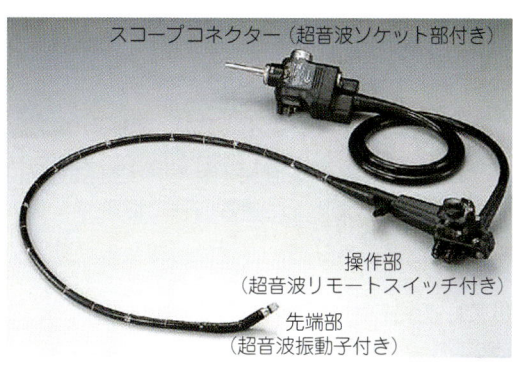
スコープコネクター（超音波ソケット部付き）
操作部（超音波リモートスイッチ付き）
先端部（超音波振動子付き）

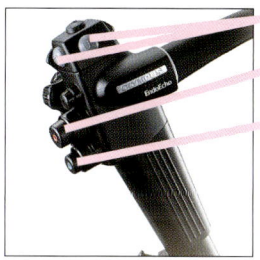

超音波リモートスイッチ
超音波画像のフリーズ，レリーズや周波数の切り替えを行うスイッチ．
吸引ボタン
通常の吸引機能に加え，スコープ先端バルーン内の吸引をも行える．
送気・送水ボタン
通常の送気・送水機能に加え，スコープ先端バルーン内の注水も行える．

a. 操作部

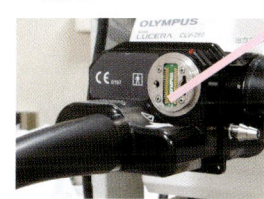

超音波ソケット部
超音波観測装置をつなぐための専用超音波ケーブルをスコープ側で接続する部分．

b. コネクター部

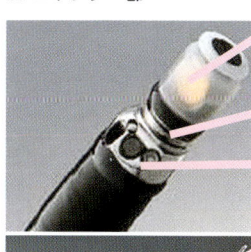

超音波振動子（ラジアル方式）
超音波の発信と受信を行う回転型の部品．振動子を先端キャップで覆い，オイルで満たしてある．
バルーン用注水口
バルーンに水を送ることができる．吸引も可能．
対物レンズ
先端に振動子が付いているため，50°前方斜視型になっている．

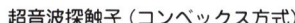

超音波探触子（コンベックス方式）
超音波の発信と受信を行う扇型の部品．振動子を扇型に並べたものである．

c. 先端部

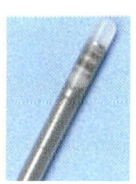

内視鏡用超音波プローブ
超音波の発信と受信を行うプローブで，内視鏡電子スコープの鉗子口から挿入して使用する．
外径：先端部 1.4〜3.1 mm．
長さ：2050〜2150 mm．
使用周波数：12〜30 MHz．

d. 鉗子口挿入型プローブ

図26 超音波内視鏡スコープの各部の名称

b 超音波内視鏡スコープ，プローブ

超音波内視鏡には，内視鏡の先端にプローブがついたものと鉗子口から挿入して使用する専用プローブの2種類がある．またプローブの走査方式にはラジアル方式（図28）とコンベックス方式（図29）がある．

(1) ラジアル方式

メカニカルラジアル方式と電子ラジアル方式がある．

メカニカルラジアル方式は，振動子が回転しながら超音波を送信し，対象物からの断層情報を受信，観測装置に送る方法である．

また電子ラジアル方式は，複数の振動子を先

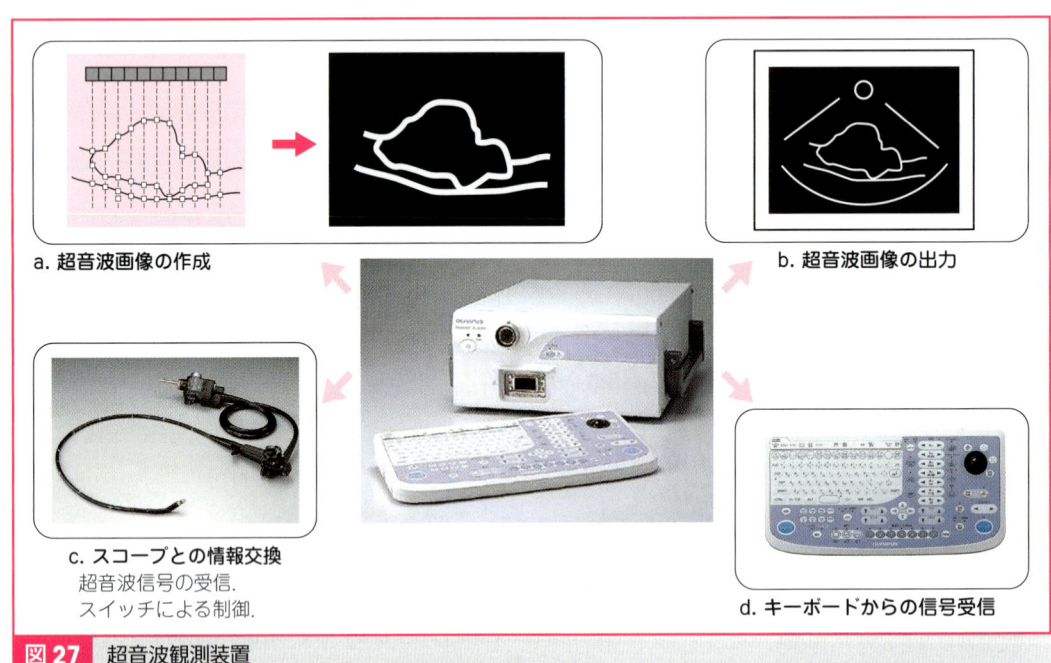

図27　超音波観測装置

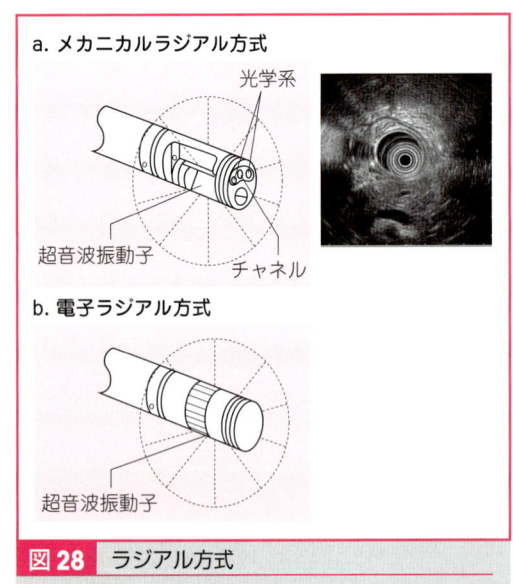

図28　ラジアル方式

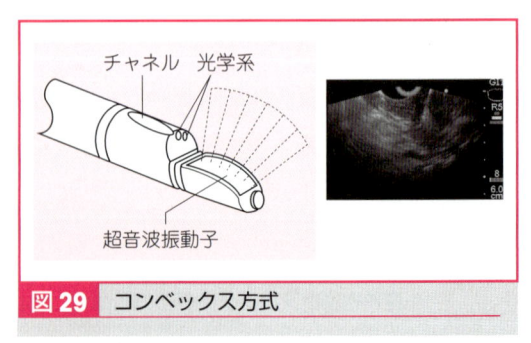

図29　コンベックス方式

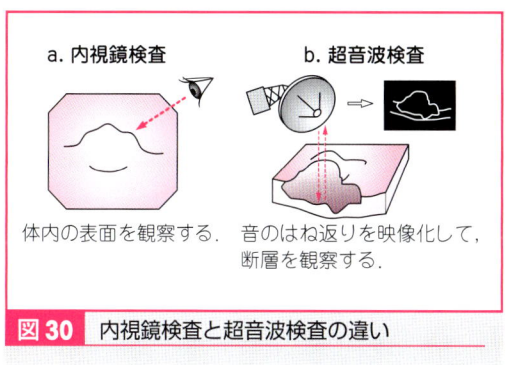

図30 内視鏡検査と超音波検査の違い

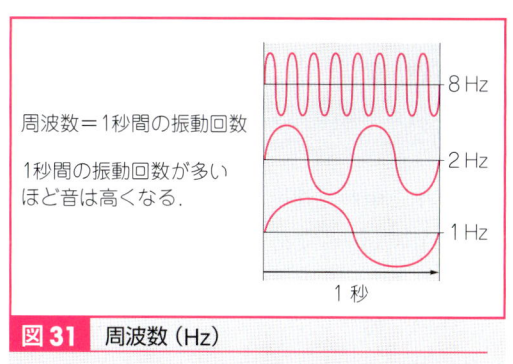

図31 周波数（Hz）

端の円周上に置き，順番に超音波の送信を行い，対象物からの断層情報をそれぞれ受信，観測装置に送る方法である．

どちらとも挿入方向に対して直角方向の情報を得ている．

《2》コンベックス方式

コンベックス方式は電子走査方式で，複数の振動子を挿入方向に扇形に並べ，順番に超音波の送信を行い，対象物からの断層情報をそれぞれ受信，観測装置に送る方法である．

c 超音波検査とは

超音波のはね返る速度や強さと対象物の密度，および対象物までの媒質の種類から計算して映像化し，対象物の断層を観察する検査である．内視鏡検査との違いを 図30 に示す．病変の深達度などの診断を行うことができる．

d 超音波の原理

《1》音

音とは，空気や水など，ある媒質を通して伝わる振動のことで，媒質がなければ音を伝えることができない．人の耳に聴こえる音の範囲を可聴音域といい，一般的には，これを音という．

《2》周波数

1秒間の振動回数を周波数（図31）といい，Hz（ヘルツ）で表す．同じ時間内に伝わる振動回数によって音の高さは変わる．振動数が多くなるほど音は高くなり，逆に少なくなるほど音

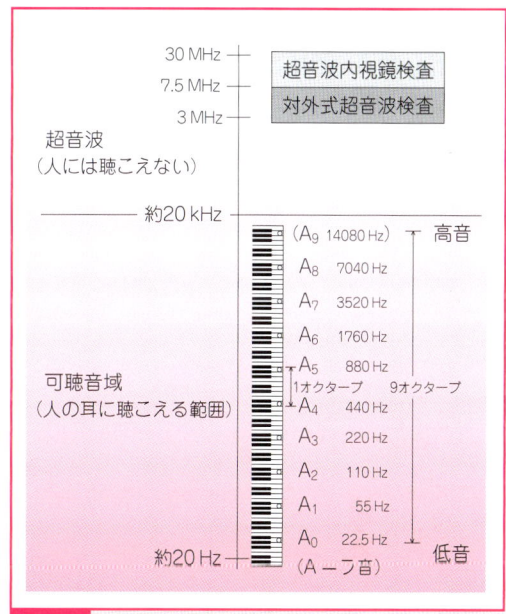

図32 可聴音域と超音波の周波数

は低くなる．

《3》可聴音域（約20 Hz～約20 kHz）

ヒトの耳には1秒間に低い方で20回くらい，高い方で1万～2万回くらいまでの音の振動を聴き取ることができる．これを音階に例えると，9オクターブから10オクターブの範囲が可聴音域ということになる．

《4》超音波

ヒトの耳に聴こえる限界の周波数（20 kHz）より上の周波数を超音波という（図32）．

超音波検査では，体外式超音波装置で3 MHz～7.5 MHz，超音波内視鏡装置で7.5

MHz〜30 MHz程度の周波数帯で観察を行う．

(5) 速 度

音は伝える媒質によって伝わる速度が変わる．

空気中を伝わる速度は約340 m/秒で，水中では約1530 m/秒であり，水は空気より5倍速く音を伝えることができる．

(6) 反 射

超音波の反射は対象物の密度の異なる場所（境目）で発生する．また密度の差が大きいところほど反射が強くなる（図33）．たとえば，水→空気，血液→組織などの境界で反射が強い．

(7) 減 衰

媒質中を伝搬する超音波は，いつまでも同じ強さを維持することはできず，減衰する．

減衰は伝搬距離と周波数に依存する．すなわち，距離が長くなるほど，また周波数が高くなるほど，減衰が著しくなる．さらに，同じ周波数でも，媒質によって減衰は異なり，空気中で水中よりも減衰しやすい．

(8) 振動子

対象物に向かって超音波を送信し，対象物からの反射情報を受信するセンサー．スピーカーとマイクロフォンを一体化させたものである（図34）．

(9) Bモード

超音波振動子で受信した情報を映像化させる技術である．Bはbrightness（明るさ）を示す．対象物の反射が強いところほど明るく表示（輝度変換）することで，対象物の断面形状を作成する（図35）．

(10) 分解能

物体と物体を区別，判別する能力や精度のことで，超音波は周波数が高ければ高いほど分解能がよくなるが，減衰が激しくなり，浅い位置の情報しか得られない．

一方，周波数が低い場合は，分解能は低くなるが，減衰は少なくなるため，深い位置まで情報を得ることができる（図36）．

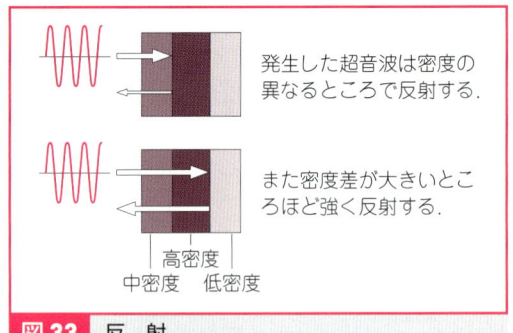

図33 反 射

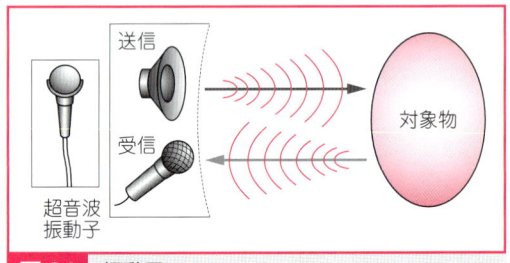

図34 振動子

超音波振動子：超音波の発生（送信）と受け（受信）を行う装置．

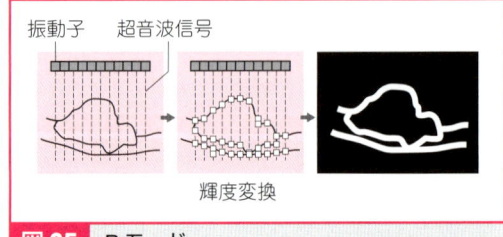

図35 Bモード

対象物に超音波をあて，はねかえり（信号）の強いところを白く明るく断層像として表示する．

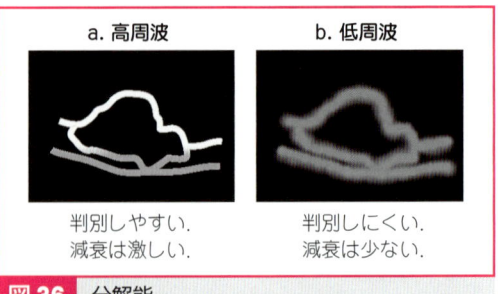

図36 分解能

分解能とは，物体と物体を区別・判別する能力・精度のことである．

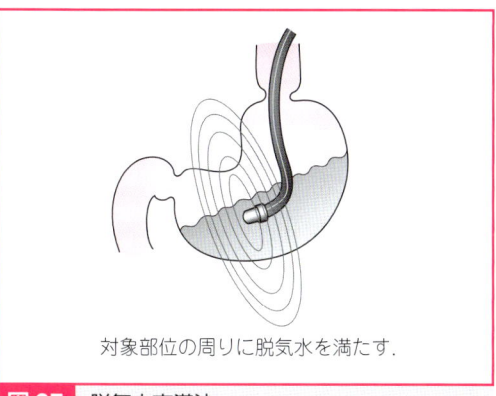

図37 脱気水充満法
胃・大腸などに用いる．対象部位の周りに脱気水を満たす．

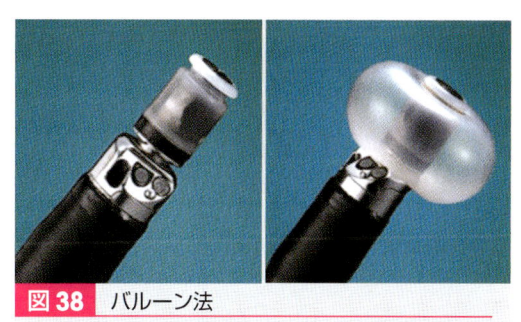

図38 バルーン法
食道・十二指腸など，水を貯めにくい部位で使用される．振動子の周りにバルーンを取り付け，脱気水を満たす．

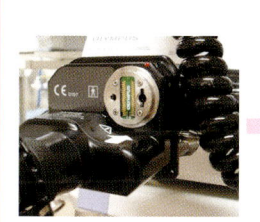

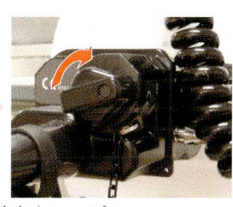

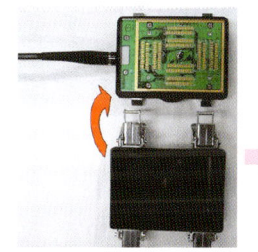

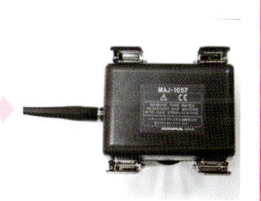

a. ラジアル用防水キャップ　　b. コンベックス用防水キャップ

図39 防水キャップ

e 検査方法

超音波内視鏡検査では，空気による減衰があると超音波画像を得ることができなくなるため，水を充満させて検査を行わなければならない．

検査方法には，脱気水充満法とバルーン法の2種類がある．

《1》脱気水充満法

検査目的とする対象部位（病変など）の周りに直接，脱気水を貯めて行う検査方法（図37）．胃や大腸などでよく使われる．専用の注水装置から鉗子口を通して水を送る．

《2》バルーン法

振動子の周りにバルーン（厚さ約0.1 mm）を取り付け，バルーン内に脱気水を充満して対象部位（病変など）に接触させて行う検査方法（図38）．食道，十二指腸など，水を貯めにくい場所で行われる．ただし，脱気充満法に比べ，バルーンを使用すると超音波画像は減衰しやすく，画質も低下する．

f 超音波内視鏡の取り扱い方法

《1》防水キャップ

通常のスコープコネクターの防水キャップとは別に超音波ソケット部にも防水キャップが付いており，洗浄時には，キャップを忘れないように注意する．機種によって防水キャップの形状や取り付け方法が異なる（図39）ため，取り扱い説明書に従って，きちんとキャップすること．

《2》超音波内視鏡用自動注水装置

各チューブの接続が確実であることを確認

| 図40 | 送水タンク |

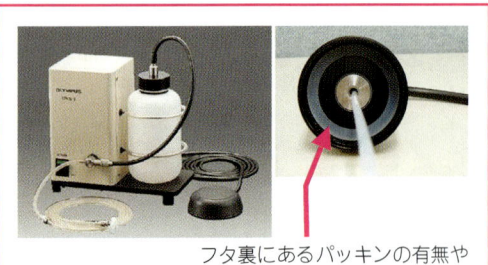

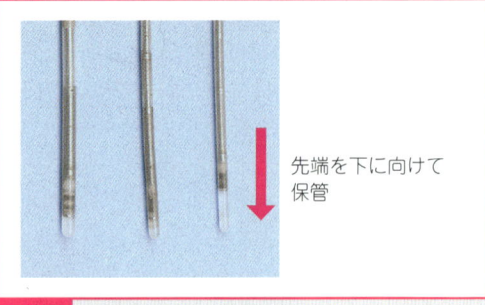

フタ裏にあるパッキンの有無や破損がないか，確認する

| 図41 | 超音波プローブの保管 |

先端を下に向けて保管

し，タンク内に水を入れすぎないように注意する．フタ裏のパッキンがない場合や破損時には注水不能になることがあるので，使用前に点検しておく（図40）．

(3) 超音波プローブ保管時の注意

プローブ先端のオイル蒸発と気泡発生を防止するため，保管時は直射日光やX線のあたる場所を避け，先端を下に向けた状態でつるして保管する（図41）．

D 高周波装置

1 高周波装置の機能

0.3～5 MHzの高周波電流を生体に通電させ，組織の切開，凝固・止血を行う装置である（図42）．

2 高周波電流による処置の原理

a 水蒸気爆発による切開

高周波電流が生体を流れたときに生じる熱（ジュール熱）を利用して水蒸気爆発を起こさせることで組織の切開ができる．

高周波装置には2つの電極端子があり，モノポーラ通電方式では，このうち一方が処置具先端部に，他方が対極板に接続される構造となっている（図43）．これとは別に処置具先端部の2つの電極で挟んだ部分だけに電流を流すバイポーラ通電方式もある．

b その他の高周波装置

プローブで出血部を圧迫しながらジュール熱を加え止血を行うヒータープローブ装置や，マイクロ波を利用して生体組織自体に熱を発生させ治療を行うマイクロウェーブ装置などがある．この2つは電気帰路としての対極板を必要としない（ポイント①）．

> **ポイント①　対極板の適用処置具**
>
> 使用するもの
> - モノポーラ処置具
> - APCプローブ
>
> 使用しないもの
> - バイポーラ処置具
> - ヒータープローブ
> - マイクロウェーブ処置具

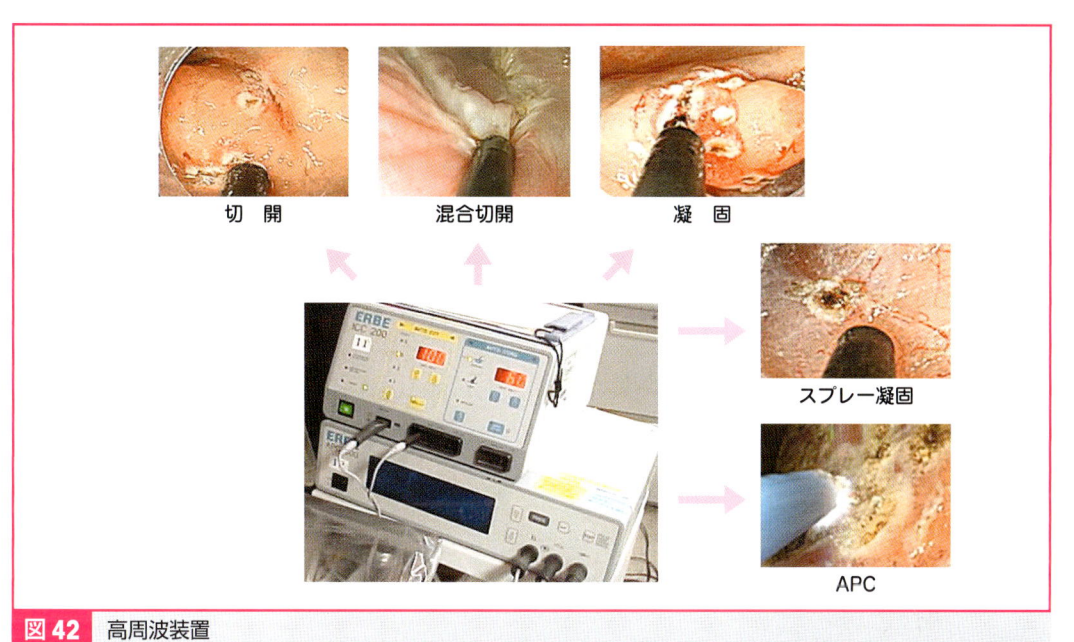

A. 安全な内視鏡診療のために／3. 内視鏡機器

図42 高周波装置
APC：アルゴンプラズマ凝固．

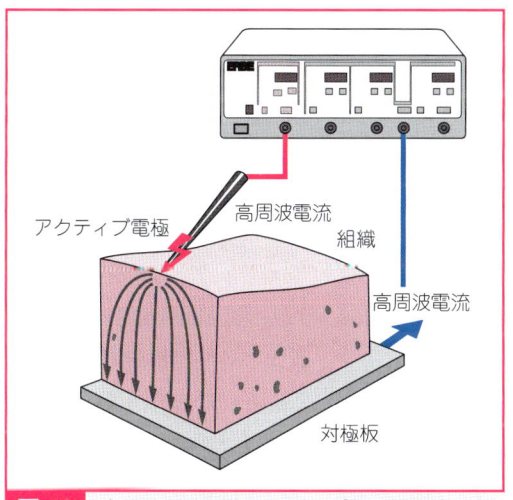

図43 高周波電流の流れ：モノポーラ通電方式
高周波装置から出力された高周波電流は処置具のアクティブ電極を介して生体内を通り，対極板へと流れる．

a. **純粋切開**
　連続的な電流の流れ
　　低い電圧

b. **混合切開**
　中間出力波形

c. **凝　固**
　断続的な電流の流れ
　　高い電圧

d. **スプレー凝固**
　さらに断続的な電流の流れ
　　さらに高い電圧

e. **APC**
　アルゴンガス中で放電
　スプレー凝固と同じ断続的な電流の流れ
　スプレー凝固と同じ高い電圧

図44 高周波装置の出力波形：電流と電圧

3 高周波の出力方法

　高周波装置は，電流と電圧の出力設定を変えることにより，切開，凝固，混合切開など，対象物の状況に合わせて，違った波形を選択・出力することができる（**図44**）．

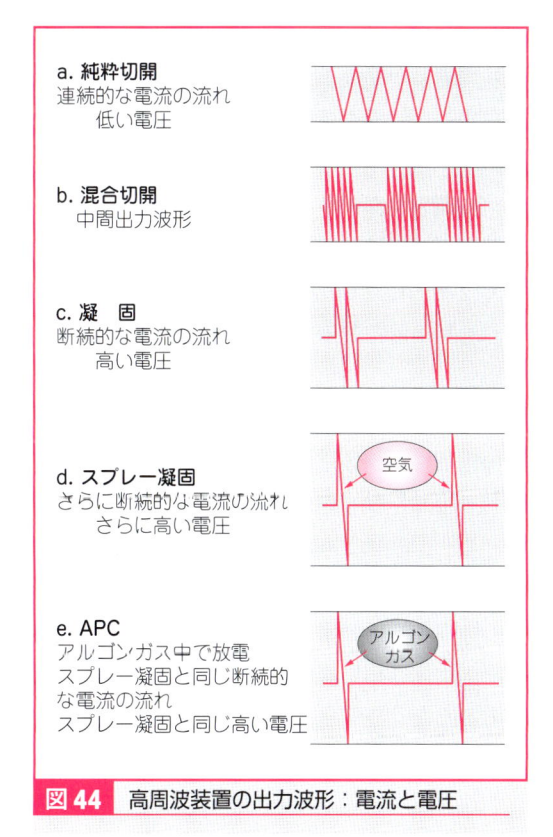

33

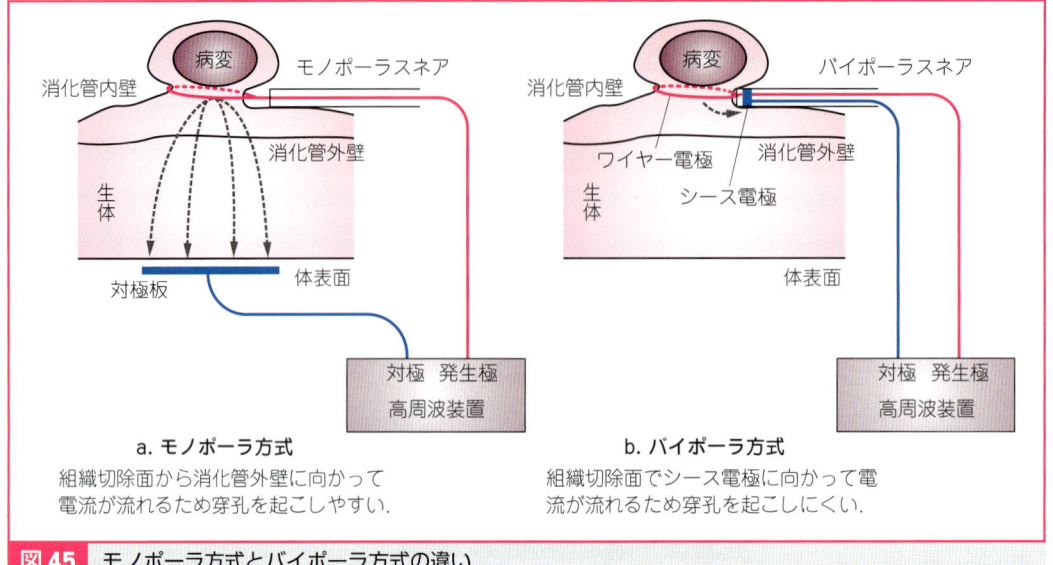

図45 モノポーラ方式とバイポーラ方式の違い

a. モノポーラ方式
組織切除面から消化管外壁に向かって電流が流れるため穿孔を起こしやすい．

b. バイポーラ方式
組織切除面でシース電極に向かって電流が流れるため穿孔を起こしにくい．

（1）切 開

連続的な高周波電流を一点に集中させ，低い電圧で素早い温度上昇と大きな発熱を起こすことにより，組織を蒸散させて切開する方法である．

（2）混合切開

凝固の断続電流波形の流れる時間を長くしていくと凝固と切開の中間的な出力波形が発生，これを利用して凝固しつつ切開を行う方法である．

（3）凝 固

断続的に高周波電流を流し，高い電圧をかけ，加熱・冷却を繰り返すことで，緩慢な温度上昇を起こし，熱により組織を凝固させる方法である．

（4）スプレー凝固

凝固よりさらに電圧を高くし，目的部位に接することなく空気中で放電することで凝固を行う方法である．

（5）APC

先端電極の周りにアルゴンガスを流し，スプレー凝固を行う方法（アルゴンプラズマ凝固）．アルゴンは空気よりも抵抗が低く電流が流れやすいので，効率よい凝固が行える．また凝固層は対象部位の表面に限局される性質をもつ．

電圧は，純粋切開→混合切開→凝固→スプレー凝固に進むにつれ高くなり，電圧が高くなるほど凝固層は広くなる．

また，近年では，切開ペダルを踏み続けても対称部位の抵抗に合わせて自動的にソフト凝固と切開を繰り返すエンドカットや，組織抵抗が上がっても 200 Vp 以下に制御してスパークの発生を防ぐソフト凝固といった機能がある装置も一般的に使われるようになってきている．

4 モノポーラ方式とバイポーラ方式の違い

図45 を参照されたい．モノポーラ方式とバイポーラ方式，それぞれの特性（表3）をよく理解し，通電やセット方法など，一つ一つ十分注意して使用しなければならない．

a モノポーラ方式

生体全体を抵抗としている．モノポーラ電極（アクティブ電極）→患者→対極板（リターン電

表3 ▶ モノポーラ方式とバイポーラ方式のメリットとデメリット

	モノポーラ	バイポーラ
メリット	・処置具先端部が1電極でいいので小さい処置具を製作しやすく，多数の処置具がある．	・対極板が不要． ・電極から出た電流はすぐそばにあるもう一方の電極で回収されるため，電流の流れる経路は局限される． ・凝固層は広がらない（深くならない）．
デメリット	・狭い部分で電流密度が高くなり，目的部位以外の場所で凝固が起こる場合がある． ・接触面積が小さければ，電流密度が高くなり発熱は大きくなるので，熱傷を起こす場合がある． ・心臓ペースメーカー患者への使用不可． ・対極板の貼り付け方で抵抗が変わる．	・形状が大きくなり，細かい作業がやや苦手． ・通電時間が短いと出血しやすい．

極）の回路を作り，モノポーラ電極から対極板に高周波電流を通電し電極接触部位（生体組織）へ電流を集中させ発熱させることで切開，凝固などを行う．

b バイポーラ方式

処置具先端部に2電極が集約されており，アクティブ電極とリターン電極の両方の機能を果たすので，2極間にはさまれた組織だけに通電されるため，対極板を必要としない．周囲組織は通電されないため，安全性が高く用途は広い．しかし，特性上，モノポーラより処置具先端部の形状が大きく，幾分複雑となる．内視鏡処置においては，処置具先端を小さくしなければならないため，モノポーラ処置具が主流である．

5 事故防止

a 感 電

感電を防止するには，電流を大地へ流せるように3Pコンセントを必ず使用する．

b 漏れ電流

最近の高周波装置はフローティング型となっているものが多く，漏れ電流は少ない．しかし，150 mA以上の漏れ電流があると熱傷の危険性があるので，定期的に機器のチェックを行うこ

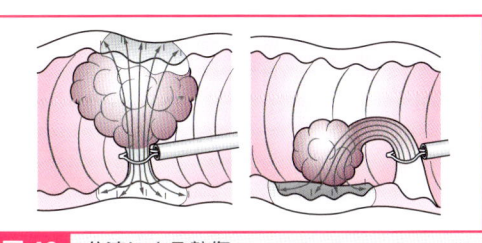

図46 分流による熱傷
病変組織を通して分流が流れ熱傷が起こる危険がある．

とが大切である．

c 分流による熱傷

モノポーラ電極を使用する場合，目的とするポイント以外の場所で熱傷を起こす危険性があるので，注意しなければならない（図46）．
1）電流密度が高くなる部分を見分ける．
2）凝固層の広がりに注意する．

6 対極板

モノポーラ方式の処置具を使用する場合に必要となるのが対極板である．メス先から出力された電流は患者の身体を流れ，対極板で安全に回収される．しかし，対極板がしっかりと接着されず，凸凹になっていたり，接触面積が小さくなったりすると電流密度が高くなり，熱傷の危険となる．したがって，対極板の使用には注意が必要である（表4）．

表4 ▶ 対極板の装着で考慮すべきところ

- 毛深いところ
- 脂肪が過剰なところ
- 身体の輪郭が不規則（凸凹）なところ
- 骨の突出しているところ
- 体重がかかるところ

また対極板の種類としては1面型，2面型，等電位リング付きのオメガ対極板がある（図47）．

《1》1面型

1枚の対極板と電極コードで構成されている．貼り付け角度が悪いと図のように偏った場所で高周波電流を回収してしまうため，熱傷を起こす場合がある．また断線などの貼り付け状態も確認できない．

《2》2面型

対極板の貼り付け状態を監視するために2枚の対極板と電極コードで構成されている．貼り付け状態を監視でき，熱傷の危険があると出力

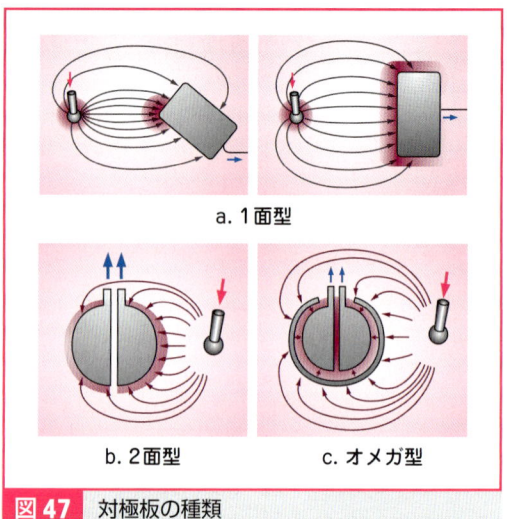

a. 1面型
b. 2面型
c. オメガ型

図47 対極板の種類

を瞬時にストップさせることができる．

《3》オメガ型：等位リング付き

高周波電流を有効面全体で均一に回収するための特殊なリングがついた対極板．面積が小さくても温度分布は均一となるので熱傷などの危険が少なくなる．

文 献

1) 分光内視鏡画像処理症例集，フジノン東芝ESシステム株式会社
2) 電気手術器の原理．電気メス講習会テキスト，（株）アムコ
3) 日本消化器内視鏡技師会内視鏡機器等検討委員会監：消化器内視鏡機器取扱いテキスト，（株）オリンパス

A. 安全な内視鏡診療のために

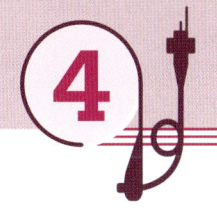

4 内視鏡処置具

内視鏡治療では，目的達成のために最適な処置具を選択し，いくつもの処置具を組み合わせて使用することが多い．そのため，「より安全性と効率性にすぐれた処置具」の開発・導入を抜きには今日の内視鏡治療における目覚ましい発展はなかった，と言っても過言ではない．

本項では，診断・治療を行うために必要な処置具の種類，使用手順と注意点について目的別にまとめるが，すぐれた製品が複数のメーカーから販売されており，施設によって扱う処置具の選択は異なるであろう．各社の特徴と仕様を確認し，患者に最適な処置具を選択して安全に使用する必要がある．

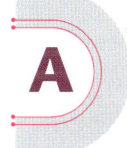

A 内視鏡処置具とは

内視鏡検査・治療に携わる医療従事者として，検査や治療での感染防御は重大な責務である．

1 内視鏡の洗浄・消毒に関するガイドライン

内視鏡検査に関連する医療行為を対象に，日本消化器内視鏡技師会安全管理委員会が示す，内視鏡の洗浄・消毒に関するガイドライン第2版（以下 GL）の理解と遵守が必要である．GLでは，処置具はスポルディング（Spaulding）分類によって感染のリスクが高く，滅菌を前提に使用すべき器材として位置づけられている．

2 使用前後の処置具の処理

(1) 使用前の処置具

ディスポーザブル製品とリユース製品では，納入時の梱包状態が異なるので，注意が必要である．

①ディスポーザブル製品は滅菌［（ガンマ線滅菌または EOG 滅菌（ポイント①）］処理して梱包されている．

②リユース製品は未滅菌で梱包［（初回使用前には滅菌が必要．リユース製品の多くがオートクレーブ滅菌（ポイント①）可能である］．されている．

(2) 使用後の処置具

使用後の処置具は，スタンダード・プリコーション（ポイント②）の視点から，以下の原則にもとづき迅速に処理されなければならない．

①ディスポーザブル製品は感染性医療廃棄物として破棄する．

②リユース製品は超音波洗浄・滅菌（オートクレーブ）処理する（ポイント③）．

第Ⅰ章 総論

ポイント①

γ（ガンマ）線滅菌

放射線滅菌の一種で，信頼性が高く滅菌保証が確実に得られる．最終包装のまま常温で滅菌が可能で，残留毒性もなく大量処理にすぐれているため，ディスポーザブル製品の産業用滅菌に広く利用されている．

EOG滅菌

酸化エチレンガス（ethylene oxide gas）は強い殺菌作用をもつ化学物質であり，すべての微生物に有効である．低い温度での滅菌が可能であるが，残留毒性が高く長時間の強制換気が必要である．ビデオスコープの滅菌はEOGが適応される．

高圧蒸気滅菌（オートクレーブ）

加熱された飽和水蒸気によって，微生物の蛋白質に変性を起こさせて殺滅する．オートクレーブ滅菌ともいう．高圧にする理由は蒸気の温度を100℃以上に上げるのが目的で，加圧自体には滅菌作用はない．被滅菌物の素材が高温（115～134℃）に耐えるものであることが必要．短時間で最も確実な滅菌効果が得られる．

ポイント②

スタンダード・プリコーション（標準予防策）

感染対策として最も重要な方策である．血液はもちろん，すべての体液や，汗を除く分泌物，排泄物に感染性があるものとして取り扱い，推定される感染状態とは関係なくすべての患者に適応される（p.74参照）．

ポイント③

洗浄・滅菌

リユースされる処置具は，洗浄・滅菌が可能な構造となっている．オリンパス社製の処置具を例にとり，特徴を以下に記す．

①リユース製品のプラスチックシースの送液口金から処置具内部を十分に洗浄することが可能．

②30分の洗剤入り超音波洗浄にも耐えられる処置具本体の耐久性．

③シースのつなぎ目の隙間などを極力なくした汚れにくい構造．たとえばオリンパス社製の処置具では，周波数38～47 kHz，出力100 Wが推奨されている．

シース型処置具にはプラスチックシースとコイルシースがあり，コイルシースの場合には，送液口金がなくてもコイルの隙間から超音波が浸透してシース内部から外装の汚れの除去が可能である．

処置具に対する洗浄・滅菌方法を**図1**に記載する．

3 処置具の仕様と構造

消化器内視鏡検査は，上部（食道，胃・十二指腸），下部（大腸），肝・胆・膵，小腸，と部位により大別され，各部位でさまざまな処置や治療が存在する．内視鏡検査の対象となる部位によってビデオスコープの仕様が異なるためスコープに適した仕様の処置具を選択する．

a 処置具の仕様

内視鏡処置具は，シース型処置具とスコープ外装装着型処置具の2種類に大別される．

（1）シース型処置具

シース部分を有する内視鏡処置具（＝デバイス）は，操作部，シース部，先端部より構成され，ビデオスコープの鉗子口から挿入して使用する（**図2**）．処置具の選択時の注意を記す．

①スコープの適応チャネル

チャネル内径（2.2～4.2 mm）に対し，処置具のシース外径は（2～4.2 mm）であり，処置具の多くはシース外径が2.5～2.6 mmである．

②スコープの有効長

スコープ挿入部の長さ（1030～1680 mm）に対し，処置具のシース有効長（1550～2300 mm）には介助時の立ち位置，操作性などを考慮して，過不足のない長さが必要である（**ポイント④**）．

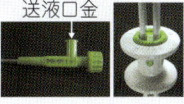

A. 安全な内視鏡診療のために／4. 内視鏡処置具

e. オートクレーブ
送液口金
グリップ部分の黄緑色はオートクレーブ可能の印である.
滅菌パックに処置具を入れて密封する.
強制排気方式：132～134℃ 5分間実施する.

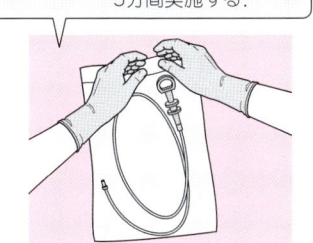

a. 洗浄剤浸漬
回収したリユース処置具は,
①洗浄剤に完全に浸漬する.
②送液口金から洗浄剤の送液,
を施し, 超音波洗浄まで待機 or 移行する.

b. 超音波洗浄
超音波洗浄30分間実施.
超音波洗浄時にも①, ②は実施する.

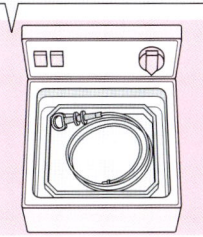

d. 潤滑剤塗布
⑤潤滑剤に完全に浸漬する.
⑥送液口金から潤滑剤を送液する.
⑦送液口金からエアーフラッシュする.

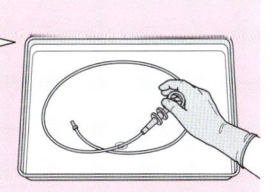

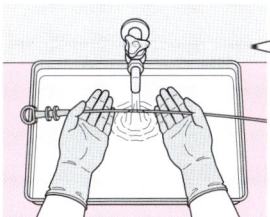

c. 水洗（すすぎ）
超音波洗浄後,
③流水で処置具全体のすすぎ洗い,
④送液口金から水道水の送液,
を十分に実施する.

図1 洗浄・滅菌方法
オリンパス社 CDS-ET（オリンパス社製内視鏡処置具の洗浄・消毒・滅菌に関する同社社内規定）より引用, 改変.

シース外径 2.6 mm
シース外径 2 mm
処置具
鉗子口
先端部

対応不可
対応可能

鉗子口
GIF-Q260
2.8 mm チャネル

鉗子口
GIF-N260
2.2 mm チャネル

適応チャネルの確認（＝シース外径）
スコープの有効長（＝鉗子口～先端部）の確認が必要である.

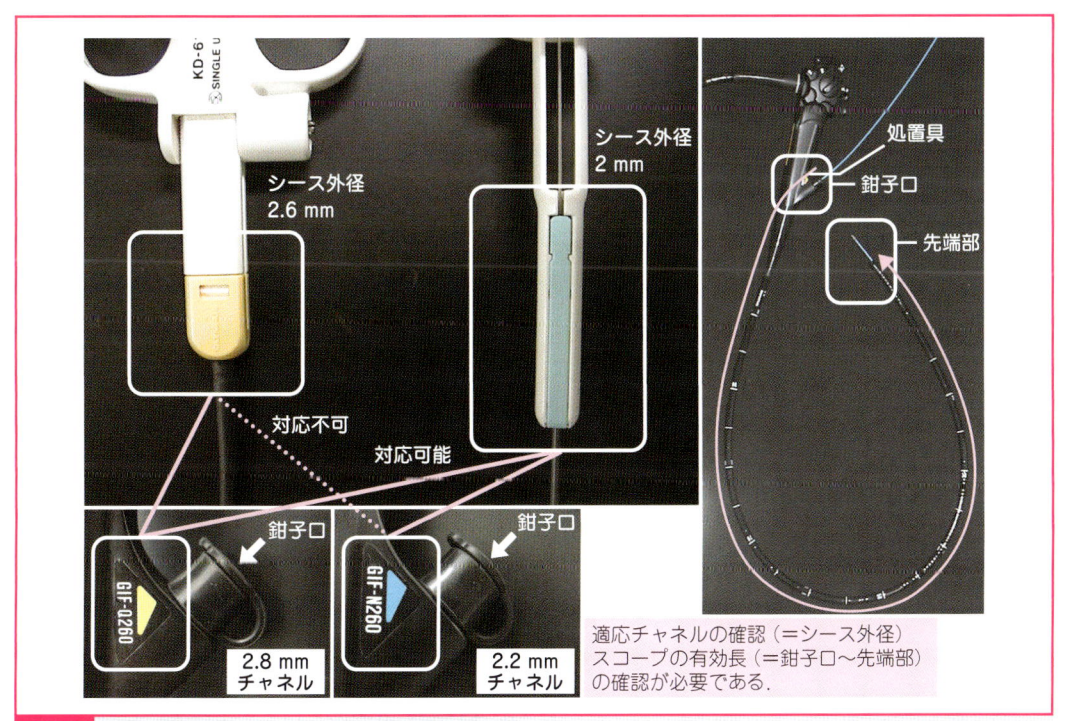

図2 シース型処置具：シース外径と適応チャネル

> **ポイント④ 処置具の選択**
>
> 肝・胆・膵の内視鏡検査や治療で使用される処置具の一部では，ガイドワイヤーの長さ（4500 mmなど）と外径（0.025または0.035 mmなど）との組み合わせにも考慮が必要である．

③種類（型名，先端形状）

同じ型名であってもタイプの異なる処置具が多数存在するため，目的達成のために最適な先端形状などの選択が必要である．

④操作ハンドル

操作ハンドル一体型と操作ハンドル脱着型があり，脱着型の場合はシース部分に適応する専用ハンドルが存在するため，確認が必要である（図3）．

(2) スコープ外装装着型処置具

スコープ挿入部（先端部または軟性部など）の外装に装着して使用する．処置具を選択するときの注意を記す．

①適応スコープ

ビデオスコープでは挿入部の先端部と軟性部では外径が異なる（汎用スコープでは軟性部の方が若干細い）ため，スコープと処置具の仕様を確認しておく．

②種類（型名，形状，先端突出長）

同じ型名であってもタイプの異なる処置具が多数存在するため，目的達成のために最適な先端形状を選択する．

オリンパス社の内視鏡処置具では機能や構造を表す英数字がモデル名となっている．シース型処置具のモデル名を参考までに 表1 ～ 表3 で説明する．

b 処置具の構造と操作タイプ

プラスチックシース処置具（ポイント⑤）は，スコープの鉗子口から挿入し，吸引チャネルと一部共通である鉗子チャネルを経由してスコー

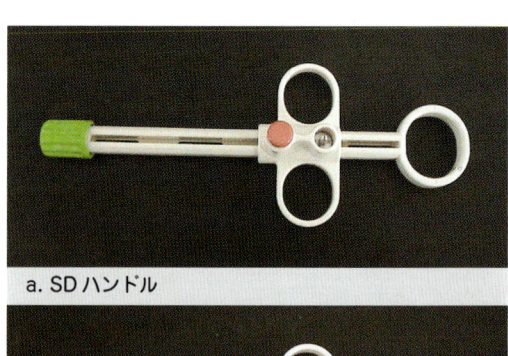

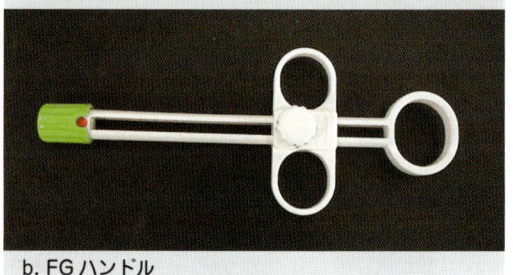

a. SDハンドル

b. FGハンドル

図3 専用ハンドル

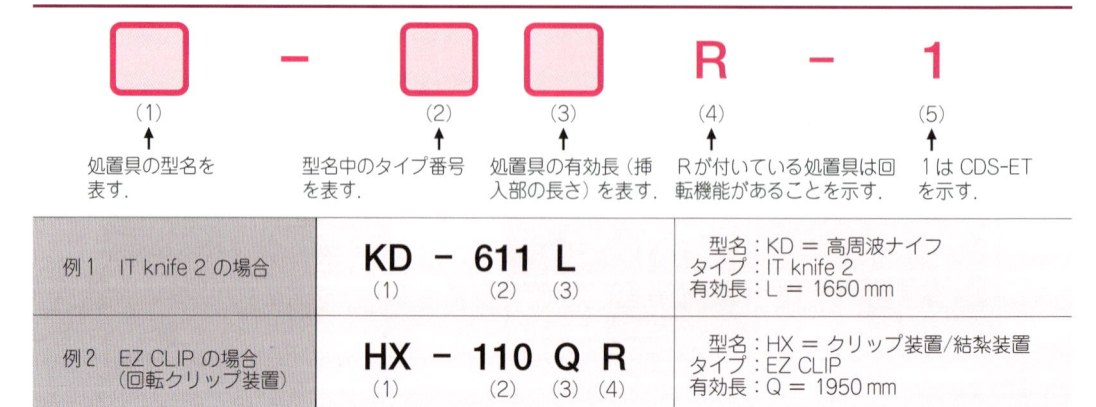

表1 処置具モデル名：オリンパス社製の場合

```
□ - □□ R - 1
(1)   (2) (3) (4) (5)
```

(1) 処置具の型名を表す．
(2) 型名中のタイプ番号を表す．
(3) 処置具の有効長（挿入部の長さ）を表す．
(4) Rが付いている処置具は回転機能があることを示す．
(5) 1はCDS-ETを示す．

例1 IT knife 2 の場合	KD - 611 L (1) (2) (3)	型名：KD = 高周波ナイフ タイプ：IT knife 2 有効長：L = 1650 mm
例2 EZ CLIP の場合（回転クリップ装置）	HX - 110 Q R (1) (2) (3)(4)	型名：HX = クリップ装置/結紮装置 タイプ：EZ CLIP 有効長：Q = 1950 mm

表2 処置具の型名一覧：オリンパス社製の場合

型名 – タイプ 有効長 回転 CDS-ET
(1)   (2) (3) R – 1
              (4) (5)

型名	名称	型名	名称
FB	生検鉗子	FG	把持鉗子
PW	洗浄チューブ	PR	造影チューブ
NM	注射針	PBD	ドレナージチューブセット
SD	高周波スネア	BML	砕石具
FD	ホットバイオプシー鉗子	BC	細胞診ブラシ
KD	高周波ナイフ	FS	鋏鉗子（＝ループカッター）
CD	高周波凝固子	B	バルーンカテーテル
HX	クリップ装置/結紮装置	M	メジャー
		CC	鋭匙（＝キュレット）
		BW	チャネル掃除用ブラシ

表3 処置具の有効長一覧：オリンパス社製の場合

型名 – タイプ 有効長 回転 CDS-ET
(1)   (2) (3) R – 1
              (4) (5)

消化管領域で使用される内視鏡処置具の有効長は ―― が多い

型名	有効長	型名	有効長	型名	有効長
				T	2200 mm
B	950 mm	K	1550 mm	U	2300 mm
C	1050 mm	L	1650 mm	V	2400 mm
D	1150 mm	M	1700 mm	W	2500 mm
E	1200 mm	N	1800 mm	Z	3000 mm
F	1250 mm	P	1900 mm	SW	650 mm
G	1300 mm	Q	1950 mm	SX	700 mm
H	1400 mm	R	2050 mm	LB	4000 mm
J	1450 mm	S	2150 mm	LD	5000 mm

プ挿入部先端の吸引口まで処置具シース先端が到達したことを画面で確認してからの操作となる．処置具の多くは，非常にシンプルな操作のものであるが，繊細な操作や，操作手順が多いものも一部存在する．

《1》タイプ1：スライダーハンドル

図4 参照．操作部のスライダーを挿入部先端側または手元側に動かすことによって先端部の開閉または突出と収納を行う．生検鉗子や把

ポイント⑤ シース型処置具

プラスチックシースの材質にはテフロン（PTFE）が使用される．コイルシースの材質にはステンレスが使用されている．どちらも超音波洗浄と高圧蒸気滅菌に耐える，耐久性と耐熱性にすぐれた材質である．

持鉗子，高周波スネア，高周波デバイス（ナイフ，止血鉗子）など最も取り扱い頻度の高い操

第Ⅰ章 総論

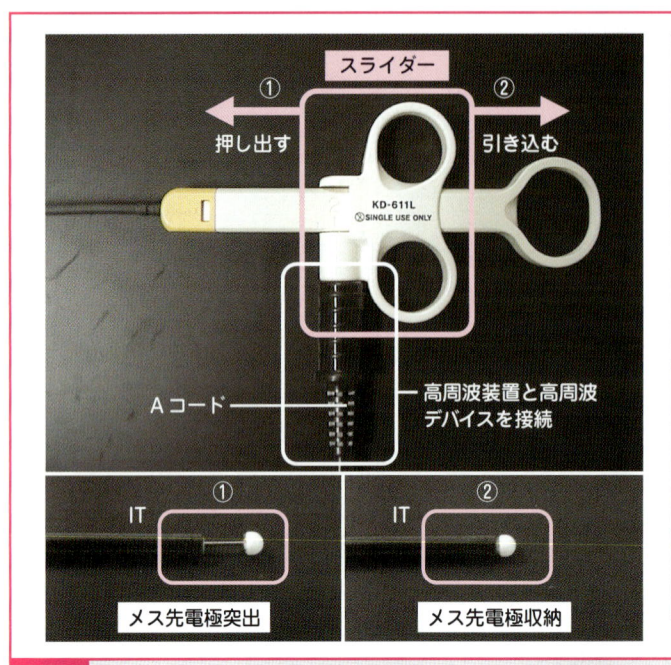

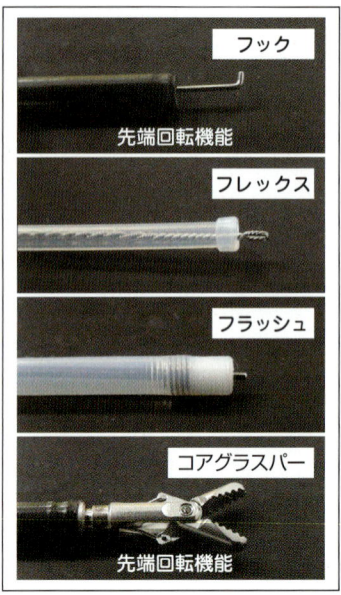

図4 スライダーハンドルの操作と高周波デバイスの先端形状

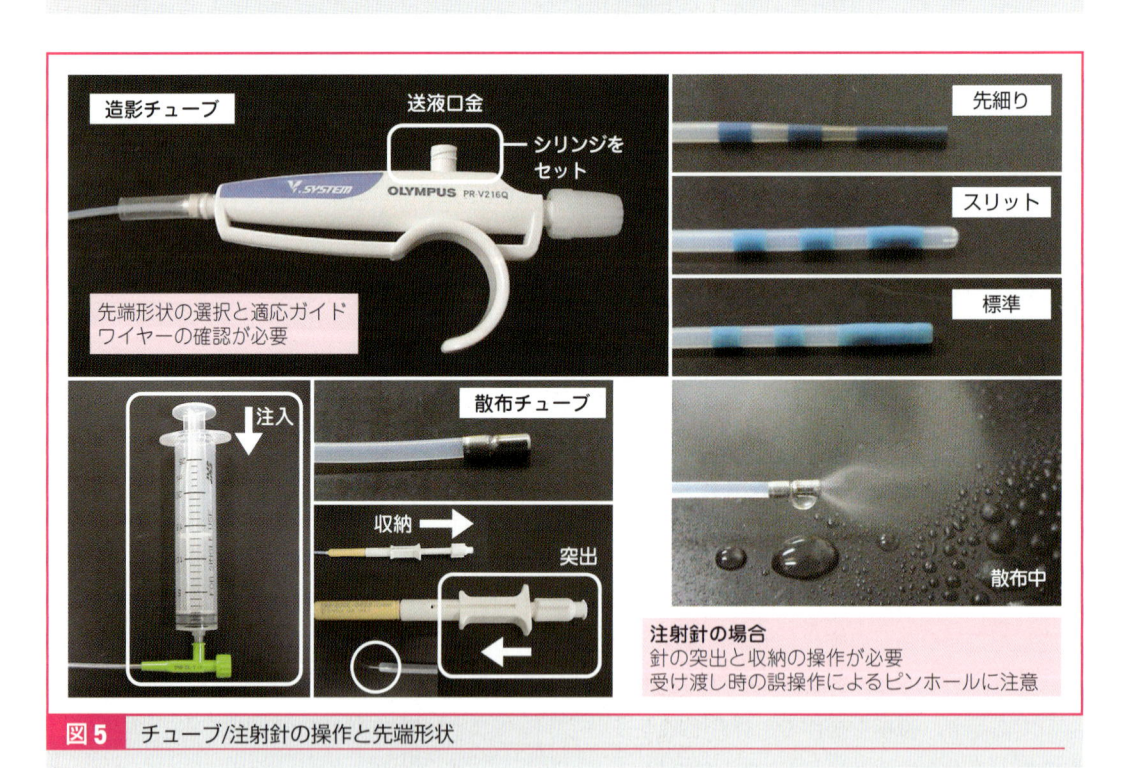

図5 チューブ/注射針の操作と先端形状

作部であり，回転機能をもっている処置具もある．

(2) タイプ2：チューブ/注射針

図5 参照．洗浄チューブや造影チューブにはスライダーはなく，注射針の場合にはスライ

図6 回転クリップ装置の操作

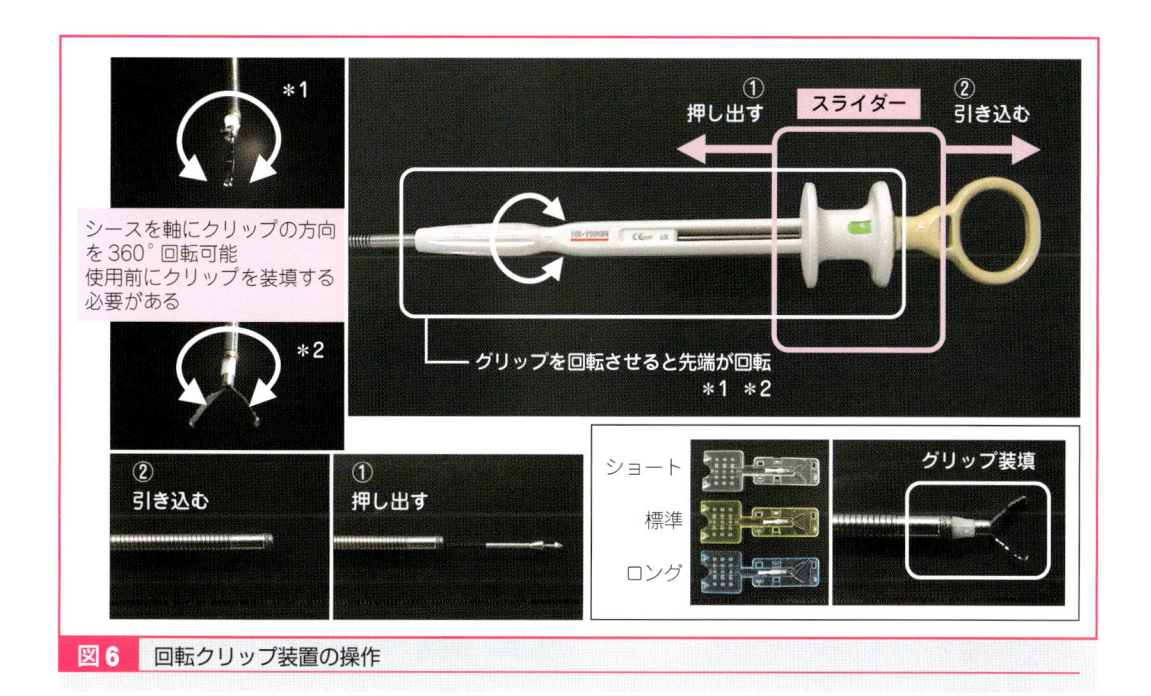

ダーの操作によって針の突出と収納を行う．いずれも，グリップの送液口金からシリンジで薬液などの注入を行える．注射針操作時が最もスコープ鉗子チャネルの損傷（ピンホール）を起こしやすいため，先端針部の突出と収納には注意が必要である．

(3) タイプ3：回転クリップ装置/結紮装置

図6 参照．操作部の操作はスライダーハンドルと大差はないが，鉗子口から挿入する前に，クリップまたは結紮ループの仕込みが必要であり，操作手順を誤ると場合によっては仕込みからのやり直しとなる．特に結紮装置ではシース部分がコイル（内筒）とチューブ（外筒）の2層構造になっており，ハンドル操作にシース部分の操作も加わるため，確実な操作が要求される．回転クリップ装置は操作部を回転させることによって装填されたクリップが360°回転し，任意の角度で保持することが可能である．

(4) タイプ4：加圧

バルーンカテーテルのバルーンの拡張操作であり，圧ゲージ付きシリンジと専用ハンドル（バルーンインフレーター）での操作やプリメジャードシリンジを使用して送気口金から送気または適度に希釈した造影剤を注入する．圧によってバルーンの拡張サイズが異なるため，確認すると同時に加圧し過ぎによるバルーンの破損は絶対に避けなければならない．

(5) タイプ5：挿入/留置

主としてステント（チューブ/金属）の留置の操作である．ステントが処置具に最初から装填されたプレロードタイプと，使用前にステントを装填するタイプがあり，操作が若干異なるため確認が必要である．

(6) タイプ6：高周波用デバイス

高周波装置本体とデバイスをコードで接続し，通電に伴ってデバイス先端に発生するジュール熱を利用して切開（水蒸気爆発）または凝固（乾燥・収縮）を行うためのデバイスである．通電方式にはモノポーラとバイポーラがあり，内視鏡処置具としては圧倒的にモノポーラ方式が多く，通電時には対極板を必要とする．スライダーハンドルによるシンプルな操作がほとんどであり，製品の一部には回転機能を有するものもある．

B 主要処置具一覧

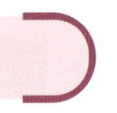

オリンパス社製処置具を中心に，上部/下部，胆・膵領域の内視鏡検査・治療で使用する代表的な処置具を一部紹介する．

1. 上部/下部領域で使用される処置具

(1) 生検鉗子

病変の確定診断のための組織採取のために使用する．

ディスポーザブルまたはリユース，カップの形状，針・孔の有無，有効長（上部用または下部用など），シース外径の違いなど，仕様の異なる生検鉗子が各メーカーから販売されている．例として，オリンパス社製，型名FBを 図7 に示す．

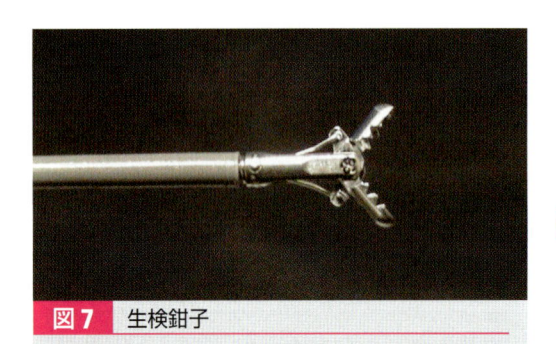

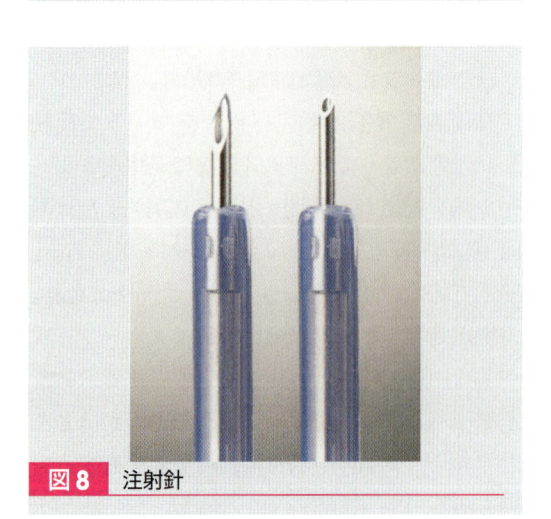

(2) 洗浄チューブ

標準型と散布型があり，クリスタルバイオレットによる染色には標準型，インジゴカルミンやルゴール液，薬剤散布には散布型が使用される（ポイント⑥）．例として，オリンパス社製，型名PWがある．

(3) 注射針

止血処置，食道静脈瘤に対する硬化療法（EIS），切除（または剥離）前の局注など，消化管壁内へ薬液を注入するために使用する．針のゲージ，鋭針や鈍針，針の突出長など仕様が異なる製品が多数存在する．例として，オリンパス社製，型名NMを 図8 に示す．

(4) スネア

高周波装置と接続し，通電することによって病変を切除する．ポリペクトミーやEMR，

図7 生検鉗子

図8 注射針

ポイント⑥

インジゴカルミン

コントラスト法として，使用される頻度が最も高く，粘膜とは対照的な青系の色素が粘膜の陥没部に溜まり，凹凸を強調する．

ルゴール液

正常な食道上皮（扁平上皮）に含まれるグリコーゲンに対し，ヨード・グリコーゲン反応によって正常部分が黒褐色に変色することを利用して異常な粘膜範囲（変色されない＝不染帯）の検索を行う．

クリスタルバイオレット

細胞の核を染色する．主に大腸の拡大観察に用いられる．

図9　高周波スネア

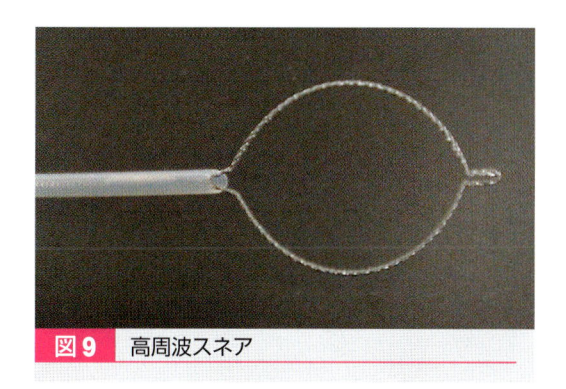

ESDで使用される．

　ディスポーザブルまたはリユース，スネアの形状，ループ径，有効長（上部用または下部用など），シース外径の違いなど，仕様の異なるスネアが各メーカーから販売されている．例として，オリンパス社製，型名SDを図9に示す．

《5》**把持鉗子**

　切除した病変回収，異物除去などに使用する．三脚，五脚，把持（W字，V字，鰐口，ゴム付など），バスケット（採石用も含む），回収ネットなど多数のタイプが存在する．例として，オリンパス社製，型名FGを図10に示す．

《6》**ホットバイオプシー鉗子**

　ホットバイオプシー目的以外に高周波装置の接触凝固モードでの止血にも使用される．同じ部類として，高周波止血鉗子，高周波切開鉗子も含まれる．例として，オリンパス社製，型名FDがある．

《7》**高周波ナイフ**

　高周波装置に接続し，ESDでの全周切開や剥離で使用する高周波ナイフには，先端形状の異なる製品が多数存在する．先端形状により先端系とITナイフに大別される．例としてオリンパス社製，型名KDがある．

《8》**回転クリップ**

　止血処置，病変切除後の粘膜縫縮，病変のマーキングで使用される．HXの部類には有茎性ポリープ切除時に使用する結紮装置（エンドルー

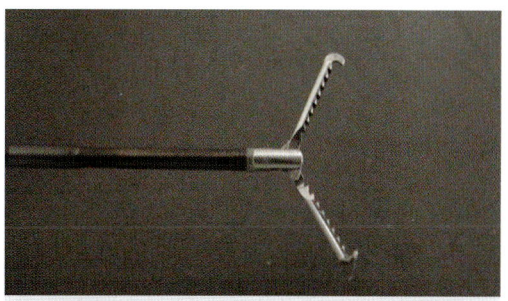

a. 鰐口型

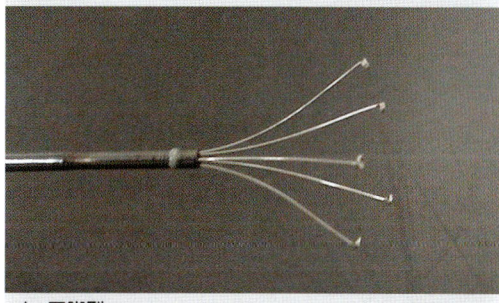

b. 五脚型

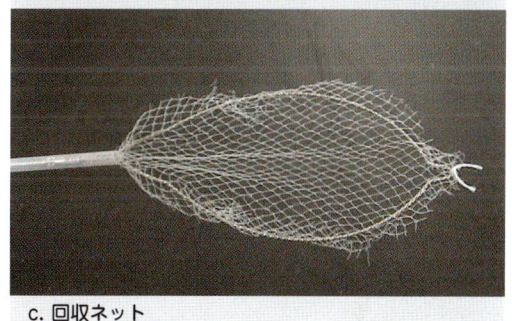

c. 回収ネット

図10　把持鉗子

プ，留置スネア）も含まれる．例としてオリンパス社製，型名HXがある．

《9》**先端アタッチメント/透明キャップ**

　スコープ先端に装着し，粘膜とスコープの距離を一定に保つ場合や観察補助目的（接線方向の観察，大腸でひだの裏側を観察する場合など）に，処置ではEMRC時の病変吸引とスネア結紮に用いられる．仕様（形状，突出長など）確認の上，スコープ先端部外径に適応するものを選択し，装着する．例としてオリンパス社製，型名D，MH，MAJを図11に示す．

　表4は，上部/下部領域での内視鏡治療と使用される主な処置具を示す．

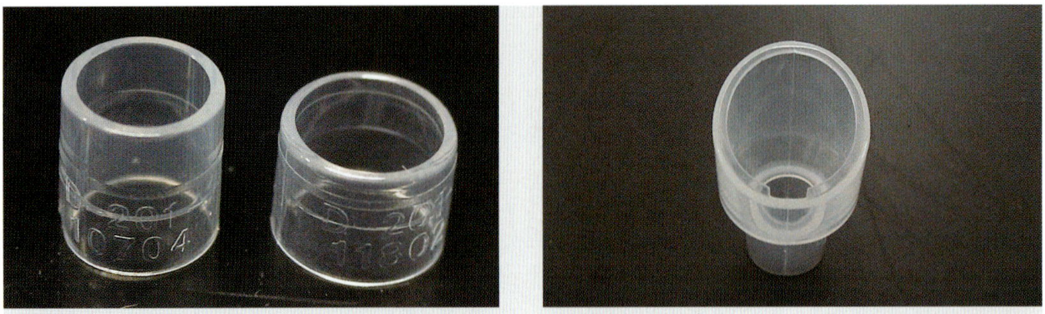

a. 先端アタッチメント

b. 透明キャップ

図11 先端アタッチメントと透明キャップ

表4 上部/下部領域の内視鏡治療に必要な処置具一覧

領域	処置	必要物品
上部/下部	通常観察	生検鉗子，洗浄チューブ（色素散布）
上部	EVL	オーバーチューブ，EVLデバイス
	EIS	注射針，EVバルーン（内視鏡装着バルーン），EVLデバイス（EISL時）
	異物除去	先端アタッチメント，把持鉗子（鰐口，バスケット，回収ネット）
	PEG	胃瘻造設キット，胃瘻交換キット，固定具
上部/下部	ポリペクトミー	スネア，把持鉗子
	EMR	スネア，注射針，把持鉗子，先端アタッチメント（観察補助 or EMRC）
	ESD	高周波ナイフ：針状メス，ITナイフ2，フックナイフ，フレックスナイフ，注射針，高周波止血鉗子，回転クリップ装置，把持鉗子，APCプローブ
	止血術	注射針，回転クリップ装置，高周波止血鉗子，APCプローブ，洗浄チューブ（薬液散布）
	拡張術	消化管拡張用バルーン，バルーンインフレーター，ステント
	EUS	超音波細径プローブ，EVバルーン
下部	EHL	EHLデバイス
	減圧	経肛門的減圧チューブ，ガイドワイヤー

EVL：内視鏡的静脈瘤結紮術，endoscopic variceal ligation．EIS：内視鏡的静脈瘤硬化療法，endoscopic injection sclerotherapy．PEG：経皮内視鏡的胃瘻造設術，percutaneous endoscopic gastrostomy．EMR：内視鏡的粘膜切除術，endoscopic mucosal resection．ESD：内視鏡的粘膜下層剝離術，endoscopic submucosal dissection．EUS：超音波内視鏡，endoscopic ultrasonography．EHL：内視鏡的内痔核結紮術，endoscopic hemorrhoidal ligation．

2 胆・膵領域で使用される処置具

十二指腸乳頭を正面視するために，側視型ビデオスコープを使用して造影や処置を行う際に使用する処置具である．造影後，処置に移行した場合には，ガイドワイヤーを留置し，ガイドワイヤーに沿わせて様々な処置具を挿入して処置を行う．そのため，処置具選択時にはガイドワイヤーの外径（太さ）との適応を確認することが基本となる．

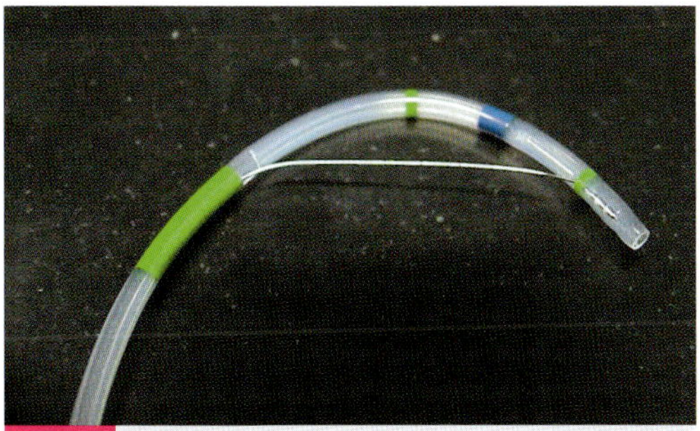

A. 安全な内視鏡診療のために／4. 内視鏡処置具

《1》造影チューブ

主として胆管あるいは膵管を造影するために使用するが，狭窄した消化管の造影にも使用される．チューブ先端の形状には，先細りから丸みのある鈍なもの，X線不透過チップ付きなど仕様の異なる造影チューブが販売されている．適応するガイドワイヤーの外径に注意が必要．例として，オリンパス社製，型名PRがある．

《2》パピロトミーナイフ

十二指腸乳頭の括約筋切開（EST）を目的に使用される．ワイヤーがチューブ先端（プレカット型）または途中（標準型）に付いており，高周波装置からワイヤー部分に通電されることによって乳頭の切開が可能である．例として，オリンパス社製，型名KDを図12に示す．

《3》ドレナージチューブセット

経鼻胆管ドレナージチューブ（ENBD），胆管ドレナージチューブステント（ERBD）がある．形状や長さの異なる仕様で各メーカーから多数販売されている．例としてオリンパス社製，型名PBDを図13に示す．

《4》砕石具

結石が大きくて摘出が困難な場合に機械的に砕石を行うための処置具で，専用の砕石ハンドルが必要である．例として，オリンパス社製，型名BMLを図14に示す．

《5》バルーンカテーテル

胆管内でバルーンを膨らませて，胆管を密閉

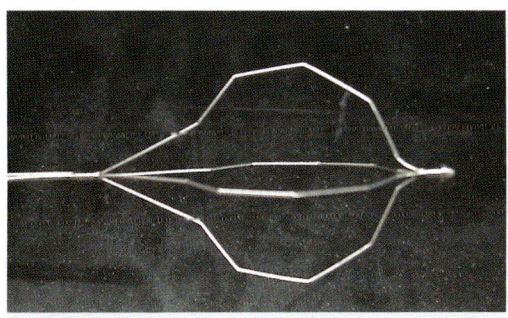

図12 パピロトミーナイフ

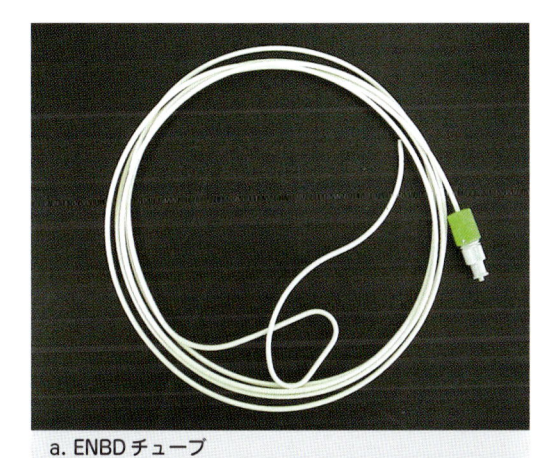

a. ENBDチューブ

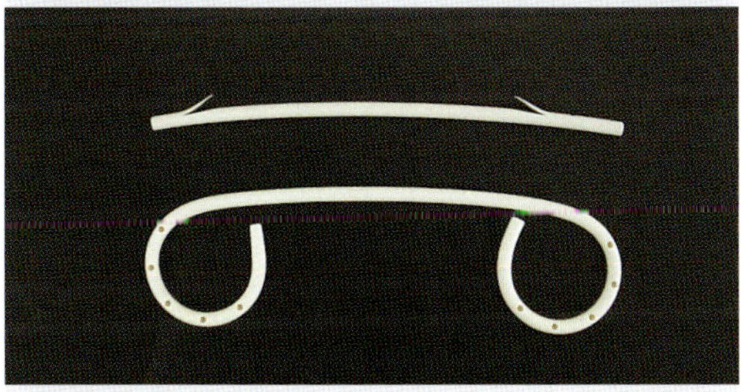

b. ERBDチューブステント

図13 ドレナージチューブセット

a. 砕石バスケット

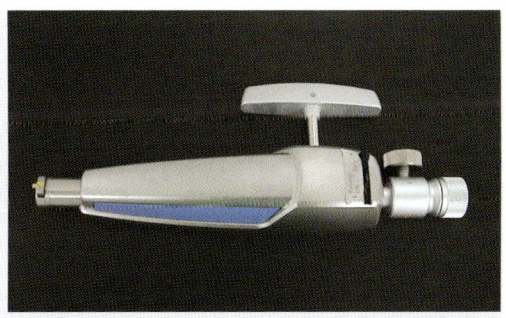

b. 砕石ハンドル

図14 砕石具

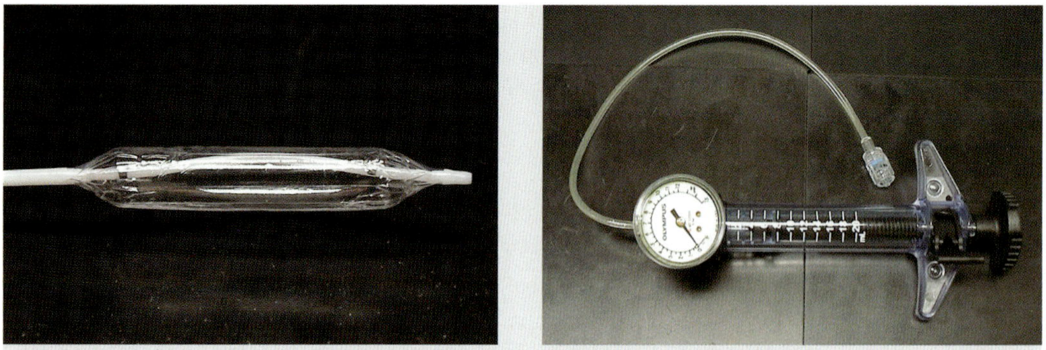

第Ⅰ章 総論

a. バルーン
b. バルーンインフレーター

図15 バルーンカテーテル

表5 胆・膵領域の内視鏡治療に必要な処置具一覧

領域	処置	必要物品
胆・膵	造影	造影チューブ
	ガイドワイヤー留置	ガイドワイヤー
	ガイドワイヤーに適合する各種処置具が必要	
乳頭	EST	パピロトミーナイフ
	EPBD	バルーンカテーテル（乳頭拡張用）
胆管	結石除去	バルーンカテーテル（結石除去用），砕石バスケット，砕石具，緊急砕石ハンドル
	ENBD	ENBDキット
	ERBD	胆管チューブステント，金属ステント
膵管	ERPD	膵管チューブステント
	ENPD	ENBDキット，バルーンカテーテル

EST：内視鏡的乳頭括約筋切開術, endoscopic sphincteropapillotomy.
EPBD：内視鏡的乳頭バルーン拡張術, endoscopic papillary balloon dilation.
ENBD：内視鏡的経鼻胆管ドレナージ, endoscopic nasobiliary drainage.
ERBD：内視鏡的逆行性胆道ドレナージ, endoscopic retrograde biliary drainage. ERPD：内視鏡的逆行性膵管ドレナージ, endoscopic retrograde pancreatic drainage. ENPD：内視鏡的経鼻膵管ドレナージ, endoscopic nasopancreatic drainage.

した状態での造影や，バルーンカテーテルによる結石除去，乳頭拡張術（EPBD）など目的別で仕様の異なるものが各メーカーから販売されている．例として，オリンパス社製，型名Bを図15に示す．

表5は，胆・膵領域での内視鏡治療と使用される主な処置具を示す．

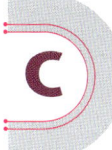

c 内視鏡検査・治療における介助の心得と注意点

a 処置具の清潔操作のために

内視鏡治療では複数の処置具を併用して使用することが多い．そのため，処置具の扱いが煩雑，不潔にならないための工夫が必要である．市販されているETスタンド（図16）を使用してみるのも有効である．

b 処置具の動作確認

開封後は必ず動作確認が必要である．特にリユース製品の洗浄不備や潤滑剤に浸漬せずに滅菌処理された場合，操作時の違和感や動作不良が起こりうるため，使用直前の動作確認は必ず実施しなければならない．

c 冷静沈着な立ち居ふるまいを

内視鏡治療では，手技の手順と進行状況を理解し，治療の流れを妨げることのない冷静な立ち居ふるまいが介助者として最も大切である．

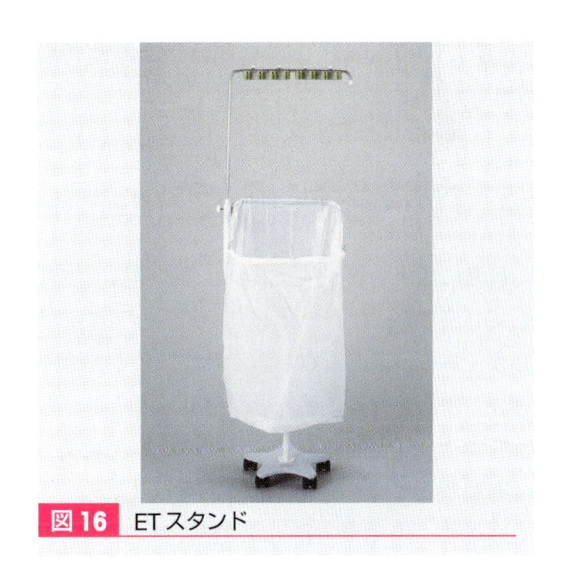

図16 ETスタンド

A. 安全な内視鏡診療のために

5 内視鏡診療で用いる薬剤の基礎知識

1. 内視鏡診断に用いられる薬剤

日常に頻用する薬剤は，ついつい安易に使用してしまうが，思わぬ落し穴があるので注意が必要である．不明な点がある場合は必ず医師に相談し確認をとること，また使用した時間と施行者のサインを記載するのが原則である．

薬剤としては，消泡剤，粘液溶解除去薬，局所麻酔薬，鎮痙薬（表1），経鼻内視鏡用血管収縮薬（表2），下剤，浣腸剤（表3），鎮静薬（表4）などが用いられる．色素，点墨についてはp.220を参照されたい．

a 局所麻酔薬

キシロカイン（リドカイン）が主に用いられている．キシロカインショックはまれで，多くはキシロカイン過剰投与による急性中毒であるので，過剰投与を避ける．総投与量を200 mg以内にする（ポイント①）．

b 鎮痙薬

抗コリン薬は，口渇や眼圧上昇，頻脈，排尿障害をきたすため，緑内障や前立腺肥大，心臓疾患では禁忌となる．また，まれにショックをきたす．高齢者では上記疾患について必ず問診をしておくこと．グルカゴンは消化管運動を抑制するが，作用時間は抗コリン薬より短い．また薬価が高いので，注意が必要である（ポイント②，③を参照）．

c 腸管洗浄剤

下部消化管内視鏡の前処置として使用する（表3）．粉末を一定の割合の水で溶いて内服するタイプと，錠剤を一定量の水分とともに内服するタイプがある．体液と同じ浸透圧にするため水は指示された量で使用しなくてはならな

ポイント① キシロカイン 【重要】

キシロカインは，製剤として，2％キシロカインビスカス，2％キシロカインゼリー，4％キシロカイン液，8％キシロカインスプレーがある．2％という表示は1 mLで20 mgのリドカインが含まれていることを意味する．ビスカスは100〜300 mg，スプレーなら8〜40 mgを使用限度とする．スコープにキシロカインゼリーを塗布して挿入する例を見受けるが，キシロカインの含まれていない潤滑剤を使用する方が望ましい．

ポイント② 鎮痙薬 【試験によく出る】

鎮痙薬に関する注意事項は内視鏡技師試験に毎回出題される．日常業務に重要であり必ず暗記しておく．グルカゴンは血糖を上昇させる作用があるため，糖尿病患者で血糖コントロールに影響を与えるが，使用を控えなければならないほどの影響はない．

ポイント③ ペパーミントオイル

ペパーミントオイルに腸粘膜麻酔作用があることを利用して腸蠕動の抑制に使用されることがある．現在，胃内視鏡用としてメントール製剤「ミンクリア」が発売されているが，市販のアロマ用精油を用いる場合，医療用での使用は認められていないことに注意する．

表1 内視鏡診断に用いられる薬剤：上部消化管内視鏡

	薬剤名	用法	禁忌	注意・副作用
粘液溶解除去薬 消泡剤	ジメチコン ・ガスコンドロップ	検査15～40分前にジメチルポリシロキサンとして，通常成人40～80 mgを約10 mLの水とともに経口投与する．		
	プロナーゼ ・プロナーゼMS ・ガスチーム	0.5 g 2万単位を重曹（炭酸水素ナトリウム）とともに50～80 mLにして投与．		［注意］胃内出血のある患者，本剤で過敏症の既往のある患者．
局所麻酔薬	リドカイン ・キシロカイン	内視鏡を挿入する際の咽頭麻酔，鼻腔麻酔に必要な薬剤で現在リドカイン（キシロカイン）が使用されている．	キシロカインによるショックや中毒の既往歴のある場合．	［注意］キシロカインアレルギーが報告されているが，きわめてまれで頻度は不明．多くは使用量が多すぎるためのキシロカイン中毒症状で，不穏，めまい，けいれん，徐脈，低血圧をきたす．本剤の投与に際しては，局所麻酔薬のアレルギーの有無を確認する．できるだけ必要最少量とすること．特に他のリドカイン製剤と併用する場合には，総リドカイン量が過量投与とならないよう注意すること． ［使用量］中毒を防ぐため使用量は200 mg以内とされる．2％キシロカインビスカスであればスプーン1杯5 mLで100 mgとなる．8％スプレーでは5回の散布で1回0.1 mL，8 mg×5で40 mgとなる（25回散布で200 mg）．
鎮痙薬	抗コリン薬 ・ブスコパン ・バドリン	筋肉内注射または静脈内投与	1）腸管出血性大腸菌（O157など）や赤痢菌などの重篤な細菌性下痢患者，2）緑内障の患者，3）前立腺肥大による排尿障害のある患者，4）重篤な心疾患のある患者，5）麻痺性イレウスの患者	眼の調節障害，眠気，めまいなどを起こすことがあるので，本剤投与中の患者には自動車の運転など危険を伴う機械の操作に従事させないように注意すること．
消化管運動抑制薬	グルカゴン ・グルカゴンG・ノボ	筋肉内注射または静脈内投与	褐色細胞腫およびその疑いのある患者では急激な昇圧発作を起こす．	［慎重投与］インスリノーマが疑われる患者，肝硬変など肝疾患では低血糖をきたすことがある．糖尿病患者においては，本剤の血糖上昇作用により，血糖コントロールに影響を及ぼすおそれがある． ［基本的注意］本剤投与により二次的な低血糖が起こることがあり，高所作業，自動車の運転など危険を伴う機械を操作する際には注意させること．

表2 経鼻内視鏡で使用される薬剤

	薬剤名	用法	注意
血管収縮薬	塩酸ナファゾリン ・プリビナ 塩酸トラマゾリン ・トーク	通常，成人鼻腔内には，1回2～4滴を1日数回，咽頭・喉頭には1回1～2 mLを1日数回塗布または噴霧する．なお，年齢や症状により適宜増減する．	［慎重投与］冠動脈疾患のある患者，高血圧症の患者，甲状腺機能亢進症の患者，糖尿病の患者 ［基本的注意］連用または頻回使用により反応性の低下や局所粘膜の二次充血を起こすことがある．

表3 腸管洗浄剤，下剤，大腸刺激性下剤，浣腸剤

	薬剤名	用法	禁忌	注意・副作用
腸管洗浄剤・下剤	電解質配合ポリエチレングリコール ●ニフレック	1袋を水に溶解して約2000 mLとし，1時間あたり1000 mLの速度で経口投与する．4000 mLを超えないこと．	胃腸管閉塞症および腸閉塞の疑いのある患者，腸管穿孔，中毒性巨大結腸症．	[**慎重投与**] 腸管狭窄，高度な便秘の患者．腸管憩室のある患者．[**基本的注意**] まれに腸管穿孔，腸閉塞，虚血性大腸炎およびマロリー・ワイス症候群を起こすことがある．本剤の投与により排便があった後も腹痛や嘔吐が継続する場合には，腹部の診察や画像検査（単純X線，超音波，CTなど）を行い，腸管穿孔などがないか確認すること．
	クエン酸マグネシウム ●マグコロールP	1袋を水に溶解して約1800 mLとし，検査予定の4時間前より投与．2400 mLを超えないこと．	消化管に閉塞のある患者またはその疑いのある患者，および重症の硬結便のある患者，急性腹症が疑われる患者，腎障害のある患者，中毒性巨大結腸症の患者．	[**慎重投与**] 心機能障害のある患者，高マグネシウム血症の患者，胃切除の既往歴のある患者，腸管狭窄および高度な便秘の患者，腸管憩室のある患者，高齢者．[**基本的注意**] まれに腸管穿孔，腸閉塞，虚血性大腸炎および高マグネシウム血症を起こすことがある．等張液を投与する場合は，ニフレックと同じ注意である．
	リン酸ナトリウム塩 ●ビジクリア	検査予定の4～6時間前より1回5錠ずつ約200 mLの水とともに15分ごとに10回（計50錠）投与する．	うっ血性心不全，不安定狭心症，QT延長症候群，重篤な心室性不整脈，腹水疾患合併，胃腸管閉塞症，腸管穿孔，中毒性巨大結腸症，急性リン酸腎症．	[**基本的注意**] 重篤な不整脈，けいれんなど有害事象発生のおそれ．排便や腹痛などの状況を確認し慎重投与する．高齢者には1回あたりの5錠を小分けにし，15分間をかけて約200 mLの水で投与する．投与中は十分に観察し，異常が認められた場合は投与を中止すること．
大腸刺激性下剤	ピコスルファートナトリウム水和物 ●ラキソベロン		急性腹症が疑われる患者，腸管に閉塞のある患者またはその疑いのある患者．	[**慎重投与**] 腸管狭窄および重度な便秘の患者，腸管憩室のある患者．
浣腸剤	●グリセリン浣腸液		腸管内出血，腹腔内炎症のある患者，腸管に穿孔またはそのおそれのある患者，全身衰弱の強い患者，悪心，嘔吐または激しい腹痛など，急性腹症が疑われる患者．	

ポイント④　腸管洗浄液　試験によく出る

　腸管洗浄液によるイレウス，穿孔の報告があり，使用上の注意が細かく記載されている．排便がない場合，安易に下剤の追加をしてはならない．必ず医師に相談し，イレウスの疑いがあれば腹部単純X線写真などを撮影する．また嘔吐頻回による出血や食道裂傷などの報告もあるので，常に患者の状態を観察する．
　リン酸ナトリウム塩（ビジクリア）は，ニフレックなどの腸管洗浄剤を飲用できない患者に受けいれられやすくお茶でも飲める点が利点であるが，投与方法が煩雑で，高齢者では工夫を要する．

ポイント⑤　腸管洗浄効果

　腸管洗浄液の使用時は腸管洗浄効果を必ず確認する．薬品付属のパンフレットを患者に渡し便の性状を確認させるのがよい．水様便で透明になれば投与を中止する．

い．大量の液体が腸管に作用するため，悪心，嘔吐，腹痛などを起こすことが多く，まれに死亡にいたる偶発症が起こることもあり，使用上の注意が喚起されている（**ポイント④，⑤**）．

表4 内視鏡時のセデーションに用いられる主な薬剤とその副作用

	薬剤名	通常使用量	特徴	副作用	拮抗薬	半減期
ベンゾジアゼピン系	生理学的pHでは脂溶性，中枢神経作用はすみやか．催眠作用，鎮静作用，抗不安作用，健忘作用，抗けいれん作用，筋弛緩作用．呼吸抑制：中枢性呼吸抑制が容量依存性にみられる．二酸化炭素応答曲線の傾きを低下させる．循環器系への影響は非常に少ない．軽い末梢血管抵抗の低下で軽度の血圧低下が起こる．					
	ジアゼパム ● セルシン ● ホリゾン	5〜10 mg	正常な意識・行動に影響せず鎮静作用．	呼吸抑制・錯乱 血圧低下・徐脈	フルマゼニル （作用時間 30〜60分） ● アネキセート	35時間
	フルニトラゼパム ● ロヒプノール ● サイレース	0.02〜0.03 mg/kg 0.0004〜0.006 mg/kg	作用発現が早い．持続時間が比較的短い．	無呼吸・呼吸抑制 舌根沈下 血圧低下，徐脈，錯乱	フルマゼニル （作用時間 30〜60分） ● アネキセート	7時間
	ミダゾラム ● ドルミカム	0.035〜0.07 mg/kg	作用発現が早い．持続時間が短い．	無呼吸・呼吸抑制 舌根沈下 血圧低下，不整脈，せん妄	フルマゼニル （作用時間 30〜60分） ● アネキセート	1.8時間
抗不安薬	向精神薬の一種である．弱い中枢神経抑制作用．脳神経に作用し，不安・緊張を緩和させる．					
	ヒドロキシジン塩酸塩 ● アタラックスP	25〜50 mg	中枢神経抑制作用．	血圧降下，頻脈，静脈炎	なし	
麻薬拮抗性鎮痛薬	オピオイド受容体に結合したとき，鎮痛効果を示すのが麻薬と拮抗性鎮痛薬，効果を発現しないのが麻薬拮抗薬である．麻薬と拮抗性鎮痛薬の違いは，（受容体結合率のわりに）作用が大きいのが麻薬，それよりは弱いのが拮抗性鎮痛薬である．鎮痛，鎮静，呼吸抑制を含めモルヒネ様オピオイドに類似する．					
	ペンタゾシン ● ソセゴン ● ペンタジン	15〜30 mg	鎮痛効果が高い．	呼吸抑制，ショック 血圧上昇（心筋梗塞患者）	塩酸ナロキソン （作用時間 90〜120分）	1時間
麻薬	ペチジン塩酸塩 ● オピスタン	35〜70 mg	取扱いが煩雑．鎮痛作用とアトロピン様作用がある．	呼吸抑制，頻脈，錯乱	塩酸ナロキソン （作用時間 90〜120分）	4時間

［日本消化器内視鏡学会監：消化器内視鏡ガイドライン，第3版，医学書院，東京，2006 より引用，一部改変］

d 鎮静薬，鎮痛薬

患者の希望，施設の方針などで内視鏡検査に鎮静薬や鎮痛薬を使用する場合がある．患者の体重を考慮して使用量を増減する必要があり，必ず，医師の指示のもとに使用する．また使用前に，検査終了後は覚醒に十分な時間が必要なこと，車の運転などを禁止することを明確に伝え納得させること．使用にあたっては使用量，開始時間を必ず記載し，モニター監視のもとに使用する．拮抗薬はいつでも用意できるようにする（表4，ポイント⑥，⑦，⑧）．

> **ポイント⑥ 鎮静薬**
>
> 鎮静薬を使用するときには副作用があることを十分認識し，心電図モニター，SpO$_2$（動脈血酸素飽和度）モニターなどを使用して経時的なバイタルサインのチェックを行う．検査終了後も鎮静薬の効果が消失するまで観察するのが重要である．使用後1日程度は階段は歩かせない，車の運転はさせない，など注意を文書で残すのがよい．

e 鎮静薬・鎮痛薬の拮抗薬

麻薬使用や鎮静薬使用で覚醒が不十分な場合，拮抗薬を使用することがある．検査終了後

> **ポイント ⑦ プロポフォール（ディプリバン）**
>
> 消化器内視鏡ガイドラインには収載されていないが，一部の施設でプロポフォール（ディプリバン）を鎮静薬として使用する場合がある．麻酔医の指示のもとに使用する必要がある．高価であり，また，アンプルは使い切らないと感染のおそれがあるため，複数患者に使用できないため，一般的ではない．

> **ポイント ⑧ 逆行性健忘**
>
> 逆行性健忘は鎮静薬・鎮痛薬使用患者でしばしば起きる健忘で，内視鏡検査・治療の苦痛は忘れるが，さらに投薬前の記憶（たとえば病院に来たことや検査室に入ったこと自体）も忘れてしまうことがある．そのため，検査・治療後，特に料金を払う段になってトラブルとなることも多い．高齢者では，検査や治療直後に口頭で注意点を指示しても記憶に残らないことがしばしばであるため，必ず，文書として記録したものを手渡す．

表5 鎮静薬・鎮痛薬の拮抗薬

	薬剤名	通常使用量	特徴	拮抗薬	半減期
鎮静薬・鎮痛薬の拮抗薬	フルマゼニル ●アネキセート	0.2 mg	ベンゾジアゼピンの拮抗薬．レセプターに結合したベンゾジアゼピン分子を追い出す．フルマゼニルは代謝が早いため時間とともに受容体占拠率が低下し，鎮静薬の作用が再び出てくる．代謝の早いミダゾラムではこの現象が起こりにくい．	投与後4分以内に覚醒がなければ0.1 mg追加し，以後必要に応じて0.1 mg投与する．	49〜52分
	ナロキソン塩酸塩 ●塩酸ナロキソン	0.2 mg	合成麻薬拮抗薬．モルヒネ，ペンタゾシンなどの拮抗性鎮痛薬による呼吸抑制に拮抗する．	90分くらいの拮抗が認められる．効果が不十分なら，2〜3分間隔で0.2 mgを1〜2回追加投与する．	64分

［日本消化器内視鏡学会監：消化器内視鏡ガイドライン，第3版，医学書院，東京，2006より引用，一部改変］

に覚醒状況を判断し，必要により拮抗薬を使用するが，鎮静薬の作用時間が拮抗薬の作用時間より長い場合があり，覚醒後に再び鎮静作用が出現することがある．外来での使用は慎重な判断を要する．EIS（食道静脈瘤硬化療法）やESD（内視鏡的粘膜下層剥離術）のような場合は鎮静薬・鎮痛薬が必須で，より長時間作用させるため，使用量も多くなるが，入院が原則なので問題は少ない．表5に一覧を示す．

② 内視鏡治療に使用する薬剤

内視鏡治療に使用される薬剤はそれぞれに特性があり，また使用量，他剤との混合などさまざまな工夫があり，通常は医師が治療直前に準備することが多い．当然のことながら，準備する薬剤をシリンジにつめた場合は，必ず薬品名をシリンジに書いておく．シリンジが小さい場合はテープに書いて貼っておくなどの工夫が必要である（表6，**ポイント⑨，⑩**）．

> **ポイント ⑨ トロンビン**
>
> トロンビンの散布は止血効果があるとされるが，エビデンスは少ない．薬価が高く，保険では査定の対象になりやすい．

> **ポイント ⑩ 高張Naエピネフリン液**
>
> 高張Naエピネフリン液のNaCl濃度については各施設でまちまちのようである．通常5％から10％が使用されている．

■ 表6 ■ 内視鏡治療に使用する薬剤

	薬剤名	目的・用法	禁忌	注意・副作用
静脈瘤硬化剤	モノエタノールアミンオレイン酸塩 ● オルダミン	食道静脈瘤に穿刺し静脈瘤を硬化させる目的で使用する.	ショックあるいは前ショック状態にある患者, 多臓器障害あるいはDIC（播種性血管内血液凝固）状態の患者, 胃潰瘍出血, 十二指腸潰瘍出血または胃びらん出血のある患者.	[基本的注意] ショックなどがあらわれることがある. 食道静脈瘤外注入となった場合, 食道穿孔, 食道内巨大血腫が発現することがある. 必要に応じて血管造影用X線造影剤を混和し, 本剤が血管内に注入されたことを確認できるように施行することが望ましい. 標的部位以外への流出により急性呼吸窮迫症候群や肺水腫があらわれることがあるので, 対処部位での血流動態を観察し, 食道静脈瘤以外への流出に注意する. 血管内に入ると溶血を生じるため, 1治療あたり注入量は20 mL以内とする.
	ポリドカノール ● エトキシスクレロール	食道静脈瘤周囲や食道静脈瘤に穿刺して静脈瘤を硬化させる目的で使用する.	ショックあるいは前ショック状態にある患者, 多臓器障害あるいはDIC（播種性血管内血液凝固）状態の患者, 胃潰瘍出血, 十二指腸潰瘍出血または胃びらん出血のある患者.	
	シアノアクリレート （ヒストアクリル）	胃静脈瘤や難治の食道静脈瘤出血に硬化剤として使用する. 欧米では認可済み. 内視鏡学会の報告では広く使用されているものの厚生労働省はピアレビューを待って評価するとしている. 効果は確実であるが, 肺塞栓などの合併症がある. また適正に使用しないと内視鏡鉗子チャネルが詰まることがある. 十分な同意を得て使用する.		
止血剤	トロンビン ● トロンビン	上部消化管出血の場合には, 適当な緩衝剤で希釈した液（トロンビンとして200〜400単位/mL）を経口または経内視鏡的に投与する. なお, 出血の部位および程度により適宜増減する.	静脈内投与 筋肉内投与 皮下注射	[基本的注意] 本剤を注射しないこと（静脈内に誤って注射すると, 血液を凝固させ致死的な結果をまねくおそれがある. また, アナフィラキシー様症状を起こすおそれがあるので, 静脈内はもちろん皮下・筋肉内にも注射しないこと).
	エタノール ● 無水エタノール	止血剤として出血血管周囲に局注して使用する. 滲出性の出血では散布することもある. 大量に注入すると組織の壊死をきたす.		
	高張Naエピネフリン（HSE）液	エピネフリンに10%NaCl液を添加して作成する 止血剤として出血血管周囲に局注して使用する 大量に使用すると組織の壊死をきたす	静脈内投与 筋肉内投与 皮下注射	
	アドレナリン （エピネフリン） ● ボスミン	血管収縮作用を利用して血管周囲に局注し止血をはかる. HSE液に使用する.		[基本的注意] 交感神経作動薬に対し過敏な反応を示す患者, 肺気腫のある患者, 甲状腺機能亢進の患者, 高血圧の患者, 心疾患のある患者, 糖尿病の患者, 動脈硬化症の患者.
EMR, ESDに使用する薬剤	濃グリセリン ● グリセオール	本来は脳浮腫の治療薬. 粘膜下層に局注して病変を挙上する目的で使用される. 吸収されにくいため, 膨張した粘膜が平坦化しにくく, 切除が行いやすい.		
	ヒアルロン酸ナトリウム ● ムコアップ	EMR, ESD時に粘膜下層に注入し病変の挙上をはかる目的で使用する. 以前は関節症に使用するヒアルロン酸（アルツ, スベニールなど）を用いていたが, 適応外かつ高価であった. ムコアップはEMR, ESDでの使用が適応である.		過敏症と肝障害に注意する. 高価である.

つづく.

表6 つづき

	薬剤名	目的・用法	禁忌	注意・副作用
その他	チオ硫酸ナトリウム水和物 ●デトキソール	食道のヨード染色をした場合に中和剤として用いる．本来はヒ素中毒などの解毒剤である．		

表7 診断・治療に際し考慮すべき，患者が服用している薬剤

生検やポリープ切除，EMR，ESDに際しては患者の使用している薬剤を必ずチェックし，あらかじめ中止または別薬剤の使用を検討しなければならない．

抗凝固薬	心臓弁置換術（金属弁）患者では安易に抗凝固薬を中止できない場合が多く，必ず主治医にコンサルトする．冠動脈や脳動脈のバイパス術後も同様である．ワルファリンはヘパリンに代えて治療にあたることができる．人工透析をしている患者では透析センターと必ず連絡をとる．抗凝固薬を中止してから凝固能が正常化するまで（内視鏡検査，治療できるまで）の日数は，薬剤により異なる．**表8**にその一覧を示す．
糖尿病薬	絶食が原則になるため，当日の服用は必ず避ける．アクトスやベイスンなどは腸管蠕動を低下させる作用があり，大腸検査の場合は前日から中止したほうがよい．
降圧薬，抗不整脈薬など	これらの循環器系薬剤は当日も服用させることが望ましい．上部消化管検査の場合は早朝に十分な水分で内服するよう指導する．

3 内視鏡診断・治療に考慮すべき患者の服用薬剤

特に高齢者では偶発症に対しさまざまな薬剤が使用されている．このなかで診断や治療の障害になる薬剤を拾い出し，対策をたてておくことは重要である．特に作用時間の長い薬剤は，検査当日に判明して検査が延期されることも少なくない．内視鏡検査時に注意が必要な薬は，抗凝固薬や抗血小板薬はもとより，抗てんかん薬，抗パーキンソン病薬，インスリン，血糖降下薬，降圧薬，抗不整脈薬など多岐にわたるため，適切な対応が必要である．検査を指示した医師が認識していない薬剤が投与されていることもしばしばあるので，検査前の問診は重要である（**表7**，**表8**）．

薬剤使用のまま検査のみ行い，病変のあった場合，重大性を考慮して，治療は別の機会に休薬した上で改めて行うという方法もある．

ポイント⑪ 頻用されている薬

バイアスピリン，バファリンなどは患者も特に意識せず使用している場合もある．そのため，検査の説明時は必ず薬剤名をあげて確認するか，薬剤手帳を参照する．

ポイント⑫ 抗凝固薬，抗血小板薬の再開

生検のみでは検査終了後翌日から抗凝固薬，抗血小板薬を開始する．ポリペクトミーやEMR，ESDについては大きさによって出血のリスクが変わるので，医師の判断を仰ぐ．

■ 表8 ■ 抗凝固薬，抗血小板薬

	薬品名	主な疾患と使用目的	中止期間のめやす	中止期間の根拠（文献，メーカー資料による）
抗凝固薬	ワルファリンカリウム ● ワーファリン （ビタミンK依存性凝固因子生成阻害）	血栓塞栓の予防・治療 血液凝固阻止薬	5日間	凝固因子の合成を抑制するため，投与中止後，凝固因子の血中濃度回復に必要な期間として（ただし，中止により血栓リスクが大きくなることも考えられるので，半減期の短いヘパリンへの切り替えを考慮する必要もある）． ビタミンK製剤のケイツーNやビタミンKを多く含む食品（納豆，クロレラなど）はワルファリンの作用を弱める．
抗血小板薬	チクロピジン塩酸塩 ● パナルジン （アデニレートシクラーゼ活性増強）	血管手術や虚血性脳血管障害による血栓・塞栓の治療	7日間	血小板機能を不可逆的に抑制するため，血小板新生に必要な期間として．
	アスピリン ● バファリン ● バイアスピリン （シクロオキシゲナーゼ阻害）	330 mg；消炎・鎮痛・解熱薬 81 mg；狭心症・虚血性脳血管障害の血栓塞栓の予防	7日間 （3日間：内視鏡学会）	血小板機能を不可逆的に抑制するため，血小板新生に必要な期間として．
	ジピリダモール ● ペルサンチン （ホスホジエステラーゼ阻害）	狭心症・心筋梗塞の予防，心臓弁膜症術後の血栓予防，ネフローゼ	2日間	血小板機能抑制は，薬剤の血中濃度に依存するため，薬剤の排泄に必要な期間として（ただし，血小板機能抑制は弱いため，前日でもかまわない）．
	シロスタゾール ● プレタール （ホスホジエステラーゼ阻害）	血栓の予防，慢性動脈閉塞症の治療 慢性動脈閉塞症に基づく虚血性諸症状の改善	3日間	血小板機能抑制は，薬剤の血中濃度に依存するため，薬剤の排泄に必要な期間として．
	ベラプロストナトリウム ● プロサイリン （アデニレートシクラーゼ活性増強）	慢性動脈閉塞症などの治療	1日間	血小板機能抑制は，薬剤の血中濃度に依存するため，薬剤の排泄に必要な期間として．
	サルポグレラート塩酸塩 ● アンプラーグ （セロトニン阻害）	慢性動脈閉塞症などの治療	3日間	血小板機能抑制は，薬剤の血中濃度に依存するため，薬剤の排泄に必要な期間として．
	トラピジル ● ロコルナール （トロンボキサンA_2阻害）	狭心症の治療 冠血管拡張薬，脳出血後遺症	3〜4日間	薬剤が血中より排泄されるのに必要な時間として．
	イコサペント酸エチル （EPA） ● エパデール ● エパデールS ● ソルミラン （トロンボキサンA_2阻害）	高脂血症 慢性動脈閉塞症に伴う潰瘍治療	7日間	血小板機能抑制は，薬剤の血中濃度に依存するため，薬剤の排泄に必要な期間として．
	硫酸クロピドグレル ● プラビックス （ADP阻害）	虚血性脳血管障害 急性冠症候群 不安定狭心症	14日間	血小板機能抑制は，薬剤の血中濃度に依存するため，薬剤の排泄に必要な期間として．

［消内視鏡 3（15），2003 より引用，一部改変］

■ 表9 ■ 中・低水準消毒薬の特徴

	薬剤名	作用機序	長所	短所	管理
中水準消毒薬	次亜塩素酸ナトリウム ● ミルトン ● ピューラックス ● テキサント ● ハイポライト	酵素阻害，蛋白変性および核酸の不活性化などにより，抗菌力を発現する．	広範囲抗菌スペクトル，低残留性．	金属腐食性がある．脱色作用がある．塩素ガスの発生．有機物に不活化されやすい．	次亜塩素酸ナトリウムから発生する塩素ガスは粘膜を刺激するため，曝露に注意する．酸性の洗浄薬（トイレクリーナー）などと混和すると多量の塩素ガスが発生するため，併用してはならない．
中水準消毒薬	アルコール製剤 ● 消毒用エタノール ● 70％イソプロパノール	蛋白変性により抗菌力を発現する．	芽胞を除くすべての微生物に有効．短時間で効力を発現．揮発性である．	引火性である．	火気の近くでの使用は注意する．
低水準消毒薬	第四級アンモニウム塩 ● オスパン ● ハイアミン グルコン酸クロルヘキシジン ● ヒビテン ● マスキン 両性界面活性剤 ● テゴー51 ● ハイジール	第四級アンモニウム塩：逆性石けんとよばれ，陽電荷が菌体蛋白に影響し殺菌作用を示す． グルコン酸クロルヘキシジン：細胞膜障害と細胞質の漏洩を起こす．酵素障害も示す． 両性界面活性剤：1分子中に陰陽両イオンをもつため，陰イオンの洗浄力と陽イオンの殺菌力との両者の特徴をもつ．	金属や布類に対して腐食性が少ない．においが少ない．	消毒薬中の微生物汚染がある．	使用のたびに滅菌容器に分けて使用し，浸したガーゼや綿球は直接手でつかむことを避ける． 消毒薬の継ぎ足しをしない． 適正濃度を超えると毒性が高まる．とくに経口毒性は高い．

■ 表10 ■ 中・低水準消毒薬の殺菌能力

		一般細菌	MRSA	緑膿菌	芽胞	結核菌	真菌	ウイルス
中水準消毒薬	次亜塩素酸ナトリウム	●	●	●	○	●	●	●
中水準消毒薬	アルコール製剤（消毒用エタノール）	●	●	●	✕	●	●	●
低水準消毒薬	第四級アンモニウム塩	●	○	○	✕	✕	○	✕
低水準消毒薬	グルコン酸クロルヘキシジン	●	○	○	✕	✕	○	✕
低水準消毒薬	両性界面活性剤	●	○	●	✕	○	○	✕

● 有効，○ 効果弱い，✕ 無効．

■ 表11 ■ ホルマリン

薬剤名	用法	注意・副作用
● ホルマリン	生検材料の固定に使用する．10％の濃度のものが使用される．	［副作用］揮発するためガスを吸い込まない．皮膚・粘膜刺激作用があり付着した場合はただちに水洗する．

4 内視鏡室の維持管理に用いられる薬剤

内視鏡室では内視鏡洗浄・消毒薬，一般消毒薬，病理検体用ホルマリンなどさまざまな薬品も置かれている．消毒薬を 表9 ，表10 に示す．

なお，内視鏡の消毒に用いられる高水準消毒薬は p.76 に記す．

ホルマリン（表11）は病理材料の固定に重要な薬品である．揮発して有毒ガスを産生するので，生検用ビンなどに小分けする場合は換気のよい室内で行う（p.222 参照）．

A. 安全な内視鏡診療のために

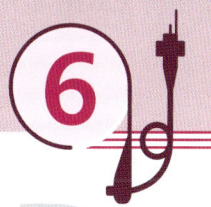

6 安全管理, 感染管理

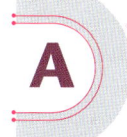

A 安全管理

　内視鏡検査・治療は, 医療器具である内視鏡を消化管内部に深く挿入するため生体に侵襲を加えることになる. そのため, 安全な内視鏡検査・診断・治療を提供することは内視鏡従事者の責務である.

　医療事故とは医療者の医療行為や医療施設の設備, システムを原因として生じたすべての有害事象を意味し, 医療者・管理者の過失に基づくものだけではなく"不可抗力"による場合も含まれる. これらを通常アクシデント（accident）とよぶ. また, 危うく医療事故を生じさせそうになったが有害な結果は生じなかった事態をインシデント（incident）という. 医療過誤とは医療事故のうち, 過失に基づいて生じた有害事象である. この過失には, 責任の形態, 医療契約, 保証されるべき医療がある.

1 情報の共有

　医療事故防止のためにはインシデントやアクシデントの情報共有が重要である. これは個人の責任追及のためではなく, 事故にはシステムや組織的問題が潜んでいる可能性があり, 組織全体の改善のために必要な情報となりうるからである. これらの情報を収集し事例分析することで根本原因が明確となり, 再発防止対策を立案したのちに現場にフィードバックし周知を図ることができる. また対策実施後の成果について評価することで安全性は向上することになる.

　インシデントの報告システムは, 単に内視鏡室だけではなく, 施設全体で展開する必要がある. 内視鏡検査を受ける患者は, 医事部門・外来部門など複数部門を経由し内視鏡室まで来るので, それぞれの部門で事故の種が潜んでいる. 内視鏡室で発見したインシデントを分析すると根本原因は他部門にある場合もある. 報告システムは, 紙または電子化など施設によって様々ではあるが, 情報は施設の医療安全を担当するスタッフが集約および分析し現場にフィードバックするしくみを構築する必要がある.

2 内視鏡室における事故防止策

　内視鏡検査・治療における事故防止策に絶対的なものはない. 内視鏡治療の適応が拡大されている近年では, 常に一定の率で事故が生じているのが現実である. 施設や組織でシステムを整備すれば防止できる事故と違って, 内視鏡事故は術者個人の経験と技術の差に負うところも大きい. 熟練者でも治療が技術的にむずかしい患者では事故が防止できないこともある. 内視鏡検査・治療における事故防止策のポイントを考慮した教育指導体制の整備が重要である（表1）.

表1 ▶ 内視鏡検査・治療における事故防止策のポイント

1	内視鏡検査・診療マニュアルを整備し，検査と治療を経験年数と実績に応じて担当させるシステムを構築する．
2	内視鏡検査や治療にあたっては，必要十分なインフォームド・コンセントを行う．
3	内視鏡技師などのスタッフを充実させて，チームで事故防止にあたる．
4	検査にあたっては必要な問診を漏れのないように行い，事前に合併疾患と全身状態を把握する．
5	院内外で服用している内服薬をチェックし，特に抗凝固薬，抗血小板薬の内服状況を把握する．
6	可能な限り検査中のモニタリングを行う．緊急時に備え蘇生用具が常時使用できるよう点検・整備するとともに，救命処置のトレーニングを行う．
7	セデーションに鎮静薬を使用する場合は，被験者に必要事項の説明と，検査中・検査後の観察体制が十分にとられることが重要である．

B 禁忌，禁止，危険，警告，注意

内視鏡診療では，機器の仕様や機能・操作方法を熟知する必要がある．これらの情報源として，カタログやパンフレットではなく機器に添付されている"取扱説明書"をきちんと読むことが大切である．取扱説明書には操作方法だけではなく，有害事象が生じないように「禁忌」「禁止」「警告」「注意」が記されているので，内容を理解し守らなければならない．

1 禁忌，禁止

機器を使用するにあたり，重大事象が発生するおそれのある事項に対しては，「禁忌」「禁止」として特に目立つように赤枠で明示されている．例としてプロセッサの禁忌，禁止を 表2 に示す．

2 医用電気機器の使用上（安全および危険防止）の注意事項：危険，警告，注意

これは，薬発第495号厚生省薬務局（当時）の通知［1972（昭和47）年6月1日］により添付が義務づけられている医用電気機器に関する使用上の一般注意事項で次の内容が記されている．各機器特有の使用上の注意は，取扱説明書本文内に記されている．

取扱説明書の冒頭には「危険」と「警告」と「注意」が記載されている．「危険」は守らないと火災や感電により死亡や大けがにつながる切迫した危険を示し，「警告」は守らないと死亡または大けがにつながる可能性のある事項を示し，「注意」は守らないとけがをしたり周囲の物品に損傷を与える内容となっている．したがって，使用にあたっては必ず守らないといけない事項である．これを守らず医療事故が発生した場合は医療過誤となり，過失による法的責任を問われることとなる．

表2 内視鏡機器の禁忌・禁止：例としてプロセッサの禁止事項

適用対象	1）「使用目的，効能または効果」に示した目的以外には使用しないこと． 2）心臓への適用ができないため，心臓の観察や処置を目的とした手技には使用しないこと．また，以下の事項を厳守すること．感電により患者の心臓機能に心室細動などの重大な影響を及ぼすおそれがある． ● プロセッサに接続した内視鏡は，心臓とその近傍には絶対に接触させないこと． ● プロセッサに接続した内視鏡は，心臓とその近傍に接触している処置具または，ほかの内視鏡などには絶対に接触させないこと．	併用医療機器	『取扱説明書』に記載している周辺機器との組み合わせで使用すること．記載していない機器との組み合わせで使用した場合には患者漏れ電流が増加するなど，人体への傷害，機器の破損につながるおそれがあり，また機能の確保ができない．
		使用方法	使用に先立ち，必ず添付文書および同時に使用する機器の『添付文書』や『取扱説明書』を熟読し，その内容を十分に理解し，その指示に従って使用すること． 1）医師または医師の監督下の医療従事者が使用するものであり，内視鏡の臨床手技については使用者の側で十分な研修を受けての使用を前提としている．上記条件に該当しない場合は，使用しないこと． 2）以下の場所に設置して使用しないこと．防爆構造になっていないため爆発や火災を起こすおそれがある． ● 酸素濃度の高いところ． ● 笑気ガス（N_2O）のような酸化物質があるところ． ● 可燃性の麻酔ガスを使用しているところ． 3）メーカーが認めたもの以外修理できないため，絶対に分解および改造をしないこと（ランプ，ヒューズの交換を除く）．人体への傷害，機器の破損につながるおそれがある．

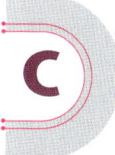

C 機器の点検

内視鏡機器は，使用時に最大のパフォーマンスを得ることができるよう点検，管理しなければならない．

a 使用前の準備と点検

例として光源装置についての使用前の準備と点検について 表3 に示す．

b スコープの使用前の点検

《1》内視鏡の点検
表4 に記す．

《2》湾曲機構の点検
湾曲部をまっすぐにして，以下の点検を行う（ 表5 ）．

1) 円滑な動作の点検．
2) UDアングル機構の点検．
3) RLアングル機構の点検．

c 付属品の点検

送気・送水ボタンおよび吸引ボタン，鉗子栓の点検を行う（ 表6 ）．

d スコープセット後の点検

表7 を参照されたい．

1) 内視鏡画像の点検．
2) リモートスイッチの点検．
3) 送気機能の点検．
4) 送気・送水ボタンの点検．
5) 吸引機能の点検．
6) 鉗子チャネルの点検．

表3		光源装置の点検
☐	1	使用前に必ず『取扱説明書』に従い準備と点検をすること．また，組み合わせて使用する周辺機器についても，それらの『取扱説明書』に従って点検すること．なんらかの異常が疑われる場合は使用しないこと．異常が疑われる機器を使用すると，正常に機能しないばかりか，事故が発生するおそれがある．
☐	2	ぬれた手で準備，点検および使用しないこと．患者や使用者が感電するおそれがある．
☐	3	電源プラグは接地のできる医用コンセントに直接接続すること．3芯-2芯変換プラグを使って2芯コンセントに接続するなど正しく接続されていないと，感電事故や火災を起こすおそれがある．
☐	4	接続する医用施設の医用コンセントは，容量が十分なものを使用すること．容量が満たない場合，火災を起こしたり，医用施設のブレーカー作動により製品だけでなく，同一電源に接続されているすべての製品の電源が切れるおそれがある．
☐	5	絶縁トランスは床に置かないこと．水などがかかり感電事故を起こすおそれがある．
☐	6	アースコードのある装置は，既設の接続端子に確実に接続すること．感電を起こすおそれがある．
☐	7	爆発を起こす危険があるため，アースコードはガス管に接続しないこと．
☐	8	電源コードは検査中にはずれることがないように接続すること．検査中に電源コードがはずれると内視鏡画像が消失する．
☐	9	感電事故を起こすおそれがあるため，電源コードは絶対にぬらさないこと．
☐	10	電源コードには曲げ，引っ張り，ねじり，つぶしなど無理な力を加えないこと．電源コードのはずれや電源コードの断線などを起こす原因となり，感電事故や火災を起こすおそれがある．
☐	11	テーブルタップなどに電源コードを接続せず，必ず医用コンセントに直接接続すること．テーブルタップなどを使用すると火災を起こすおそれがある．
☐	12	ヒューズを交換する前に，感電事故を起こすおそれがあるため，電源を切って，必ず電源コードを医用コンセントから抜くこと．
☐	13	交換用のヒューズは指定の規格を使用すること．それ以外のものを使用した場合，故障の原因となることがある．
☐	14	ヒューズの交換を行った後，再び電源が入らない場合は，ただちに電源を切って，電源コードを医用コンセントから抜くこと．異常や故障が考えられ，火災や感電事故を起こすおそれがある．
☐	15	動画像が観察できないときは使用しないこと．動画像が観察できないと，患者に傷害を与えるおそれがある．
☐	16	左側面の通風孔から排気を確認できないときは使用しないこと．光源装置の異常や故障が考えられ，火災や感電事故を起こすおそれがある．
☐	17	照射光の点検を行うなどの場合は目を痛めるおそれがあるため，照射光を直視しないこと．

表4 内視鏡スコープの点検

☐ 1	操作部やスコープコネクターの外観に大きなキズや変形,部品の緩みなどの異常がないことを目視で確認する.
☐ 2	オレドメ部と挿入部の境界部近傍に折れ曲がり,ねじれ,膨らみなどの異常がないことを目視で確認する.
☐ 3	湾曲部,先端部を含む挿入部全長の外表面に亀裂,へこみ,膨らみ,エッジ,キズ,内部からの金属線の突き出し,突起,たるみ,変形,折れ曲り,異物の付着,部品の脱落などの異常がないことを目視で確認する.
☐ 4	挿入部を軽く手で握り,全長にわたって両方向に滑らせ,全周に引っかかりや内部からの金属線の突き出しがないことを手感で確認する.また,挿入部が異常に硬くないことを手感で確認する(図1).
☐ 5	挿入部を両手で持ち,全長にわたって順次半円の頂点をずらすように曲げ,十分に滑らかに曲がることと適切な軟らかさを有していることを,目視と手感で確認する.硬度調整機構を有する内視鏡の場合は,最も軟らかい状態と最も硬い状態で確認する(図2).
☐ 6	湾曲部の中心と先端から20cmの指標を把持し,軽く押し引きして湾曲部と挿入部の境界部分に緩みがないことを目視と手感で確認する.
☐ 7	内視鏡先端部のレンズにキズ,欠け,汚れ,レンズ周辺のすきまなどの異常がないことを目視で確認する.
☐ 8	内視鏡先端部の送気・送水ノズルに異常な突き出し,へこみ,変形などの異常がないことを目視で確認する.

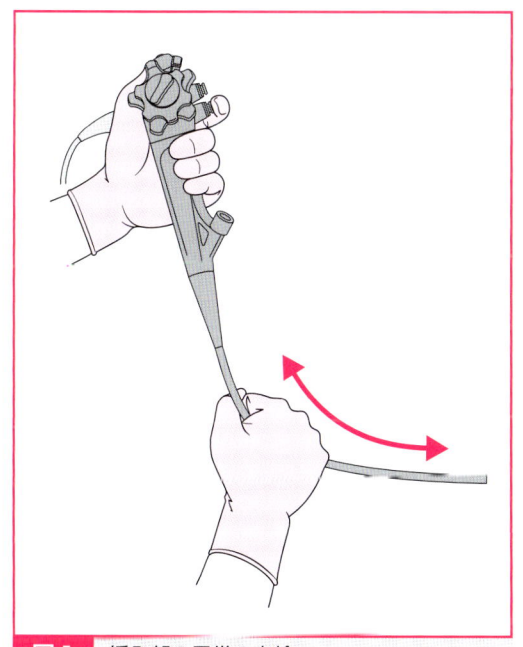

図1 挿入部の異常の点検
表4を参照.

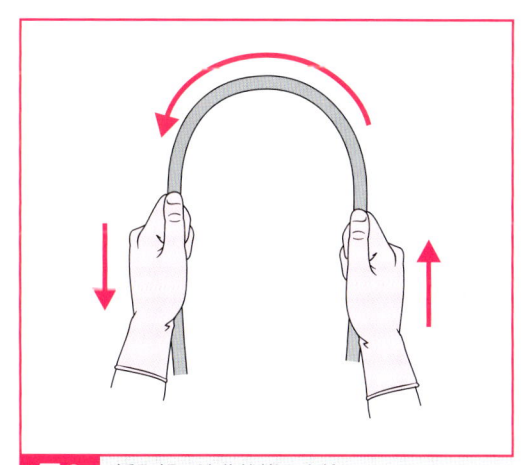

図2 挿入部の湾曲状態の点検
表4を参照.

表5 湾曲機構の点検

円滑な動作の点検	☐ 1	UDアングル固定レバーとRLアングル固定ノブを「F」方向に突き当たるまで動かし，UDとRLの各アングルノブの固定が解除されることを手感で確認する．
	☐ 2	UDとRLの各アングルノブを各方向に止まるまでゆっくり回してから元に戻し，作動のざらつき，がたつき，ひっかかりなどの異常がないことを手感で確認する．また，湾曲部が十分かつスムーズに湾曲角まで曲がって戻ることを目視で確認する．
	☐ 3	UDとRLの両アングルノブをニュートラル位置（図3）にしたときに，湾曲部がほぼまっすぐの状態にあることを目視で確認する．
UDアングル機構の点検	☐ 1	UDアングル固定レバーを「F」と反対方向に突き当たるまで動かし，UDアングルノブを「U」または「D」方向に止まるまで回す．
	☐ 2	UDアングルノブから手を離したとき，湾曲部の湾曲形状がおおむね固定されていることを目視で確認する．
	☐ 3	UDアングル固定レバーを「F」方向に突き当たるまで動かし，UDアングルノブの固定が解除されて，湾曲部がストレート方向へ自然に戻ることを目視で確認する．
RLアングル機構の点検	☐ 1	RLアングル固定ノブを「F」と反対方向に突き当たるまで動かし，RLアングルノブを「R」または「L」方向に止まるまで回す．
	☐ 2	RLアングルノブから手を離したとき，湾曲部の湾曲形状がおおむね固定されていることを目視で確認する．
	☐ 3	RLアングル固定ノブを「F」方向に突き当たるまで動かし，RLアングルノブの固定が解除されて，湾曲部がストレート方向へ自然に戻ることを目視で確認する．

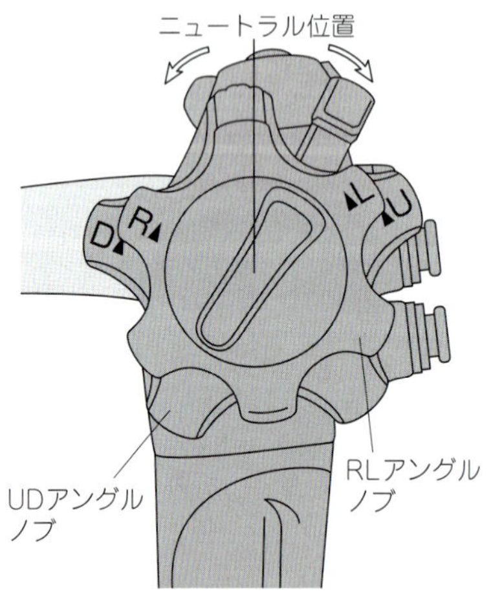

図3 湾曲機構の点検
表5 を参照．

表6 付属品の点検

☐ 1	すべてのボタンの穴に異物が入っていないことを目視で確認する．
☐ 2	すべてのボタンに変形，ひび割れがないことを目視で確認する．
☐ 3	噴霧ボタン，送気・送水ボタンの弁やパッキンに切れやキズがないことを目視で確認する．
☐ 4	噴霧ボタンの弁にめくれがないことを目視で確認する．
☐ 5	鉗子栓のフタ部のスリットまたは鉗子全体の丸穴に裂けやひび割れ，変形，変色などがないか確認する．

A. 安全な内視鏡診療のために／6. 安全管理, 感染管理

表7 ■ スコープをセット後の内視鏡システムの点検

内視鏡画像の点検	□	ビデオシステムセンター，光源装置，モニターなど関連機器の電源を入れ通用観察画像の点検を行う．このときに，手のひらなどを観察し照射光が出ていること，ノイズや曇りがないことを確認する．
リモートスイッチの点検	□	それぞれのスイッチを押し，設定した機能が正常に作動することを確認する．
送気機能の点検	□ 1	光源装置の『取扱説明書』に従い，光源装置の送気圧を「強」に設定する．
	□ 2	内視鏡先端部を水の深さ約10 cmのところに沈め，送気・送水ノズルから気泡が出ないことを目視で確認する．
	□ 3	噴霧ボタンまたは，送気・送水ボタンの穴を指でふさいだとき，送気・送水ノズルから気泡が出続けることを目視で確認する．
	□ 4	噴霧ボタンまたは，送気・送水ボタンの穴から指を離したとき，送気・送水ノズルから気泡が出なくなることを目視で確認する．
送気・送水ボタンの点検	□ 1	送気・送水ボタンの穴を指でふさいだままボタンを押し込んだとき，内視鏡画像全体に水が流れることを確認する．
	□ 2	送気・送水ボタンから指を離すと，内視鏡画像上の水の流れが止まり，ボタンがスムーズに元の位置に戻ることを目視で確認する．
	□ 3	送気・送水ボタンの穴を指でふさぐと空気が出る．この空気によって対物レンズ面の残水がおおむね除去され，内視鏡画像が鮮明に見えることを確認する．
吸引機能の点検	□ 1	水が入った容器と内視鏡を同じベッド上に置く．吸引器を検査時の吸引圧に調整する．
	□ 2	内視鏡の鉗子栓口金の高さを水の入った容器水位とほぼ同じ高さに保った状態で内視鏡先端部を水の中に入れ，吸引ボタンを押し込むと，水が吸引ビン内に吸引されることを目視で確認する．
	□ 3	吸引ボタンを離すと，水の吸引が止まり，ボタンが元の位置に戻ることを目視で確認する．
	□ 4	吸引ボタンを押し込んで1秒間吸引し，その後，1秒間吸引を停止します．この操作を数回繰り返し行い，鉗子栓から水漏れがないことを目視で確認する．
	□ 5	内視鏡先端部を水から引き上げて，吸引ボタンを押して数秒間空気を吸引し，鉗子チャネルおよび吸引チャネル内の水を除去する．
鉗子チャネルの点検	□ 1	処置具を鉗子栓から挿入し，内視鏡先端部の鉗子出口より処置具がスムーズに出ることと，異物が排出されないことを目視と手感で確認する．
	□ 2	処置具が鉗子栓からスムーズに引き抜けることを目視と手感で確認する．

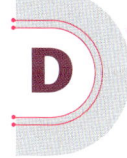

D 薬剤の管理

内視鏡検査・治療に使用する薬剤（**ポイント①**）は，上部・下部の前処置に使用する薬剤，セデーションに使用する薬剤，止血に用いる薬剤（**ポイント②**），色素内視鏡に用いる薬剤（**ポイント③**）に大別することができる（表8〜表11）．薬剤の種類は，施設の規模や，検査・治療の種類によって異なるので，施設の状況に応じて日常的に使用される薬剤は常備する必要

表8 ■ 前処置に使用される薬剤

種類	薬品名	使用量
有泡性粘液の除去	ジメチコン（ガスコンドロップ）	通常成人40〜80 mgを約10 mLの水とともに経口投与する．
鎮痙薬	臭化ブチルスコポラミン（ブスコパン）	20 mg筋肉注射または静脈注射する．
	グルカゴン（グルカゴンG・ノボ）	1 mgを1 mLの注射用水に溶解し，0.5〜1 mgを筋肉注射は静脈注射する．
表面麻酔薬	塩酸リドカイン（キシロカインビスカス2％）（キシロカインスプレー8％）	使用するリドカイン量： ビスカス100〜300 mg． スプレー8〜40 mg（1〜5回スプレー）．
緩下薬	ピコスルファートナトリウム（ラキソベロン）	検査予定時間の10〜15時間前に20 mLを経口投与する．
腸管洗浄薬	電解質配合ポリエチレングリコール（ニフレック）	1袋を水に溶解して約2Lとし1時間あたり約1 Lの速度で経口投与する．
	クエン酸マグネシウム（マグコロールP）	高張液：200〜250 mLを検査の10〜15時間前に経口投与する． 等張液：500 mLを水に溶解し1800 mLとする．200 mLずつ約1時間かけて経口投与する．
	リン酸ナトリウム（ビジクリア）	大腸内視鏡検査開始の4〜6時間前から1回あたり5錠ずつ，約200 mLの水とともに15分ごとに計10回（計50錠）経口投与する．
腸管運動促進薬	メトクロプラミド（プリンペラン）	腸管洗浄液投与2〜3時間前に服用する．
	クエン酸モサプリド（ガスモチン）	

ポイント① 内視鏡と薬剤 【試験によく出る】

薬剤については消化器内視鏡技師試験に毎年出題される．表8，表9の薬品名や使用目的，作用，副作用は理解しておく．なかでも鎮痙薬，表面麻酔薬，緩下薬，腸管洗浄薬，鎮痛薬，鎮静薬は重要である．

ポイント② 止血薬

止血に使用する薬剤は，消化管出血における緊急内視鏡で必要となるので薬品名と用途を理解しておく．

ポイント③ 色素内視鏡 【試験によく出る】

色素内視鏡については消化器内視鏡技師試験で毎年出題される．色素法や色素液，代表的な適応を理解しておく．

がある．薬剤には有効期限があるので「先入れ先出し」の原則を守って管理する．

1. 麻薬，劇薬

劇薬に指定されている薬剤の表示は白地に赤枠，赤字をもって，その品名および「劇」の文字を記載し，他の物と区別して保管しなければ

表9 セデーションに使用される薬剤

種類	薬品名	使用量	特徴
鎮痛薬	塩酸ペチジン【麻薬】（オピスタン）	35～70 mg	鎮痛作用・アトロピン様作用
	ペンタゾシン（ソセゴン，ペンタジン）	15～30 mg	鎮痛効果が高い
鎮静薬ベンゾジアゼピン系	ジアゼパム（ホリゾン，セルシン）	5～10 mg	意識・行動に影響せず鎮静作用
	フルニトラゼパム（ロヒプノール，サイレース）	0.02～0.03 mg/kg 0.0004～0.006 mg/kg	作用発現が早く持続時間が比較的短い
	ミダゾラム（ドルミカム）	0.035～0.07 mg/kg	作用発現が早く持続時間が短い
静脈麻酔薬	プロポフォール（ディプリバン）	0.5～2.0 mg/kg	すみやかに覚醒する．麻酔管理が必要
鎮痛薬拮抗薬	塩酸ナロキソン	0.2 mg投与し効果なければ0.2 mg追加	鎮痛薬による呼吸抑制に拮抗する
鎮静薬拮抗薬	フルマゼニル（アネキセート）	0.2 mg投与し覚醒なければ0.1 mg追加	半減期が短いのでミダゾラム以外では注意が必要

表10 止血に使用される薬剤

薬品名	用途
純エタノール（99.5%）	出血部位へ局注
エピネフリン（ボスミン）	5%NaClまたは10%NaCl 20 mLに0.1%エピネフリンを混合し高張Naエピネフリン（HSE）を作成し出血部位に局注
フィブリン接着剤	出血部位へ局注
トロンビン（散布）	出血部位に散布
アルギン酸ナトリウム（散布）	出血部位に散布
オレイン酸モノエタノールアミン（5%オルダミン）	食道静脈瘤の硬化療法（EIS）として静脈瘤内（血管内）に注入
ポリドカノール（1%エトキシスクレロール）	食道静脈瘤の硬化療法（EIS）として静脈瘤外（血管外）に注入

ならないと日本薬局方で規定されている．塩酸ペチジン（オピスタン）は麻薬に指定されているので，都道府県知事より免許を受けた医師が使用でき，管理については，劇薬・毒薬以上の厳しい管理が必要である．原則は薬剤部での保管・管理であるが，厚生労働省の医療機関における麻薬管理マニュアルでは，「薬剤部門と距離が離れている病棟や手術室，集中治療室等の緊急に麻薬注射剤を使用する場所においては，麻薬注射剤を定数保管することができる．」となっているので，使用頻度の高い施設では内視鏡室に保管することが可能である．

表11 色素内視鏡に使用される薬剤

色素法	色素液	色調	使用濃度	代表的な適応
コントラスト法	インジゴカルミン	青〜暗青	0.04〜3.0%	食道，胃，大腸
	メチレンブルー	青	0.05%	胃癌の広がりなど
染色法	メチレンブルー	青	0.2〜1.0%	腸上皮化生の診断 胃癌の広がり 十二指腸・小腸
	クリスタルバイオレッド（ピオクタニン）	暗緑	0.05%	大腸腫瘍
	トルイジンブルー	暗紫	1.0〜2.0%	食道
反応法	ヨード液 ヨード中和剤 　チオ硫酸ナトリウム 　（デトキソール）	暗褐	0〜3.0% 2.5%	食道
	コンゴーレッド	pH3：青紫 pH5：赤	0.3%	酸分泌領域の診断
	フェノールレッド	pH6：黄 pH8：赤	0.05%	ピロリ菌感染粘膜の広がり
蛍光法	アクリジンオレンジ	黄橙	0.025%	胃癌

　定数保管制を採用した場合は，①定数保管する麻薬注射剤の数は盗難防止なども念頭におき，麻薬保管庫の大きさおよび施設の麻薬の使用状況に応じ決める，②定数保管する麻薬注射剤は麻薬保管庫に保管しなければならない，③麻薬を施用した場合は，翌日までに麻薬を施用した麻薬施用者が麻薬管理者に報告し，麻薬を定数に戻さなければならない．となっているので施設の麻薬管理者と相談のうえ事故のないよう管理しなければならない．

2 緊急時

a 緊急時に必要な薬剤

表12 救急カートに必要な物品

気道確保器具	経口・経鼻エアウェイ，開口器，舌圧子
気管内挿管器具	喉頭鏡，気管内チューブ，スタイレット，潤滑剤，表面麻酔剤，マギール鉗子，注射器，固定用テープ
酸素吸入用器具	バックバルブマスク，ジャクソンリース回路，酸素マスク
血管確保用品	静脈留置針，注射器，アルコール綿，固定用テープ，駆血帯
輸液・輸血用品	輸液・輸血セット，延長チューブ
その他	心マッサージ用板，吸引カテーテル，ディスポーザブル手袋，手指衛生用アルコール製剤，記録用紙など

　予期せぬ偶発症が発生したときの救急対応として必要な薬剤は，日常的に使用されるものではないが，呼吸停止・心停止が発生した場合には，すぐに使用できるよう救急カートに収納する．救急カートには，気道確保器具，挿管器具，酸素吸入器具，血管確保用品，輸液・輸血用品を日常的に点検整備し，常備する薬剤および物品は院内統一を図り，急変時の職員緊急招集で応援に駆けつけたスタッフでも対応できるよう組織的な取り組みも重要である（表12，図4，図5．p.162も参照）．

　急変時に用いられる薬剤は「循環作動薬」と

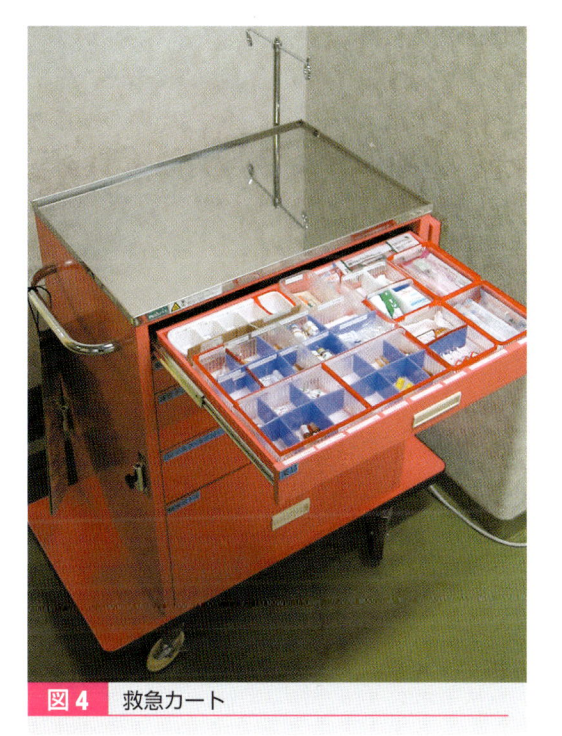

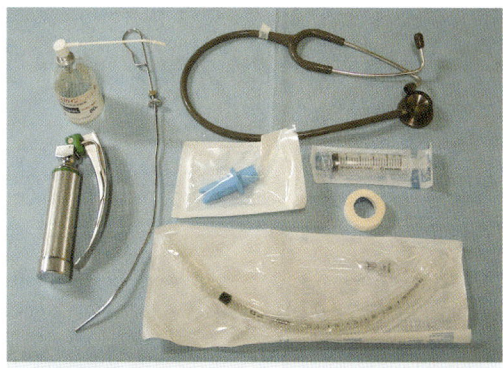

A. 安全な内視鏡診療のために／6. 安全管理，感染管理

| 図4 | 救急カート |

a. 挿管セット

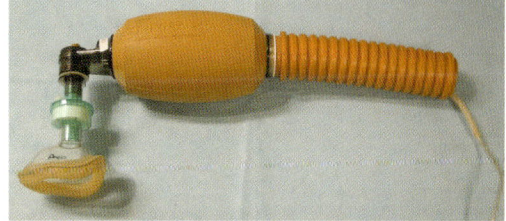

b. バックバルブマスク

| 図5 | 気管内挿管セットとバックバルブマスク |

表13 急変時に用いられる薬剤

種類		薬品名	作用
循環作動薬	昇圧薬	エピネフリン	交感神経のαおよびβ受容体刺激作用があり，蘇生時には主としてα受容体刺激作用が有益となり心筋と脳血流を増加させる．
		ノルエピネフリン	強力なα作用により血圧を上昇させる．
		塩酸エフェドリン	α，β刺激作用を有しノルエピネフリンを遊離させ間接的に血圧を上昇させる．
		塩酸ドパミン	α，β受容体に作用し心収縮力を増強し，末梢血管を収縮することで血圧を上昇させる．
		塩酸ドブタミン	β受容体に直接作用し心収縮力を増強させる．
	降圧薬	塩酸ニカルジピン	血管平滑筋の細胞内カルシウム濃度を低下させ血管拡張作用により血圧を下降させる．
	血管拡張薬	ニトログリセリン	冠動脈を拡張して心筋への酸素供給を増加する．全身の静脈系，動脈系を拡張し心臓の前負荷，後負荷を軽減する．
抗不整脈薬		硫酸アトロピン	副交感神経遮断薬で，洞結節の自動能を高め，房室結節の伝導を促進し，心拍数を増加させる．
		塩酸リドカイン	心筋の興奮性の抑制および自動能を低下させ心室性不整脈を抑制させる．
		マグネシウム	マグネシウム欠乏による難治性心室頻拍に有効である．
		塩酸プロカインアミド	心房細動，上室性・心室性不整脈に有効．心筋の被刺激性を低下させ各種不整脈を抑制する．

「抗不整脈薬」が主であり，循環作動薬には，昇圧薬，降圧薬，血管拡張薬があげられる（表13）．

b 緊急時の輸液経路

急変時の緊急薬剤は，基本的に経静脈的に投与されるので静脈路の確保が必要となる．まずは末梢静脈の確保を試みる．選択部位は，①腕の静脈，②下肢の静脈，③外頸静脈の順である．

末梢静脈を選択する利点としては，心マッサージを必要とする場合でも中断することなく静脈路の確保ができることと，手技が容易であることがあげられる．使用するカテーテルは末梢静脈用の留置針で内径の太いものを選択する．輸液は生理食塩水か乳酸リンゲル液，または酢酸リンゲル液を投与する．循環血液量減少時は急速に投与する必要がある．

E 転倒・転落予防

a 高まる危険性

内視鏡は低侵襲で実施できることから，近年，内視鏡検査・治療を受ける患者層は広がり，高齢者に実施する機会もふえてきた．また，安楽に検査・治療を受けることができるようにセデーションを行うことが多くなり，転倒・転落の危険性も高まってきた．内視鏡の一連の流れを考えると，更衣や排泄，前処置，検査，リカバリーと，それぞれが移動を伴うため，薬剤使用に起因する転倒・転落が発生する可能性がある．ひとたび高齢者が転倒すると骨折などの重大事象になることが多いので注意が必要である．

b 転倒・転落の原因

転倒・転落が発生する要因としては，①身体的要因，②心理的要因，③環境的・管理的要因があり（表14），いくつかの要因が重なって発生する．介助する医療従事者は，これらの要因を排除できるようにしなければならない．

表14 転倒・転落の要因

身体的要因	感覚機能の低下	●視力低下や聴力低下，知覚障害，感覚末梢神経の機能障害．
	運動機能の失調	●筋力低下，麻痺障害，骨・関節の疾患，パーキンソン（Parkinson）病などの神経系疾患．
心理的要因	不注意	●患者自身に心配事があって，ほかに注意が向かない． ●性格的に慎重さに欠けてる．
	病気や加齢からくるもの	●意識混濁，見当識障害，認知症，不穏行動，理解力低下，判断力低下，記憶力低下．
環境的・管理的要因	ベッドおよび周辺	●ベッドの高さが適切な位置に調整されていない． ●ベッド柵が使用されていない． ●電源コード・チューブが整理されていない．
	内視鏡室内環境	●内視鏡室内が暗い． ●床に水滴がある． ●廊下に椅子や医療器具が置いてあり，手すりにつかまることができない． ●バリアフリーになっていない．

c 薬剤に起因する転倒

特に注意しないといけないのは，薬剤に起因する転倒である．内視鏡室ではセデーションに使用されるジアゼパム，ミダゾラムなどのように転倒の引き金になりうる薬剤が多く使用される．これら薬剤は以下の2つに大別される．

①ふらつき，眠気，注意力低下，めまい，せん妄など，精神機能に障害が生じる可能性があるもの．

②運動機能の失調，脱力，筋緊張の低下や，パーキンソン（Parkinson）症候群に似た症状があらわれるなど，運動機能に影響を与えるもの．

多くの場合，検査前に投与され，すみやかに効果があらわれ，検査終了後に覚醒するが，覚醒の遅延が予測される場合はベンゾジアゼピンの拮抗薬であるフルマゼニルを投与し覚醒を促す．しかし，検査直後では，セデーションの効果によって自力での移動は転倒の危険性が高いので，介助のもと回復室へ移動し，身体機能が検査前の状態になるまで観察を続ける必要がある．

d 環境整備

環境的要因の対応としては，待合室の環境や検査室内の環境整備が必要である．待合室では，通路に医療器具などが置かれ通行の障害となるようなものがないか？十分に広さが保たれているか？洗面台付近の床が濡れていないか？トイレ内に手すりが備わっているか？などであり，検査室内では移動する床に電源コードや吸引チューブがないか？検査台には転落防止用の柵が備わっているか？など環境整備を行い安全な環境を提供することが転倒・転落予防の重要な点である．

F 感染管理

感染は，以下の6つの要素の連鎖が形成されたときに成立する．

①病原体の存在．
②感染源．
③排出門戸．
④感染経路．
⑤侵入門戸．
⑥感受性宿主．

感染管理の基本はこの6つの連鎖を断ち切ることである．この連鎖のなかで感染源，感染経路，感受性宿主の3つの要素が重要であり，なかでも感染防止には感染経路の遮断が最も有効である．

① スタンダード・プリコーション

1996年「病院における隔離予防策のためのCDC（Centers for Disease Control and Prevention）ガイドライン」が発表された．スタンダード・プリコーション（標準予防策）は，このガイドラインで提唱された「感染症の有無にかかわらず，すべての患者に適用する疾患非特異的な予防策」であり，それ以前の普遍的予防策（Universal Precautions）と生体物質隔離（Body Substance Isolation）の考え方を統合したものである．科学的・疫学的に根拠があるため，かつ，すべての施設において使用しやすい対策であり，現在，感染対策の基本的な考え方となっている．

2007年にCDC「標準予防策」ガイドライン

表15 個人防護具

手袋	1	血液や他の感染性のある物質，粘膜，正常でない皮膚，あるいは汚染された正常皮膚（たとえば，便や尿を失禁している患者の）に触れることが十分予想されるときは，手袋を着用する．
	2	手にフィットして業務にふさわしい耐久性をもつ手袋を着用する．
	3	直接的な患者ケアを提供するために使い捨ての医療用手袋を着用する．
	4	環境もしくは医療機材をきれいにするために使い捨て医療用手袋か再利用可能な実用品の手袋を着用する．
	5	患者または周りの環境（医療機材を含む）に触れた後は，手の汚染を防ぐために適切なテクニックを使って，手袋を脱ぐ．同じ手袋を着用して1人以上の患者をケアしない．病原体の伝播に関係するので，再利用の目的で手袋を洗わない．
	6	手を汚れた身体の部位（たとえば，会陰部）からきれいな部位（たとえば顔面）に移動させるなら，患者ケアの最中に手袋を交換する．
ガウン	1	処置や患者ケア行為の間に血液，体液，分泌物あるいは排泄物で汚染されることが予想されるときは，皮膚を防護し，衣服が汚染されることを防ぐため，業務に適切なガウンを着用する．
	2	もし患者に分泌物もしくは排泄物がしみ出していれば，直接患者に接触するためにガウンを着用する．
	3	患者の環境から離れる前に，ガウンを脱ぎ手指衛生を実行する．
	4	同じ患者と繰り返し接触するとしても，ガウンは再利用しない．
マスク，ゴーグル，フェイスシールド	1	血液，体液，分泌物および排泄物の飛散や噴霧が発生する可能性のある処置や，患者ケア行為の間は，目，鼻および口の粘膜を防護するために個人防護具を使用する．遂行する業務で予想される必要に従って，および各々の組み合わせを選択する．

が改訂されたので内視鏡室に関連する項目を紹介する．

a 手指衛生のタイミング

医療を提供する間，環境表面から清潔な手への汚染と，汚染した手から環境表面へ病原体を伝播させるという両方を防止するため，患者近くの環境表面に不必要に触れることを避けることが大切である．医療従事者の手が目で見て汚れていたり，蛋白を含んだ物質で汚染されたときは，石けんと流水または，消毒剤スクラブと流水で手を洗う．もし，手が目で見て汚れていないなら，アルコールベースの速乾性擦り込み式手指消毒剤を使用して手指衛生を行う．

手指衛生を行うタイミングを以下に示す．

①患者と直接接触する前．

②血液，体液，あるいは排泄物，粘膜，正常でない皮膚，あるいは創部ドレッシングに触れた後．

③患者の正常な皮膚に触れた後（たとえば，脈拍・血圧測定や患者との直接接触）．

④患者ケア中，汚れた身体の部位からきれいな身体の部位へ手指を移動させるとき．

⑤患者のすぐ近くにある無生物体に触れた後（医療機器を含む）．

⑥手袋を脱いだ後．

b 個人防護具

個人防護具（PPE：personal protective equipments）は，『感染性物質に対する防御のために職員によって着用される，特殊な衣服や器具』とOSHA（OSHA米国労働安全衛生管理局，Occupational Safety and Health Administration）で定義され，手袋やガウン，マスク，ゴーグル，フェイスシールドなどである（表15，p.74も参照されたい）．

表16 環境表面の汚染除去と消毒	
少量の血液や体液による汚染	ワンステップ（消毒剤で拭き取る）の処理が可能である．
大量の血液や生体物質による汚染	最初に吸湿性物質で肉眼的にみえる有機物質を取り除いてから（使い捨てのペーパータオルで処置をして，感染性廃棄物として捨てる），その区域の表面に凸凹がなく除染するならば，次亜塩素酸ナトリウム溶液1000 ppmで消毒を行う．次亜塩素酸ナトリウム溶液は，広域スペクトラムの有効な殺菌薬であるが，金属腐食性があるので，繰り返して曝露することによって腐食する可能性のある場所の消毒には不向きである．

❷ 内視鏡室の環境管理

a 環境表面の洗浄と消毒の原理

環境表面は微生物学的に常に汚染している病原体の貯蔵庫となりうるが，環境表面から感染を生じさせる危険性はきわめて少ないので，医療器具に用いられる方法よりも厳密ではない手段で汚染を除いてもよいとされている．「環境表面」は，内視鏡周辺機器のノブや各種モニターなどの「医療機器表面」と床，壁，テーブルの上などの「ハウスキーピング表面」に分けることができる．

b 環境表面が血液・生体物質で汚染した場合

HBVやHCV，HIVがハウスキーピング環境（床，壁，カウンターの上）などからヒトに感染したというエビデンスはない．しかし，血液や生体物質によって汚染された場合，迅速な除去と表面消毒は有効である（表16）．

CDCガイドラインによると，高濃度の次亜塩素酸ナトリウム溶液（5,000 ppm）であっても，大量の血液中に存在する高濃度のウイルスを完全には不活化できないが，血液がなければこれらの消毒薬はウイルスを完全に不活化することができる．これは，表面にある大量の有機物質の汚染を取り除いてから消毒する必要があることを示している．

c ハウスキーピング表面の管理

ハウスキーピング表面に対しては，清掃を定期的に行う．乾燥状態では埃の中や環境表面にグラム陽性球菌（コアグラーゼ陰性ブドウ球菌など）が生存しており，湿った土に汚染された環境ではグラム陰性桿菌が増殖することができる．真菌は乾燥状態でも生存可能であり，湿った線維性物質内で増殖する．

ほとんどのハウスキーピング表面は石けんと水，または洗剤・環境消毒薬にて除去されるが，その表面の材質や汚染の種類・程度に左右される．使用する薬剤の効果よりも清掃による物理的な除去のほうが重要である．

A. 安全な内視鏡診療のために

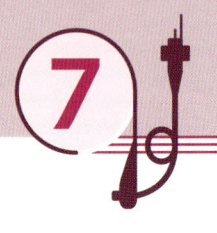

7 洗浄，消毒，滅菌

　消化器内視鏡検査や治療に使用される内視鏡機器は，すべてが使い捨てではないため一患者ごとにその機材に応じた十分な洗浄を行い，消毒あるいは滅菌を行った後，次の患者に使用しなければならない．ここでは，洗浄，消毒，滅菌についての基本的な理解と，消化器内視鏡検査で使用される内視鏡・処置具の再処理について述べる．

　洗浄，消毒，滅菌の作業を行う場合は，スタンダード・プリコーション（**ポイント①**．標準予防策）を理解し，遵守することが重要である．検査のために前もって行われた感染症チェックでは，ウインドウ期[1]（**ポイント②**）の問題があるため感染症の有無が確実ではないこと，限られた感染症チェックではそれ以外の感染症に対しては無力であることより，使用したすべての内視鏡・処置具は何らかの感染の可能性があるものとして取り扱うことが大切である．

　洗浄・消毒の作業時には，洗浄液や血液・粘液・腸液などの汚染物質（感染物質）や酵素洗剤・消毒液の跳ね返りや飛散から身を守るために個人防護具をつけなければならない（**図1**）．

ポイント① スタンダード・プリコーション

　すべての患者のケアに適用する感染予防策．基本理念は，患者の血液・体液や痰，便，尿など，汗を除く分泌物，排泄物をすべて感染症ありとみなして対処すること．

ポイント② ウインドウ期

感染初期において検査でウイルスが検出できない期間．
B型肝炎ウイルス
　　HBs抗原検査　　　約59日
　　NAT（HBV DNA）　約39日
C型肝炎ウイルス
　　HCV抗体検査　　　約82日
　　NAT（HCV RNA）　約23日
人免疫不全ウイルス
　　HIV-1抗体検査　　約22日
　　NAT（HIV RNA）　約11日

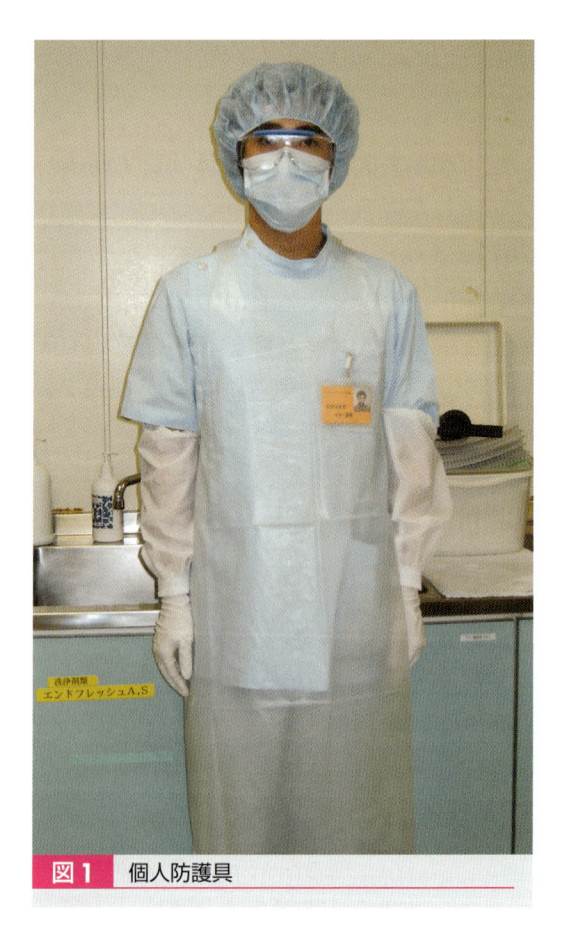

図1 個人防護具

A 用語の定義と説明

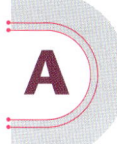

1 洗浄とは

対象物から汚染物質や有機物（血液や粘液，胃液，腸液，便汁など）を除去すること．

洗浄は，次に続く消毒や滅菌を達成させるための最も重要な工程である．

十分な洗浄がなされなかった機材では，消毒薬の特性により残留した有機物が固着してしまい，十分な消毒効果がえられない．

汚染物質が乾燥するとその後の十分な洗浄が困難となり，洗浄に時間を要すこともある．そのため，使用後ただちに洗浄作業をするのが望ましい．ただちに洗浄作業に取りかかれない場合は，乾燥させないような工夫が必要である．

洗浄は，水や酵素洗剤，スポンジ，ブラシなどを用いて物理的に行う．

再生可能な処置具は，コイルの中に入り込んだ汚物を除去するために，超音波洗浄が必須となる．

2 消毒とは

対象物から生存する微生物の数を減らすために用いられる処理法である．必ずしも微生物をすべて殺滅したり除去するものではない．各消毒薬の特性と欠点を理解し，目的に応じて適正に選択することが大切である．

消毒は，機材の使用目的により高水準消毒や中水準消毒，低水準消毒に分類される．

高水準消毒は，芽胞が多数存在する場合（ポイント③）を除きすべての微生物を死滅させる．

中水準消毒は，多くの結核菌を含む栄養型細菌および多くのウイルスを死滅させる．

低水準消毒は，結核菌を除いた栄養型細菌や，ある種のウイルスおよび細菌を死滅させる．

3 滅菌とは

すべての微生物を完全に除去，あるいは，殺滅させること．

4 スポルディングの分類

スポルディング（Spaulding）は，適切な消毒・滅菌のために，医療器具や機材を使用目的に応じてクリティカル（危険な器具），セミ・クリティカル（やや危険な器具），ノン・クリティカル（危険でない器具）に分類した（表1）[2]．

> **ポイント③ 芽胞とは**
>
> 高温や消毒薬などに対しても非常に耐久性の高い細胞構造のこと．一部の細菌が作る胞子膜，皮膚，芯部からなり，胞子膜の外側に外皮をもつ．有芽胞菌，芽胞形成菌として分類される．臨床的には，代表的な有芽胞菌としてバシラス属，クロストリジウム属があげられる．

表1 スポルディングの分類

分類	殺菌の水準	生体に与える損傷の程度	感染のリスク	器具
クリティカル	滅菌	粘膜を傷つける（無菌の領域に入る）	高い	生検鉗子・スネア
セミ・クリティカル	高水準消毒	粘膜や創のある皮膚に接触する	低い	内視鏡
ノン・クリティカル	低水準消毒/洗浄	創のない皮膚に接触	ほとんどない	血圧計のカフ

［Spaulding EH：Chemical disinfection of medical and surgical materials. Lawrence CA, Block SS eds：Disinfection, Sterilization and Prevention, Lea & Febiger, Philadelphia, 1968より引用，一部改変］

B 内視鏡の再処理に使用される洗浄剤と消毒薬

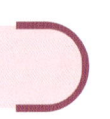

1 酵素洗浄剤

　内視鏡機器の洗浄剤として多く使用され，ガイドラインでも推奨されている洗浄剤の代表的なものが酵素洗浄剤である．医療用の酵素洗浄剤では，蛋白質を対象としたプロテアーゼ酵素が使用されていることが多い．

　酵素洗浄剤の作用を効果的にするためには，適切な温度と適切な作用時間を守って使用することが大切である．酵素洗浄剤には，中性酵素洗浄剤や界面活性剤含有酵素洗浄剤，弱アルカリ界面活性剤含有酵素洗浄剤などがあるが，消化器内視鏡の機器に適しているのは機材へのダメージが少ない中性酵素洗浄剤である．

　酵素洗浄剤は，酵素の安定性を保つために冷暗所に保存する．添付書類の指示に従い希釈して使用する．経時的に酵素活性が低下するため1日使用したものは廃棄する．

　酵素洗浄剤が皮膚や目に飛散すると，皮膚炎などの障害を起こすことがあるので，十分な防御をして作業をすることが大切である．

2 消化器内視鏡の消毒に使用される消毒薬

　消化器内視鏡スコープの消毒は高水準消毒を行わなければならない．

　日本では，グルタラール（ステリスコープ，サイデックスプラス28），フタラール（ディスオーパ），過酢酸（アセサイド）が高水準消毒薬（表2）として認可されている．

　必ずブラッシングや，物理的な十分な洗浄の

■ 表2 ■ 高水準消毒薬

一般名 （商品名）	グルタラール （ステリスコープ） （サイデックスプラス28）	フタラール （ディスオーパ）	過酢酸 （アセサイド）
特徴	器材との適合性が高い． 腐蝕，劣化が起きにくい． 安定性． 有機物を固着させる． 刺激臭あり． （3％，3.5％液）	器材との適合性が高い． 有機物との接触により黒ずむ（床，衣類）． 蒸気揮発性が少ない． 残留蛋白を染色しやすい． 活性化不要． （実用液 0.05％液）	天然ゴムや生ゴムは劣化する． 鉄，銅，真鍮，亜鉛，銅版などは腐蝕する． さびのあるものは浸漬しない． 有機物の混入により安定性が劣化． 専用機を使用する． （6％液→0.3％に調整）
高水準消毒の条件	濃度：2％以上． 時間：10分間浸漬，すすぎ後アルコールフラッシュ（10 mL以上）を組み合わせて消毒． 濃度管理：回転回数や経時的劣化をめやすに．	濃度：0.3％以上． 時間：5分間浸漬． 濃度管理：回転回数と経時的劣化をめやすに．	濃度：0.2％以上． 時間：5分間浸漬． 濃度管理：毎日．
曝露対策	環境	洗浄室は独立していること．	
	換気	強制排気装置の設置が望ましい．	
	受検者への曝露対策	すすぎを十分に行う．	
	防護具	マスク，ゴーグル（フェイスシールド），防水ガウン，アームカバー，手袋，ふたつき容器や自動洗浄装置を用いる．	
	作業	すばやくていねいに．	
	こぼした場合	すばやくふき取る．使用したモップや雑巾は洗い流す．大量の場合は，中和剤を使用する．	

後に，高水準消毒薬で消毒をする．

経時的な劣化や洗浄装置を使用した消毒では洗浄回数に応じて消毒薬が希釈されるため，消毒薬の定期的な濃度チェックは重要である．中・低水準消毒薬は内視鏡の消毒に適さない．

3 高水準消毒薬の曝露対策

内視鏡の再処理室（洗浄室）は検査室とは別室の独立した部屋とすることが望ましく，強制排気設備を設置するなどして，空気の流れを作り効果的な換気を行うことが重要である．高水準消毒薬の蒸気の比重は，グルタラール 3.4，フタラール 4.6，過酢酸 2.5，といずれも空気より重いため，排気設備の吸入口は低めの位置が推奨される．

グルタラールの臭気を感じる濃度は 0.04 ppm，刺激を感じる濃度は 0.3 ppm といわれている．グルタラールは液面がゆれると蒸気が発生するため，薬液交換時や，洗浄機稼動時，洗浄機のふたをあけたときに空気中の曝露濃度が高くなるが，換気装置が整備された施設では非稼動時（0.01 ppm 以下）に比してほとんど変化がない（0.02 ppm〜0.03 ppm の上昇が認められる程度である）[3]．

> **ポイント④ 消毒薬曝露による症状**
>
> あるアンケートに回答した医療スタッフ 687 人のうち，36.7％が消毒薬による症状を訴えている．
>
> 特に消毒液交換時や消毒作業時の症状の訴えが多く，訴えのあった消毒薬は，グルタラール 40.9％，フタラール 53.6％，過酢酸 22％，その他 5.2％であった．

厚生労働省は 2005 年 2 月「医療機関におけるグルタルアルデヒド労働者の健康障害防止策」を提示[4]し，作業中のグルタルアルデヒドの濃度が 0.05 ppm を超えないよう具体的な対策を示している．

消毒薬が直接皮膚に触れると化学的熱傷を起こすことがある．作業にあたるスタッフは，マスク（活性炭入りなど），ゴーグル（フェイスシールド），ビニールエプロン，アームカバー，キャップなどを装着して作業にあたらなければならない．いずれの高水準消毒薬も刺激性が強いことに加え，現状の内視鏡室は環境整備や曝露対策が不十分なところも多く，洗浄・消毒にかかわるスタッフは消毒薬による何らかの症状を訴えているのが現状である（ポイント④）[5]．

C 内視鏡の洗浄・消毒

消化器内視鏡を介した感染報告が集積してきたことにより洗浄・消毒の重要性は徐々に認識されるようになった．1990 年代より国内外において内視鏡の洗浄・消毒に関するガイドラインが制定されてきたが，いずれのガイドラインにおいても，洗浄の重要性（ポイント⑤）が強調され，高水準消毒薬を使用した消毒を推奨している．ここでは，日本消化器内視鏡技師会安全管理委員会編の内視鏡の洗浄・消毒に関するガイドライン第 2 版[6]に基づいた具体的な方法について解説する．

1 ベッドサイド洗浄

①検査終了後スコープの外側に付着した粘液，血液などの汚染物質をガーゼで拭き取る．

> **ポイント⑤　洗浄の重要性**
> - スコープによる感染を防止させる方法のなかで最も重要なことは洗浄である．
> - 内視鏡に付着した 10^6 個/mL の細菌汚染を十分に洗浄することで 10^2 個以下に菌を減少させる（日本消化器内視鏡消毒委員会）．
> - 洗浄のなかで重要なポイントは，手洗い/ブラシによる洗浄である．
> - 自動洗浄機を使用する場合でもスコープ全体の手洗いを省略してはならない．

> **ポイント⑥　送気・送水チャネル洗浄アダプター**
> 検査中に送気管路内に逆流した汚染物質を送気だけでは洗い流すことができない．送気・送水チャネル洗浄アダプターを装着することで洗浄が可能となる．

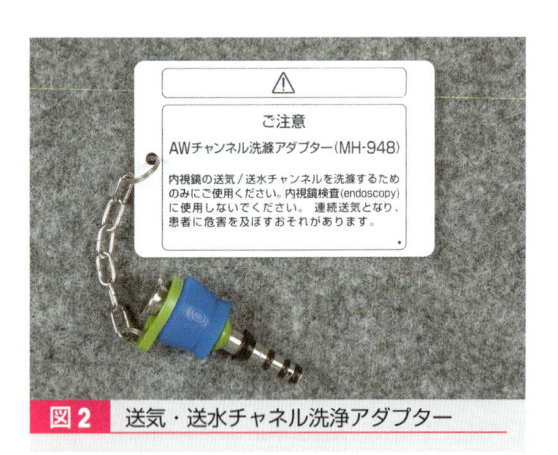

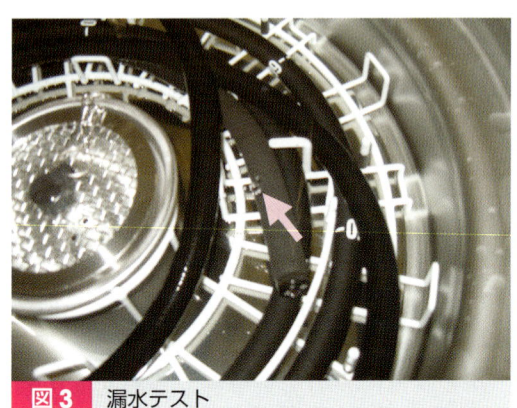

図2　送気・送水チャネル洗浄アダプター

図3　漏水テスト
A ゴムからのピンホール．気泡が連続的に出ている（矢印）．

②送気送水ボタンを外し，送気・送水チャネル洗浄アダプター（**図2**，**ポイント⑥**）を装着し送気送水管路に逆流した血液や粘液，腸液などの洗浄をする．酵素洗浄剤 200 mL 以上を吸引する．有機物を固着させてしまうため消毒薬の吸引は行わない．

② 漏水テスト

図3を参照．
③防水キャップを取り付ける（電気コネクター部，ズームコネクター部に装着）．漏水テスターを取り付け，スコープ全体が十分浸漬できる水面下でスコープを観察する．アングルを動かし湾曲部から連続して気泡が発生しないことを確認する．

ピンホールを確認した場合は，洗浄・消毒工程を中止し，メーカーの指示に従う．そのまま洗浄・消毒を続けることにより内視鏡内部への浸水が進み重大な修理につながるケースもあるためである．

③ 洗　浄

④スコープの洗浄には水の跳ね返りの少ない深さで広めのシンクが望ましい．酵素洗浄剤とスポンジを用い内視鏡全体の外表面を洗う．操作部や挿入部は汚染度が高いため，ていねいに洗浄する．側視鏡などの鉗子起立装置は，構造が複雑で洗浄がむずかしい．鉗子起立装置を前後に動かしブラシを用いて装置背面も洗浄する．この場合加圧した洗浄水も有用である．鉗子起上パイプには，廃液がきれいになるまで送水をする．

図4 ブラッシング

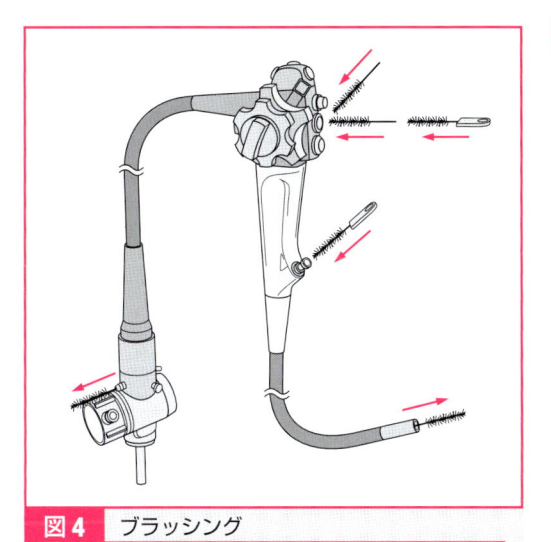

⑤付属部品の洗浄

　鉗子栓，送気・送水ボタン，吸引ボタンはスコープより外し洗浄する．ボタン類は穴内もブラッシングする．鉗子栓は，構造が複雑（凹凸が多い）なため汚染度も高い．ふたを開けブラッシングと揉み洗いをする．

⑥鉗子チャネルブラッシング

図4 を参照．

　ブラッシングは，チャネル内に残留した汚染物を落とすための有効かつ重要な手段である．流水下，または，酵素洗剤に浸漬した状態で行う．専用のブラシを用い，a）吸引シリンダーから吸引口金まで，b）吸引シリンダーから鉗子出口まで，c）鉗子入口から鉗子入口分岐部まで3方向行う．吸引シリンダーと鉗子栓口金は，専用の毛足の長いブラシを用いる．先端から出てきたブラシは，毎回流水下で揉み洗いする．ブラシの磨耗，ワイヤーの折れがあるものは使用しない．ブラッシングの回数は，目に見える汚れがなくなるまで行う．

④ 酵素洗浄剤浸漬

　⑦適正な濃度の酵素洗浄剤溶液の中に内視鏡全体を浸し，管路プラグと注入チューブを用い

ポイント ⑦ 最低有効濃度（MEC）の確認

微生物や有機物との接触，洗浄水による希釈，化合物の経時的な劣化により，高レベル消毒薬の有効性は徐々に低下する．
MECは，少なくとも使用日ごとに確認し，使用回数が多い場合は頻回に確認する．

内視鏡の管路内に十分に酵素洗浄剤を満たす．酵素洗浄剤は，35～40℃で最も酵素活性が高まり，効果的な洗浄が期待できる．

⑤ 洗剤のすすぎ

　⑧内視鏡の外側は流水下で，チャネル内は管路プラグと注入チューブを用い，残存付着物および洗剤を洗い流す．付属品も十分な量の水ですすぐ．

⑥ 消　毒

　⑨水分をふきとった内視鏡全体を有効濃度（**ポイント⑦**）の高水準消毒薬に，規定時間浸漬する．鉗子チャネル内など管路内は管路プラグと注入チューブを用い消毒剤を十分に満たす．鉗子栓はふたを開き（閉じたままでは，消毒薬に十分接触できない），吸引ボタン，送気送水ボタンも浸漬する．

　ふたつき容器を用いる場合は消毒薬の曝露に気をつける．

⑦ 消毒薬のすすぎ

　⑩十分な流水下で内視鏡の外側を洗い流す．チャネル内は，管路プラグと注入チューブを用いすすぐ．不十分なすすぎにより薬剤が残留し，腸粘膜に炎症を起こした報告がある．

⑧ アルコール注入

⑪鉗子チャネル内に 10 mL 以上のアルコール（消毒用エタノールやイソプロ 5％加）を通す．アルコール消毒は管路内の水分乾燥を促す保管前に必須の工程である．アルコールはグルタラールに抵抗を示す抗酸菌にも有効であるため，グルタラールを使用して消毒した場合は毎回必ずアルコール注入を行う．

⑨ 乾燥・保管

⑫消毒後のスコープの水分をていねいに拭き取り管路内の水分は吸引する．保管上の重要なポイントは乾燥である．残留した水分は，細菌の増殖を招く危険性がある．防水キャップや鉗子栓，送気・送水ボタン，吸引ボタンはスコープ本体に装着しない．アングルはフリーにして保管する．

硬度調整機能のある内視鏡は，挿入部が最もやわらかい状態で保管する．

保管場所は，乾燥した清潔な場所が望ましい．キャリングケースには保管しない．

保管庫も定期的な清掃をする．

⑩ 自動洗浄装置

自動洗浄装置は再処理工程を標準化し，洗浄従事者の高レベル消毒薬の曝露を少なくする．①〜⑧までの工程後，洗浄装置を使用する．自動洗浄装置では，手洗いと同等の洗浄効果は期待できないため，自動洗装置を使用するときも手洗いによる洗浄やブラッシングは必ず行う．使用回数により消毒薬は濃度が低下するため，濃度管理は重要である．洗浄装置内の消毒を要する機種もある．洗浄装置のフィルター交換や送水タンクなどのメンテナンス（ポイント⑦）も定期的に行うことが大切である．

D 内視鏡処置具の再処理

p.39 の 図1 を参照されたい．

内視鏡の検査や治療で使用される処置具は，クリティカルな器材に分類されるため滅菌されたものを使用する．

① リユーザブル処置具の洗浄と滅菌方法

ここでは再使用可能な処置具について述べる．ディスポーザブル（単回使用）処置具は再使用しない（ポイント⑧）．

①使用した処置具はただちに酵素洗浄剤入り容器に浸漬する．

②超音波洗浄（周波数：38〜47 kHz，出力 100 W で 30 分）[7]：

スネアなどのように分解できる処置具は分解する．

管腔の中にも酵素洗浄剤を注入する．超音波の振動を伝わりやすくするためである．

酵素洗浄剤を入れた超音波洗浄器で洗浄する．超音波洗浄時間は 30 分を厳守する．

ポイント⑧ ディスポーザブル製品（単回使用処置具）

機能性が保証できないこと，洗浄ができない構造のため感染のリスクが高い，などの理由から，再処理，再使用してはならない[8,9]．

洗浄槽内にたくさんの処置具を入れすぎると，超音波が十分に伝わらず，効果が期待できない．

③水洗い（すすぎ）：

超音波洗浄で剥離された汚染物を洗い流す．

流水下で十分な量ですすぐ．管腔内もシリンジを用い十分にすすぎを行う．

汚れが残っている場合は取り除く（スネアの先端部に組織片が残存していることもある．歯ブラシなどで取り除く）．

④潤滑剤処理：

すすぎの水分を除いた後に，処置具の作動を円滑にし，処置具の寿命を延ばすために，規定濃度に希釈した潤滑剤（水溶性タイプや乳化タイプ）に浸漬する．

管腔内にもシリンジで潤滑剤を通す．

処置具に付着した潤滑剤をタオルでふき取る．

散布チューブのように作動部分がないものはこの作業は不要である．

⑤高圧蒸気（オートクレーブ）滅菌：

水分を除いた後，あるいは十分に乾燥した後，分解してあった処置具は組み立てて，1本ずつ滅菌パックに封入し高圧蒸気滅菌を行う．

滅菌パックに入れる前にスムーズに動くか，外見の異常がないかの確認を必ず行う．

高圧蒸気滅菌は，環境や作業者に優しく安価であり，浸透性にすぐれ処置具の深部まで滅菌効果がある．

処置具の再処理作業は，処置具を点検するよい機会でもある．洗浄作業の中で，スネアなどの変形やほつれ，スネアシースの破損，亀裂などの確認もする．

② ディスポーザブル製品

再処理，再使用せず，1回の使用で廃棄する（ポイント⑧）．

③ 洗浄・消毒後の使用物品・機器・付属品の管理

シンク（洗浄槽）は十分な洗浄を行う．スポンジ，ブラシは洗浄後乾燥させておく．シンクに敷く衝撃防止用マット（シリコンマットなど）も洗浄後乾燥．処置具用超音波洗浄器槽内は，酵素洗浄剤を廃棄後，水洗・乾燥させる．

自動洗浄装置は付着している水分を拭き取り，ふたを開けておく．水道栓は必ず閉める（浸水事故防止のために重要）．

送水タンクの取り扱いについてはポイント⑨を参照されたい．

ポイント⑨ 送水タンクの取扱い

送水タンク内の水は水道水で問題ないが，易感染患者の場合は滅菌水を用いる．タンク内の水は毎日交換する．タンクは週1回程度滅菌をする．1日の検査が終了したら水を廃棄して乾燥，保管する．

E 内視鏡の洗浄・消毒の質の保証

① 履歴管理

2004年に米国で発行された「消化器内視鏡洗浄における各種学会統合ガイドライン」[10]の中に「患者名，診療録番号，手技名，術者，内視鏡シリアルナンバーや内視鏡を特定できる記号，内視鏡洗浄装置使用の有無についての検査記録簿を作成し，1回ごとに記録する．この記

録は，アウトブレイクが起こったときの一助となる」として履歴を残すことを推奨している．

1本の内視鏡が，担当者○○により施設のマニュアルどおり再処理のプログラムを実施され，高水準消毒が達成された，という証明を残そうという取り組みも注目されている．この取り組みは証明を残すだけでなく，洗浄担当者の責任感や意識の向上にもつながっている．

また医療従事者のみならず受検者の感染対策意識も向上してきており，内視鏡機器が安全に再生処理されているかどうかの関心が高くなっている．

洗浄履歴（**ポイント⑩**）管理で確認すべき項目として，使用したスコープナンバー，洗浄者（手洗い洗浄者），洗浄装置ナンバー，消毒液濃度確認，漏水テスト，洗浄機の回転回数，洗浄開始時間，アルコールフラッシュ，フィルター交換，洗浄装置の管路消毒，などがあげられる．洗浄機に履歴管理機能をつけたり，電子カルテとリンクさせたりしたメーカーの取り組みも積極的に行われている．

> **ポイント⑩　洗浄履歴**
>
> 米国，ドイツ，フランス，オランダ，デンマーク，英国などのガイドラインに記されている．なかでもフランスは，洗浄履歴を義務付けている．洗浄履歴が不備の場合は医療報酬請求不可となるドイツや，不適合の場合は業務停止・閉鎖の可能性ありというフランスのように厳しい罰則がある国もある．

2 ガイドラインに対しての質の保証

a 年1回の培養検査

日本消化器内視鏡学会消毒委員会は施設ごとに年1回は無作為抽出した内視鏡機器，処置具について，表面や鉗子チャネルなどの一般細菌の培養検査を行い，抽出するスコープは施設で使用している全機種を対象として行うことを強く推奨している[11]．

b 教育

内視鏡機器の再処理の担当者は，その責任の重要性を理解し実践できる者であること．機器の取り扱い説明書やガイドラインを熟読し，各施設における洗浄・消毒のマニュアルどおりの作業ができるか，定期的な確認と感染管理の基本的な知識，洗浄・消毒の知識，洗浄剤や高水準消毒薬などについて継続的な教育が重要となる．

2008年5月に「消化器内視鏡の洗浄・消毒マルチソサエティガイドライン」が3部会合同で作成されたが，本項で引用している文献と内容としては同じである．

文献

1) Schreiber GB et al：The risk of transfusion-transmitted viral infections. The Retrovirus Epidemiology Doner Study. N Engl J Med **334**（26）：1687, 1996
2) Spaulding EH：Chemical disinfection of medical and surgical materials. Lawrence CA, Block SS eds：Disinfection, Sterilization and Prevention. Lea & Febiger, Philadelphia, 1968
3) 佐々木亨ほか：グルタルアルデヒド製剤の適切な使用法．総合消化器ケア **6**（3）：51−59, 2001
4) 医療機関におけるグルタルアルデヒドによる労働者の健康障害防止策，厚生労働省基準局発第0224007号
5) 日本消化器内視鏡技師会安全管理委員会：内視鏡安全管理委員会レポート．日消内視鏡技会報 **38**：92−94, 2007
6) 日本消化器内視鏡技師会安全管理委員会：内視鏡の洗浄・消毒に関するガイドライン，第2版，日消内視鏡技会報 **32**：96−82, 2004
7) 勝又伴栄，木下千万子：生検鉗子の安全性と経済性．オリンパス社パンフレット．
8) Martin S, Favero MS：シングルユース器材の再使用についての諸問題．月刊ナーシング **20**（2）：50−56, 2000
9) 日本消化器内視鏡技師会安全管理委員会：消化器内視鏡用シングルユース器材の再使用問題を考える．消化器ケア **6**（4）：71−58, 2001
10) Multi-sociaty guideline for reprocessing frexible gastrointestinal endoscopes **58**（1）：1−8, 2003
11) 小越和栄：消化器内視鏡機器洗浄・消毒法ガイドラインと世界学会 Minimal Standards について．Gasteroenterol Endsc **41**：220−222, 1999

B. 内視鏡看護の水準を保ち，さらにアップするために

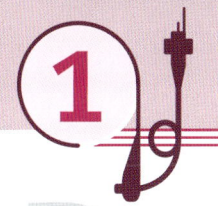

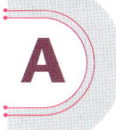

1 教育と水準管理

A 内視鏡における教育

内視鏡における教育とは，ナイチンゲールの言葉にあてはめると「患者に必要な内視鏡看護が，一分一刻たりともおろそかにされることのないように，スタッフ全員が実践できるように教育体制を整えておくこと」である．

新卒者やスタッフの異動があっても，内視鏡看護の質を落とすわけにはいかない．

そのためには教育が重要である．

教育には，大きく分けて，患者教育，スタッフ教育，新人教育，安全教育がある．この項では新人教育とスタッフ教育について述べる．

1 新人看護師の特性

新人教育の特性を以下にまとめる．

内視鏡部門に配属された新人看護師のリアリティショックは，非常に大きいことを理解しておくことがまず大切である．

a 業務のイメージと実際のギャップ

内視鏡室に配属されたある新人看護師の思いを聞いてみると，「まず，内視鏡という言葉をきいても頭の中は？？マークだった．以前にスコープを見たのは実習で1回だけ．内視鏡室に配属されて働き出したとき，もともと病棟勤務が希望で看護師の仕事は患者の療養の世話や日常生活の援助と考えていただけに，『私はここで何をしているのだろう，こんなはずじゃなかったのに』と思った」というように，とまどいを覚えた人が多い．

b 経験したことのないことが多い

病棟と違い，内視鏡は機器や処置具の取り扱い，生検，ポリープ切除など，経験したことのない業務が多く，覚えることも多い．使用頻度の高い生検鉗子の取り扱いを例にとっても，鉗子の長さに翻弄され，採取検体の取り扱いにあせりを覚えたりする．

c 慣れないという悩みがある

学生時代は看護にかかる時間より「内容」が中心であった．内視鏡部門では，時間に追われ，スピーディに業務をこなしていかなくてはならないため，患者とのかかわりが短時間の看護場面が多い．そのため，慣れない・適応できない，という悩みを抱えることになる．

2 内視鏡における新人教育

新人看護師が，内視鏡室という部署の特殊性を理解し，看護チームの一員として，患者に安全・安楽・安心で確実なケアを提供できることを目的に，プリセプター・チューター制による新人教育を導入した．

入職後最初の6週間は，3，4年目の看護師がプリセプターとしてマンツーマンで新人を受

け持ち，かかわる．

その後は，「新人看護師はみんなで育てる」という考えのもとで，チューター制へ移行する（チューターとは検査・治療時の受け持ち看護師のことである）．プリセプターによるマンツーマンの指導は終了するが，引き続き1年間を通して，相談役としてかかわっていく．

3 新人教育に求められるもの

新人教育に求められるものは，
1) 実践能力の育成，2) 問題解決能力や自己教育能力の育成である．

a 実践能力の育成

(1) 体験的知識

経験のなかに埋め込まれており，体験を通じて初めて獲得される知識である．

(2) 直感的判断

とっさに全体的状況の意味を理解し，感覚的な気づきによって効果的な判断を導く．経験の積み重ねによって磨かれていく能力である．たとえば，

- 生検鉗子の取り扱い→体験を重ねると長い生検鉗子を効率よくスムーズに取り扱えるようになる．
- 以前は，生検時に医師に言われるままでしかなかった操作が，組織をつかんだ感覚を感じられるようになった．また，出血があれば，止血が必要か直感的に判断がつき準備ができるようになった．

b 問題解決能力や自己教育能力の育成

新人は，人間的な成長を通じて，創造・自己実現の育成が大切である．そのために，結果だけにとらわれず，
1) 新人の学習過程を重視する，
2) 新人の可能性を最大限に引き出す，

表1 新人教育計画目標

1	知識・技術が習得できる．
2	チームの一員として自覚し，メンバーの役割を果たすことができる．
3	検査・治療を受ける患者の病態生理・心理を知り，かかわることができる．
4	社会人として，職務に対する責任と意欲をもつ．

3) その成果を保障するために支援する．

4 新人教育計画

著者らの施設の新人教育計画目標を表1に示す．

この目標にもとづいて，教育計画や内容，チェックリストを活用して指導を行い，年度末には評価表などを用いて，師長や主任，教育担当者と次年度のプリセプターになる看護師を交えて見直しを行う．

年間教育計画を表2に示す．そのなかの第1期の計画を表3に示す．

チェックリストは，検査・処置マニュアルを基準に，新人の行動にあわせて作成する（表4～表7）．

5 新人教育の効果的な運用

新人教育を効果的に運用していくポイントについてまとめる．

a 節目ごとのゴールを明確にする

新人の成長の度合いが本人や周りのスタッフにもわかり，不足の部分が明らかになる．

段階ごとの面接を行い，新人やプリセプターへの指導や支援の機会にする．

b 指導内容の標準化

指導内容を標準化することは看護の質の保証

表2 新人看護師年間計画

各期	第Ⅰ期（日常業務が理解できる）		第Ⅱ期（一般看護が円滑に遂行できる）				
月	4月	5月	6月	7月	8月	9月	10月
院内研修	ウェルカム研修	BLS研修	集合研修（ワイワイトーク）				集合研修（体位変換）
業務計画	上部消化管検査・下部消化管検査のマンツーマン指導	大腸EMRのマンツーマン指導	X線を伴う内視鏡検査・治療 ERCP	経皮的検査 肝疾患			
スキルトレーニング	筋肉注射・点滴・採血・酸素・吸入・ME機器の取り扱い	シリンジポンプ・輸液ポンプ取り扱い	輸血の取り扱い				
スキルチェック		1回目					2回目
まとめ			第1期まとめ				第2期まとめ
面談	プリセプター・プリセプティ面談 1回/週 ワンクール終了ごと	プリセプター・プリセプティ面談 1回/週 ワンクール終了ごと	（第1期まとめ）師長・主任・1年目担当者を含め面談	新人看護師とチューター面談 1〜1.5ヵ月ごと			（第2期まとめ）師長・主任・1年目担当者を含め面談
勉強会	内視鏡機器・処置具取り扱い	ACLS		CPR	災害・防災訓練		
自己学習	上部・下部消化管の解剖・生理 疾患：MK, CK, GU, DU, UC, クローン, ポリープ 前投薬の作用・副作用	頭部・腹部の解剖・生理 透析シャント 薬剤：造影剤, 抗凝固薬, ボスミンについて	膵・胆・肝臓の解剖・生理 EVについて 薬剤：HSE, 硬化剤について				心臓の解剖・生理
プリセプティ 目標1：中央放射線部で必要な看護知識・技術が習得できる.	①感染防止についての学習を行い，清潔・不潔の区別ができる. ②機器・用具の使用目的がわかり，正しく準備・介助・片付けができる. ③上部・下部消化管の解剖・生理について学習を行い理解できる. ④頭部・腹部の解剖・生理の学習を行い理解できる.		①機器・用具の使用目的がわかり，正しく準備・介助・片付けができる. ②膵・胆・肝臓の解剖・生理の学習を行い理解できる.				
プリセプティ 目標2：看護チームの一員として自覚し，メンバーの役割を果たすことができる.	①内視鏡室の業務の流れがわかる. ②担当した検査・処置が指導のもとに責任をもって果たせる. ③検査・処置後の片づけが責任をもって行える.		①担当した検査・処置が責任をもって果たせる. ②検査・処置の片付けが責任をもって行える. ③状況に応じた適切な報告ができる.				
プリセプティ 目標3：放射線治療・検査を受ける患者の病態生理および心理を知り，看護が展開できる.	①依頼用紙・外来カルテからの情報の取り方がわかる. ②行った処置が記録できる.		①前情報（依頼用紙，入院・外来カルテ）および申し送りから患者の状態を知り，観察ポイントがわかる. ②観察したことが記録でき，申し送りができる. ③検査・治療を受ける患者とコミュニケーションがとれる.				
プリセプティ 目標4：社会人としての職務に対する責任と意欲がもてる.	①職業人としての気持ちを切り替え行動できる. ②自己学習に取り組むことができる. ③心身ともに自己の健康管理ができる. ④不安や悩み・ストレスなどを感じたとき，相談することができる. ⑤自分がわからないこと・聞きたいことが素直に表出できる.		①未経験項目について自主的に経験しようとする姿勢がもてる. ②看護行為に対して責任をもって行動する.				
プリセプター 入職約15ヵ月間は，プリセプターシップの教育体制をとる．その後は，チューター期で行い，指導は一緒に業務についたスタッフが行う．各期の振り返りや相談者として担当の新人看護師をサポートする．	①プリセプティとともに勤務し，指導を行う. ②プリセプティと話し合い，振り返りを行い目標を立てる.		①計画にあわせて必要時，面接を行う. ②指導方法について各指導担当者と情報交換を行う（計画の見直し）. ③チューター同士の話し合いを行いスタッフにフィードバックを行う.				

つづく.

表2 つづき

各 期		第Ⅲ期（個別性に沿った看護が展開できる）				
	月	11月	12月	1月	2月	3月
	院内研修			集合研修（事例討議）		
	業務計画		居残り業務開始	気管支鏡検査のマンツーマン指導		リーダー業務の経験
	スキルトレーニング					
	スキルチェック				3回目	
	まとめ		第2期まとめ		年間まとめ	
	面談	新人看護師とチューター面談 1〜1.5ヵ月ごと			リーダー開始前 師長・主任・1年目担当者を含め面談	（年間最終まとめ） 師長・主任・1年目担当者を含め面談
	勉強会	CPR			災害・防災訓練	
	自己学習	末梢神経系の解剖・生理		気管支・肺・胸膜・縦隔の解剖・生理		
プリセプティ	目標1： 中央放射線部で必要な看護知識・技術が習得できる.	①経験リストの（ ）以外の項目が習得できる. ②患者の緊急度にあわせて，物品の準備ができる. ③心臓の解剖・生理の学習を行い理解できる. ④呼吸器の解剖・生理の学習を行い理解できる.				
	目標2： 看護チームの一員として自覚し，メンバーの役割を果たすことができる.	①1日の検査の流れがわかり，メンバーの役割が果たせる. ②居残り業務の流れがわかる. ③リーダーを経験することにより，メンバーとしての役割を再認識できる. ④他のチームのメンバーと協力した仕事ができる. ⑤他部門・他職種との連携の必要性が理解できる. ⑥カンファレンスに問題意識をもって参加することができ，自分の意見が発言できる.				
	目標3： 放射線治療・検査を受ける患者の病態生理および心理を知り，看護が展開できる.	①患者情報から看護問題を抽出し，援助に結びつけることができる. ②行った看護を記録し，申し送りができる. ③行った看護の振り返りができる.				
	目標4： 社会人としての職務に対する責任と意欲がもてる.	①自己の問題点を明らかにできる. ②来年度に向けて自己の学習課題を見出せる. ③社会人としてのマナーが身につく.				
	プリセプター 入職約15ヵ月間は，プリセプターシップの教育体制をとる．その後は，チューター期で行い，指導は一緒に業務についたスタッフが行う．各期の振り返りや相談者として担当の新人看護師をサポートする.	①計画にあわせて必要時，面接を行う. ②チューター同士の話し合いを行い，情報の共有を行う. ③指導方法について各指導担当者と情報交換を行う（計画の見直し）. ④1年間の振り返りを行い，来年度へ引き継げるようにする.				

BLS：一次救命処置，basic life support，EMR：内視鏡粘膜切除術，endoscopic mucosal resection，ERCP：内視鏡的逆行性胆管膵管造影，endoscopic retrograde cholangiopancreatography，MK：胃癌，Magenkrebs（独語），CK：大腸癌，colon krebs（英語＋独語の造語），GU：胃潰瘍，gastric ulcer，DU：十二指腸潰瘍，duodenal ulcer，UC：潰瘍性大腸炎，ulcerative colitis，EV：食道静脈瘤，esophageal varices，ACLS：二次循環救命処置，advanced cardiac life support，CPR：心肺蘇生，cardiopulmonary resuscitation，HSE：高張ナトリウム・エピネフリン，hypertonic saline epinephrine.

■ 表3 ■ 新人看護師教育計画：4月～5月

第1週	放射線の基礎知識と防護方法指導 洗浄器取り扱い説明 洗浄・消毒の指導	午前：上部消化管内視鏡（前処置） 午後：下部消化管内視鏡	1日目見学
第2週		午前：上部消化管内視鏡（介助） 午後：下部消化管内視鏡	2日目からマンツーマン指導で実施
第3週	機器取り扱い説明 上部・下部内視鏡の構造	午前：上部消化管内視鏡（洗浄） 午後：下部消化管内視鏡	前処置 2週とも指導者と実施
第4週	クリップの操作指導	午前：上部消化管内視鏡（前処置） 午後：下部消化管内視鏡	
第5週	留置スネアの操作指導	午前：上部消化管内視鏡（介助） 午後：下部消化管内視鏡	介助 2週目から見守り
第6週	十二指腸内視鏡の構造 取り扱い説明	午前：上部消化管内視鏡（洗浄） 午後：下部消化管内視鏡	
6週以後	EUSの構造 取り扱い説明	十二指腸内視鏡（介助）EUS 午後：下部消化管内視鏡	前処置 見守り

EUS：超音波内視鏡，endoscopic ultrasonography．

■ 表4 ■ 新人チェックリスト：内視鏡洗浄，消毒

目標	1. 消毒・洗浄方法を理解し，確実に実施することができる． 2. 内視鏡スコープの安全な取り扱いができる．				
チェック項目		1週目コメント	2週目コメント	3週目コメント	4週目コメント
1. 消毒の必要性が理解できる 　消毒薬品名（OER，OER2，小物入れ）が言え，副作用がわかり，被曝防止ができる（マスク，ゴーグル，防水ガウンを着用し換気ができる）． 　消毒方法が言える． 　不潔・清潔の取り扱いができる． 　確実な手袋の装着ができる．					
2. 確実に内視鏡スコープの消毒ができる． 　消毒薬の交換の時期がわかり，正しく交換ができる． 　酵素剤やアルコールの残量を確認し，不足時には補充ができる． 　防水キャップ装着の確認ができる． 　吸引管路内のブラッシングができる（流水下2回以上行う）． 　スコープ全体のスポンジ洗浄ができる（2回以上行う）． 　送気や送水，吸引ボタンを流水下でピストン運動し，歯ブラシを使い洗浄できる． 　洗浄機へのセッティングが正しくできる． 　洗浄機を正しく操作できる． 　消毒後，スコープ外表面の水分をふきとり，各ボタンの取り付けが確実にできる． 　漏水検知を正しく行うことができる．					
3. 洗浄機の後片付けができる． 　吸引ができる． 　正しい場所に確実に収納ができる． 　レンズクリーナーで処理ができる．					
4. 内視鏡スコープ以外の物品の消毒ができる． 　第一洗浄をし，消毒液へ浸漬することができる． 　消毒後の片付けをすることができる．					
5. 内視鏡スコープや処置具の異常がわかり，異常時はリーダーに報告ができる．					
自己評価					

表5 新人チェックリスト：上部消化管内視鏡検査：前処置

チェック項目	1週目コメント	2週目コメント	3週目コメント	4週目コメント
1. 上部消化管内視鏡検査について理解する． 　目的がわかる． 　上部消化管の解剖生理が理解できる． 　主な疾患，症状について理解できる．				
2. 上部消化管内視鏡検査がスムーズに受けられるよう適切な準備ができる． 　プロナーゼ水の作製ができる． 　予定表より必要な注射剤(ブスコパン，グルカゴン）の数を確認し準備できる．				
3. 検査前の処置が実施できる． 　プロナーゼ水服用の目的を説明し与薬できる． 　緑内障，前立腺肥大，心疾患の有無を確認し，注射剤が選択できる． 　前処置の必要性を説明し，筋肉注射が実施できる． 　注射ごとに手指消毒を行い，感染予防に努めることができる． 　筋肉注射実施のタイミングがわかる．				
4. 検査についての説明ができる． 　キシロカイン咽頭麻酔の方法について説明できる． 　内視鏡スコープ挿入時の体位，体動制限，力の抜き方について説明できる． 　内視鏡スコープ挿入中の誤嚥防止について説明できる． 　あいき（げっぷ）の制限について説明できる． 　異常時の訴えの方法について説明できる． 　口紅の除去，義歯の除去，腹部を締め付けているものがないかの確認ができる． 　胃カメラ前に，他の検査の有無を確認し，終了しているかの確認ができる（腹部エコー，CT，採血）．				
5. 患者の情報収集ができる． 　検査申し込み用紙，問診表，外来カルテ，入院カルテ，予定表，本人などから情報収集ができる． 　患者の情報を介助看護師に申し送ることができる．				
6. カルテの準備ができる． 　当日のカルテの受診票，カルテ，会計用紙，申し込み用紙の取り扱いの方法がわかる． 　同意書の確認ができる． 　血圧，脈拍，注射薬品，施行方法，サインの記録ができる． 　カルテ，診察券を確認し，所定の位置におくことができる．				
7. 検査後の処置ができる． 　絶飲食の必要性がわかり，説明ができる． 　観察の場合と，生検の場合の違いがわかり説明ができる． 　生検を受けた患者にアドナの筋肉注射ができ，検査後の説明ができる． 　生検施行後の注射の注射薬品，施行方法，サインの記録ができる． 　会計用紙に正しく記入ができ，受付に会計ファイルを提出するように患者に説明できる． 　併科のあるカルテの処理が適切にできる． 　地域紹介患者の所見用紙の処理，患者への説明ができる． 　含嗽を行うときの注意事項が説明できる． 　他科診依頼が出たときのカルテ，伝票処理，患者への説明・配慮ができる．				
8. 検査の進行状況をみて入院患者を呼べる． 　患者を呼ぶ順番が判断できる（処置の有無，搬送方法の確認など）． 　病棟看護師から申し送りを聞き，介助看護師に申し送ることができる．				
9. 検体の取り扱いができる． 　検体と病理組織診断伝票のチェックができる（日付，患者氏名，検体個数の確認，採取部位，医師サイン，依頼科）． 　検体を病理検査室へ確実に提出できる．				
10. 後片付けができる． 　カルテと番号札を受付の所定の場所に返却することができる． 　更衣室の忘れ物チェック，整備ができる． 　残ったプロナーゼを破棄し，容器の洗浄ができる．				
自己評価				

表6 新人チェックリスト：内視鏡介助

チェック項目	1週目コメント	2週目コメント	3週目コメント	4週目コメント
1. 内視鏡スコープの準備ができる． 　内視鏡スコープの構造と取り扱い方法が理解できる． 　光源に正しくセットできる． 　吸引・送気・送水の点検とホワイトバランス*ができる． 　吸引・送気・送水が不十分なとき，原因を考え，報告することができる．				
2. 物品の準備ができる． 　必要物品がわかり，ワゴンの上に準備することができる（水，防水キャップ，噴霧器のし管，噴霧器，マウスピース，生検鉗子，散布チューブ，ピロリテック，つまようじ，4%キシロカイン）．				
3. 患者の準備ができる． 　患者を確認し，安全に検査台まで誘導できる． 　義歯除去，衣類を緩めたかを確認できる． 　咽頭麻酔時の介助ができる． 　患者が正しい体位がとれるよう，説明・介助ができる． 　プライバシーの保護や保湿に留意できる． 　検査台を上げる方法がわかり，上げることができる．また，患者が転倒しないように光源や内視鏡スコープなどに接触しないよう注意できる． 　検査における注意点やリラックスの方法などの説明ができる．				
4. 内視鏡スコープ挿入時の援助ができる． 　患者の頭元を支え，危険防止に努めることができ，体動が激しいときなど必要時に応援を呼ぶことができる 　適切な体位をとらせることができる． 　必要時マウスピースの固定ができる． 　不安の軽減を促す声かけや，タッチングなどの援助ができる． 　鼻呼吸の理解ができ，指導できる． 　誤嚥防止のため，唾液を飲み込まないように説明できる． 　あいき（げっぷ）はがまんしてもらうよう説明できる． 　内視鏡スコープに手をもっていかないように説明し，自己抜去防止に努めることができる．				
5. 生検時の介助・取り扱いができる． 　検体の重要性を認識できる． 　鉗子類を正しく取り扱うことができる（挿入前に開閉の確認を行い医師の指示に合わせて開閉ができる）． 　検体の有無を医師に伝えることができる． 　組織を濾紙にとり，ホルマリンスピッツ内に確実に入れることができる． 　病理組織診断伝票の取り扱いがわかる． 　スピッツに検体番号と患者名が正しく書ける．				
6. 色素内視鏡検査の介助ができる． 　検査の目的や方法，薬品について理解できる． 　必要物品が準備でき，適切に介助できる．				
7. ヘリコバクター・ピロリの検体が正しく扱える． 　ヘリコバクター・ピロリ菌について理解する． 　ピロリテック・テストキットの取り扱いがわかり，実施できる（30分後判定できていないとき，医師に声をかけることができる）． 　嫌気ポーターに迅速に検体を入れ，培地に付着させることができる． 　検体の取り扱いができる．				
8. 検査終了後の介助ができる． 　口腔内の分泌物を誤嚥しないように介助できる． 　安全に検査台をおろし，患者の移動が安全にできる． 　患者にねぎらいの言葉がかけられる． 　患者を室外に誘導し，前処置係に申し送りができる（採取部位・数，患者の状態など）． 　病棟患者の場合，病棟看護師へ申し送りができる．				
9. カルテの整理ができる． 　所見用紙の取り扱いができる． 　外来で併科のあるときのカルテ処理を前処置係に依頼することができる． 　看護記録が記せる．				
10. 物品の後片付けと次の準備ができる． 　使用した物品を，患者ごとにとりかえることができる（スコープ，噴霧器のし管，生検鉗子，マウスピース）． 　物品の補充ができる． 　病理組織診断伝票と検体を確認し，医師に検体の確認を依頼することができる． 　ベッドが唾液などで汚染された場合，水拭きし，アルコール清拭ができる． 　患者ごとに手袋の交換，手指消毒ができる．				
自己評価				

*：色調（白色の基調）の調整．

| 表7 | 新人チェックリスト：下部消化管内視鏡検査 |

チェック項目	1週目コメント	2週目コメント	3週目コメント	4週目コメント
1. 下部消化管内視鏡検査について理解する． 　目的がわかる． 　下部消化管の解剖生理が理解できる． 　主な疾患や症状について理解できる．				
2. 情報収集ができる． 　オーダー用紙，外来カルテ，入院カルテ，問診表，患者から情報収集ができ，全身状態の把握ができる（下剤服用量の確認，便の状態，CF経験の有無，既往歴，現病歴，交通手段，介助者の有無）． 　得られた情報を医師に伝えることができる． 　同意書の確認をすることができる．				
3. 検査の準備ができる． 　必要物品を定位置にそろえられる（アルファーマット，KYゼリー，キシロカインゼリー，RDガーゼ，サージョンガーゼ，ガスコン水，水用20P注射器，防水キャップ，スコープ清拭用ガーゼ）． 　内視鏡スコープのセッティングが正しくできる． 　生検の準備ができる（生検鉗子，濾紙，検体スピッツ，病理組織診断伝票）． 　前投薬の指示を確認し，準備ができる． 　カルテに血圧，脈拍，前投薬量，投与方法，サインが記録できる．				
4. 患者への準備ができる． 　検査について説明できる（下剤服用量の確認，便の状態，CF経験の有無，既往歴，現病歴，注射施行と副作用についての説明，検査所要時間，疼痛を伴うこと，疼痛時の表出，検査中の体位の保持，体動制限，必要時の体位交換，排ガスの必要性などについて）． 　更衣，注腸パンツ着衣（穴あき部を後ろにする）について説明し確認できる． 　前投薬の筋肉注射ができる．				
5. 検査の介助ができる． 　医師からの指示の体位がスムーズに整えられ，安全・安楽な体位が保持できる． 　疼痛の強い患者に適切な声かけができ，医師へ伝えることができる． 　医師からの指示のあった場合，用手圧迫が理解でき施行できる． 　生検介助が正しくできる． 　盲腸部まで挿入されたことを確認し，患者への説明ができる． 　ほかの看護師へ「到達した」ことを知らせることができる． 　プライバシーの保護と保温ができる． 　一般状態の観察ができ，異常時は医師に報告ができる．				
6. 検査終了時の説明ができる． 　ねぎらいの言葉をかけることができる． 　ふらつきなどに注意し，安全にトイレへの誘導ができる． 　行動基準に沿ったトイレの使用方法が説明できる． 　排ガスをすすめ，殿部の清拭が説明できる． 　生検を受けた患者にアドナの筋肉注射ができ，検査後の説明ができる． 　生検施行後の注射薬品や施行方法を記録し，サインができる． 　会計用紙の記入が確実にできる． 　患者に，会計ファイルを受付に提出することを説明できる．				
7. 検体の取り扱いができる． 　検体と病理組織診断伝票の確認ができる（日付，患者氏名，検体個数，採取部位，依頼科，医師のサイン）． 　検体を病理検査室へ確実に提出できる．				
8. カルテの整理ができる． 　所見用紙の取り扱い，終了後のバイタルサイン，状態が記録できる． 　看護記録ができる． 　併科のあるカルテ処理が適切にできる．				
自己評価				

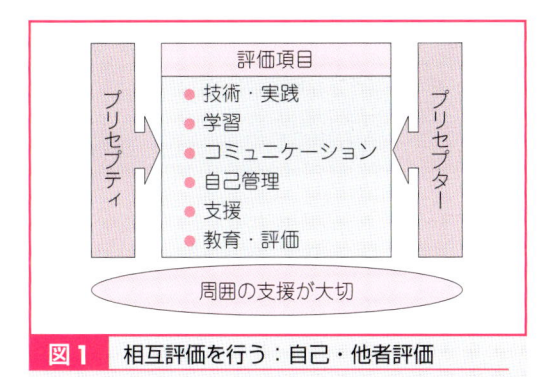

図1 相互評価を行う：自己・他者評価

になる．「人によって教え方が違う」という混乱を避けることは，新人のみならず，異動者にとっても大事なことである．

検査や治療マニュアル，標準看護計画を作成することで，統一した指導ができる．さらに，明文化されたものは，新人の自己学習の手引きにもなる．

c リストの活用

新人の指導には，チェックリストやスキルリストを活用することが有効である．

1）新人が行動できるように「具体的な内容」で作成しておく．

2）指導者も，指導した内容の確認がとれる．

3）スキルリストは，新人が1年間に必要なスキルの習得状況が評価できる．そのため，新人の個別性に合わせた指導や，未経験なスキルが把握でき，経験できていないスキルを積極的に経験させることにつなげられる．

6 相互評価を行う

プリセプターやプリセプティは，相互評価（図1）を行うことが大切である．

目標・役割に基づいたそれぞれの評価項目で自己評価・他者評価を行い，新人の成長や指導の成果をみつめ，振り返り，フィードバックし，今後の指導に活かしていく．

しかし，ここで大切なことは，新人教育をプリセプターだけに任せるのではなく，周囲からのタイムリーな支援を与えることである．「人はほめられることでのびる」といわれている．言葉によるメッセージをたくさんかけてあげる．プリセプターやプリセプティたちは，「評価されている・認められている」という実感がもて，自信につながっていく．

プリセプティの相互評価表を表8，表9に示す．

プリセプターに対しての相互評価を表10，表11に示す．

各期の振り返りの後，来期の課題をたてる．

7 相互評価の意義と効果

相互評価を行うことで得られる効果について記す．

1）プリセプターやプリセプティの成長の足跡がみえ，励みとなる．

2）新人の成果を具体的に明確に示すことができ，新人の主体的な努力や意欲につながる．

3）新人にとっては，学習計画や方法をみなおす機会にもなる．

4）プリセプターは指導すべき項目が明確になるため，新人指導の効率が上がる．

5）相互評価の結果から，たとえば，指導計画・内容に無理があったか，具体性に欠けていたか，などが検証できる．

6）問題が明確になるため，計画の修正を行うための根拠にもなる．

8 新人教育を成功させるポイント

a スタッフの根気と熱意

新人教育を成功させるポイントは，スタッフ全員の，根気と熱意である．プリセプターだけに任せて「私は関係ない」というのではなく，新人を育てることは，スタッフ全員にかかわる

■ 表8 ▶ プリセプティの自己評価：プリセプターへの提出用

評価スケール	5点：非常にできた　4点：わりにできた　3点：多少できた 2点：ほとんどできなかった　1点：全くできなかった			
	評価項目	Ⅰ期	Ⅱ期	Ⅲ期
技術・実践	1日のメンバーとしての業務の流れがわかる．			
	時間内に業務遂行するための時間配分の方法が理解できる．			
	清潔・不潔の認識ができる．			
	外来カルテや入院カルテから検査目的や内容を読み取ることができる．			
	患者についての情報は，何の，どこを見ればよいのかがわかる．			
	申し送りで聞かなければならないこと，伝えなければならないことがわかる． ●一般状態，現病歴，検査目的，酸素，点滴，同意書や指示書の有無，パス使用の有無，継続する看護． ●検査中の患者の状態，結果，検査後の指示，継続する看護．			
	申し送りやカルテから問題点を抽出できる．			
	検査・治療時のポイントをおさえた看護記録ができる．			
	経験リストに沿って，検査や治療の目的・方法を理解し，準備や介助，片付けができる．			
	その患者に苦痛があるかどうかを見きわめることができる．			
	患者の秘密保持ができる．			
	生命の危険の有無を判断できる．			
	急変時に，今何をすべきかを判断できる（優先度の判断）．			
学習	わからないことは何かを自覚でき，調べたり聞いたりすることができる．			
	新しい知識や技術を習得できる機会に，積極的にアプローチできる．			
	プリセプターといっしょに設定した各期の目標が達成できている．			
	行った看護に対して振り返りができる（初めてついた検査，困ったとき，問題があったとき，など）．			
コミュニケーション	言葉づかいや態度で患者に不快感を与えないように気をつけている．			
	職場の雰囲気に慣れ親しむことができている．			
	自分がわからないこと，聞きたいことを素直に表現できる．			
	リーダーへタイミングとポイントをおさえた報告ができる．			
自己管理	自己の健康管理ができる．			
	勤務表に沿って，生活リズムを調整することができる．			
支援	プリセプターとの関係を良好に保つことができる．			
	不安や悩み，ストレスなどを感じたとき，相談することができる．			
	学生時代に抱いていた理想と現実のギャップを明らかにして，プリセプターに話すことができる．			
	看護行為それぞれについて，助言を受け入れることができる．			
	看護師を続けようという気持ちが来期に向けてもてるようになってきた．			
備考	努力したところや今後の自分の課題など	Ⅰ期	Ⅱ期	Ⅲ期

■ 表9 ■ プリセプティに対する評価：師長や主任への提出用

評価スケール	5点：非常にできた　4点：わりにできた　3点：多少できた 2点：ほとんどできなかった　1点：全くできなかった			
	評価項目	Ⅰ期	Ⅱ期	Ⅲ期
技術・実践	1日のメンバーとしての業務の流れがわかっている．			
	時間内に業務遂行するための時間配分の方法が理解できている．			
	清潔・不潔の認識ができている．			
	外来カルテや入院カルテから検査目的や内容を読み取ることができている．			
	患者についての情報は，何の，どこを見ればよいのかがわかっている．			
	申し送りで聞かなければならないこと，伝えなければならないことがわかっている． ●一般状態，現病歴，検査目的，酸素，点滴，同意書，指示書の有無，パス使用の有無，継続する看護． ●検査中の患者の状態，結果，検査後の指示，継続する看護．			
	申し送りやカルテから問題点を抽出できている．			
	検査・治療時のポイントをおさえた看護記録ができている．			
	経験リストに沿って，検査や治療の目的・方法を理解し，準備や介助，片付けができている．			
	その患者に苦痛があるかどうかを見きわめることができている．			
	患者の秘密保持ができている．			
	生命の危険の有無を判断できている．			
	急変時に，今何をすべきかを判断できている（優先度の判断）．			
学習	わからないことは何かを自覚でき，調べたり聞いたりすることができている．			
	新しい知識や技術を習得できる機会に，積極的にアプローチできている．			
	プリセプターといっしょに設定した各期の目標が達成できている．			
	行った看護に対して振り返りができている（初めてついた検査，困ったとき，問題があったとき，など）．			
コミュニケーション	言葉づかいや態度で患者に不快感を与えないように気をつけている．			
	職場の雰囲気に慣れ親しむことができている．			
	自分がわからないこと，聞きたいことを素直に表現できている．			
	リーダーへタイミングとポイントをおさえた報告ができている．			
自己管理	自己の健康管理ができている．			
	勤務表に沿って，生活リズムを調整することができている．			

第Ⅰ章 総論

■ 表10 ■ プリセプターの自己評価：師長や主任への提出用

評価スケール	5点：非常にできた　4点：わりにできた　3点：多少できた 2点：ほとんどできなかった　1点：全くできなかった			
	評価項目	Ⅰ期	Ⅱ期	Ⅲ期
支援	プリセプティの抱く不安や恐れ，悩みを聴き，対処するように心がけた．			
	プリセプティが自分の気持ちを素直に表現できるような雰囲気作りを心がけた．			
	プリセプティが学生時代に抱いていた理想と現実の間のギャップを明らかにし，気持ちを受け止めるようにした．			
	プリセプティがほかのスタッフと信頼関係を築けるように働きかけた．			
	スタッフから期待され，大切にされていると感じられるように，積極的にプリセプティにフィードバックし，勇気づけた．			
	看護行為が思うようにできないのは，自分の能力不足と思われないように説明した．			
	がんばっていることを認め，師長や主任，ほかのスタッフに伝えた．			
	必要時には，師長や主任，スタッフの助言を得て，プリセプティの支援ができた．			
実践	原理・原則に基づいて，看護技術の手本を示した．			
	看護技術を経験する機会を積極的につくった．			
	病棟単位だけでなく，他部門（医師，放射線技師，リハビリテーション，栄養科，薬剤部，ケースワーカー，物品・清掃業者，サポーターなど）との連携が必要であることが理解できるように，他部門との連携方法を示した．			
	患者や家族とのコミュニケーションの方法を具体的に示した．			
	勤務時間内に業務を遂行するための，適切な時間配分のしかたを示した．			
	身だしなみ，言葉つかい，勤務態度などについて，職業人としての態度，マナーを示した．			
教育	プリセプティの学習ニーズを明確にして，必要な学習内容や学習方法を具体的に示した．			
	院内および部署の看護基準，看護手順，標準看護計画の活用のしかたを示した．			
	看護計画の立て方を具体的に示し，段階的に指導した（それぞれに評価する）． ●初期計画が立案できるように指導した． ●基礎疾患の看護計画が立案できるように指導した． ●担当患者を通して，個別的な看護計画が立案できるように指導した．			
	簡単なことから複雑なことへ，段階的にアプローチした．			
	学習目標の立て方を具体的に示した．			
	プリセプティの能力に応じた到達可能な目標が立てられるように，新人の目標設定を援助した．			
	プリセプティに，自分の看護を見せて，役割モデルを示した（自分の看護実践を観察させ，根拠を説明し，プロセスを教えた）．			
評価	そのつどの評価を行い，フィードバックした．			
	プリセプティが失敗したときは，それを受け止め，その原因についても話し合った．			
	スタッフからの評価を伝え，自信ややりがい，やる気をもてるように働きかけた．			
備考	努力したところや，今後の課題など．	Ⅰ期	Ⅱ期	Ⅲ期

表11 ▶ プリセプターに対する評価：師長や主任への提出用

評価スケール	5点：非常にできた　4点：わりにできた　3点：多少できた 2点：ほとんどできなかった　1点：全くできなかった			
	評価項目	Ⅰ期	Ⅱ期	Ⅲ期
支援	不安や恐れ，悩みを聴き，対処するように心がけてくれた．			
	自分の気持ちを素直に表現できるような雰囲気づくりを心がけてくれた．			
	学生時代に抱いていた理想と現実の間のギャップを明らかにし，気持ちを受け止めてくれた．			
	ほかのスタッフと信頼関係を築けるように働きかけてくれた．			
	スタッフから期待され，大切にされていると感じられるように，積極的にフィードバックし，勇気づけてくれた．			
	看護行為が思うようにできないのは，自分の能力不足と思わないように説明してくれた．			
	がんばっていることを認めてくれた．			
	必要時には，師長や主任，スタッフの助言を得られた．			
実践	原理・原則に基づいて，看護技術の手本を示してくれた．			
	看護技術を経験する機会を積極的につくってくれた．			
	病棟単位だけでなく，他部門（医師，放射線技師，リハビリテーション，栄養科，薬剤部，ケースワーカー，物品・清掃業者，サポーターなど）との連携方法を示してくれ，他職種間の連携が必要であることが理解できた．			
	患者，家族とのコミュニケーションの方法を具体的に示してくれた．			
	勤務時間内に業務を遂行するための，適切な時間配分の仕方を示してくれた．			
	身だしなみ，言葉つかい，勤務態度などについて，職業人としての態度，マナーを示してくれた．			
教育	学習ニーズを明確にして，必要な学習内容や学習方法を具体的に示してくれた．			
	院内および部署の看護基準，看護手順，標準看護計画の活用のしかたを示してくれた．			
	看護計画の立て方を具体的に示し，段階的に指導してくれた（それぞれに評価する）． ●初期計画が立案できるように指導してくれた． ●基礎疾患の看護計画が立案できるように指導してくれた． ●担当患者を通して，個別的な看護計画が立案できるように指導してくれた．			
	簡単なことから複雑なことへ，段階的にアプローチしてくれた．			
	学習目標の立て方を具体的に示してくれた．			
	到達可能な目標が立てられるように，目標設定を援助してくれた．			
	プリセプターが自分の看護を見せて役割モデルを示した（看護実践を観察させてくれ，根拠を説明し，プロセスを教えてくれた）．			
評価	1ヵ月半ごとに評価を行い，フィードバックしてくれた．			
	失敗したときは，それを受け止め，その原因についても話し合ってくれた．			
	スタッフからの評価を伝え，自信ややりがい，やる気をもてるように働きかけてくれた．			

Ⅱ期，Ⅲ期はチューター制になるため，1ヵ月半ごと担当者と話し合いを行うので，そのときに支援を受けたことを評価する．各期の振り返りの後，来期の目標を提出する．

ことだと，みんなが認識して協力し合う風土が最も大切である．そして，スタッフ全員が「人を育てる喜び」を感じながら，ポジティブにとりくんでいくことが重要である．

b 十分なフィードバックを与える

新人が行った行為に対しては，フィードバックを十分提供すること．

(1) プラスのストロークを忘れない

ストロークとは関心を示すことである．相手のよいところを積極的にみつけて承認し，ほめたり励ましたりしてサポートする（肯定的なストローク＝プラスのストローク）ことが大切である．

(2) 新人は「できること」と「できないこと」がよくわからない

「できない」ことはよくわかっているが，「できる」ことは人から言われないとなかなかわからないのが現実といえる．

うまくできるようになったことや，最初に比べてできるようになったことは「何か」をはっきり伝えることが大切である．

(3) 挑戦したことや努力したことを認める

新人の自信と自立につながっていく．

9 内視鏡におけるスタッフ教育

新人教育だけでなく，スタッフ教育も大切である．著者らの施設では，異動スタッフに対する教育は，「新人教育指導」に基づいて行っている．

1）異動スタッフは，看護経験を重ねていることが新人看護師と異なる点である．そのため，個人のモチベーションを落とさないようにかかわっていくことが大事である．

特に指導者は「できたことはほめること」．十分なコミュニケーションをとりながら，ケア・スキルの習得の確認をとっていくことである．

2）各スタッフの経験に応じた能力を発展させる．著者らの施設では，スタッフのキャリアアップの1つとして「内視鏡技師認定資格」の取得を勧めている．

3）内視鏡検査・治療の標準看護計画やマニュアルを作成する．作成していくプロセスのなかで，業務の見直しで「ムリ・ムダ・ムラ」が整理される．施設として統一した方針で，業務が展開できる．定期的な見直しで，現実に即したものに改良していくことが大切である．

4）講義，ディスカッション，学習会：
医師を交えての講義やディスカッションは，エビデンスに基づいたケア・スキルにつながる．また，内視鏡と病棟・外来の，共同の学習会を開催することも継続看護につながる．

大事なことは，スタッフ全員が，医療内容を正しく理解したうえで，患者の苦痛や不安を和らげる感性と技術を身につける必要がある．

B　医療水準

医療行為は，医療水準に合った注意義務を尽くして行われなければならない．内視鏡診療に関連する医療水準を規定する因子としては，内視鏡医師の経験・技量（指導医，認定医）や，施設に合った環境設備（酸素飽和度モニタリングの設置，酸素・吸引装置の設置，救急カートの設置）などに加えて，1）施設に合ったマニュアル，2）クリニカルパス，3）リスクマネージメントがある．また，日本消化器内視鏡学会で策定した「内視鏡の洗浄・消毒に関するガイドライン」も，まさに，医療水準を構成する指標である．

1　マニュアル

マニュアルは，従来は勘と経験に依存していた医療・看護を，誰が行ってもある一定の水準が維持できるように，日常的に施行する内視鏡手技と介助を標準化して，目に見えるようにするものである（表12）．

マニュアル作成と活用にあたっては以下の点に注意する．

1）スタッフ全員で勉強会を行い，その内容をふまえてマニュアルを作成する（表13）．

2）現状に即するように定期的に改訂する．

3）インシデント情報を共有・分析して，マニュアル改善につなげる．

2　クリニカルパス

クリニカルパスを作成・運用することは，内視鏡チーム全体の目的意識が顕在化され，目標に向かった効率のよい医療につながる（表14）．

表12　内視鏡における各種マニュアル

- 前処置マニュアル
- 前投薬マニュアル
- 検査・処置・治療マニュアル
- 内視鏡機器・処置具の取り扱いマニュアル
- 洗浄・消毒マニュアル
- 事故対策マニュアル

表13　マニュアル作成時のポイント

1	知識・技術・看護の標準化・均一化を図ること．
2	検査・処置・治療においても，一定の基準を明記する．
3	スタッフ全員が実践できるように具体的・詳細に明記する．
4	観察項目・手技・介助・看護において，可能な限りエビデンスを取り入れて明記する．
5	マニュアルに必要な内容：検査・処置・治療の目的，必要物品（機器，物品，薬品），前準備，検査・処置・治療における手順，後始末
6	マニュアルと「新人チェックリスト」を連動して活用できる．

表14　クリニカルパスのメリット

- 医療・看護の標準化が図れる．
- 医療内容が透明化し，スタッフ全員に理解を得やすい．
- エビデンスに基づいた実践ができる．
- 業務の「ムダ・ムリ・ムラ・モレ」をなくせる．
- インフォームド・コンセントに有用で，患者の医療参加が得やすい．
- 患者満足度の向上につながる．
- チーム医療が推進できる．
- 新人や医療スタッフの教育用ツールとして有用である．
- バリアンス分析により改良され，より安全な医療の提供に貢献できる．

表15 ▶ SHEL分析

当事者である人間（中心のL：Liveware）が最適な状態を保つためには4つの要因（S：Software, ソフトウエア）（H：Hardware, ハードウエア）（E：Environment, 環境）（L：Liveware, 他人）が影響していると考え，インシデントレポートを当事者とそれら4つの要因に分類して整理・解析する手法である．

5つの要因		
S（ソフトウエア）		マニュアルや規定など，システムの運用にかかわる，形にならないもの．
	例：	職場の慣習，読みづらい説明書，新人教育・マニュアルの有無
H（ハードウエア）		医療機器，器具，設備，施設の構造
	例：	原因器材，作業台，寝衣，履き物，補助具
E（環境）		物理的環境（照明，騒音，空調），仕事や行動に影響を与える環境
	例：	保管場所，業務範囲，労働条件，勤務時間，作業件数，仕事の困難さ，職場の発言しやすい雰囲気
L（他人）		当事者以外の人
	例：	事故・インシデントにかかわったほかのスタッフや他職種（心身状態，経験，知識，技術），患者・家族の要因，（年齢，安静度，ADL，疾患，薬剤，身体障害，心理）
L（当事者）		事故・インシデントにかかわった本人
	例：	心身状態，経験，知識，技術的問題，心理的要因
SHELモデルの図		H / S－L－E / L

3 リスクマネージメント

a インシデント・アクシデントレポート

インシデント・アクシデントレポートは，医療事故防止・安全管理において有効である．実際に発生した事例をレポートとして収集し，スタッフ全員で共有・分析・評価することで，再発を防ぐシステムを構築できる．さらに，医療・看護の効率化・標準化，インフォームド・コンセントの充実などにおいても有用である．

インシデントとは，医療現場で，誤った医療・看護行為が患者に実施される前に発見されたか，実施されたものの，結果として患者に悪影響を及ぼさなかったもので，いわゆる「ヒヤリ・ハット」と同義とされている．

一方，アクシデントとは「医療事故」に相当することばで，結果的に患者に不利益を与えてしまった誤った医療行為，と定義されている．

b SHEL分析

インシデントレポートの分析にはさまざまな手法があるが，内視鏡関連においてはSHEL（シェル）分析法（表15）が有用である．

B. 内視鏡看護の水準を保ち，さらにアップするために

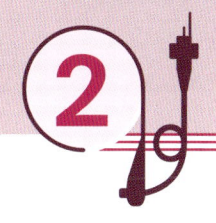

2 記 録

内視鏡部門における記録物には，問診表，説明用紙・注意書き，同意書，履歴管理記録（スコープ，機器，処置具類，洗浄・消毒など），スタッフ記録（勤務，研修，研究，健康管理など），看護（患者）記録などがある．それぞれ担当する職種が，それぞれの形式で記録に残すという方法が採られているが，現段階では推奨される方法や法規制はなく，各施設で独自の方法で記録されている．

看護記録は，4つに分類される内視鏡看護業務，「直接看護」「間接看護」「診療の補助業務・専門的看護」「管理」のうち，「間接看護」に含まれる．

1 看護記録とは

看護職者が記載する記録については法的な規定はされていない．しかし，医療法施行規則において看護記録は診療記録に含まれることや，入院基本料にかかわる看護記録として「1．患者の個人記録（経過記録，看護計画に関する記録）」の記録が義務付けられている．

日本看護協会作成の「看護業務指針」において，「看護実践の一連の過程は記録される」「看護実践の一連の過程の記録は，看護職者の思考と行為を示すものである．吟味された記録は，他のケア提供者との共有や，ケアの連続性，一貫性に寄与するだけでなく，ケアの評価やケアの向上開発の貴重な資料となる．（略）」と説明されている．看護記録（ポイント①）は看護実践の記録であり，記録の質は看護の質を表すものである．

看護記録の内容は医師の指示の実施に始まり，検査・治療の内容，ケアの実際，ケアの効果，患者・家族の反応などを書き残すことにある．広辞苑第4版によれば，記録とは，「のちのちまで残すために物事を書きしるすこと．また，その書きしるしたもの」とされる．たとえ完璧な看護活動を行っていても，記録に残さない限りそれらを行ったという証拠はなく，行わなかったとみなされても仕方がないのである．

この項では，内視鏡における看護記録の目的，方法，推奨される記録内容について具合的に述べる．

2 看護記録の目的

検査部門における記録の主な機能をあげる．
1) 内視鏡看護の実践を明示する，
2) 患者に提供する看護ケアの根拠となる，
3) 多職種による医療者間および患者・医療者間の情報交換のための手段となる，
4) 内視鏡看護の評価や質の向上のための資料となる，

ポイント① 看護記録

看護記録は，「看護師によって記載される，患者および看護活動に関する記録類の総称．公的診療記録の一部として五年間の保存が義務づけられており看護内容を法的に証明する資料となる．また看護研究や看護監査の資料としても活用される．」[6]である．

5）医療事故や医療訴訟の際の法的資料となる．

したがって，内視鏡における看護記録の目的は表1のようになる．

3. 看護記録の実際

検査前・中・後の看護活動とそれらに伴う記録の項目について述べる（表2，ポイント②）．

表1 ■ 内視鏡における看護記録の目的

- チーム間での情報伝達を行う．
- 患者ケアのチームスタッフ間での協働と継続ケアを保証する．
- ケアの質を示す．
- ケアのための情報を提供する．
- 医療費の請求を証明する．
- 医療者および施設を訴訟などから守る．

a 検査前

検査前には，既往歴や現病歴，内服薬などの必要項目を記載した依頼伝票を予約時に提出，当日は看護記録用紙などを用いて，短時間で，情報を的確に伝え，前処置を安全に行い，ショックや偶発症を防ぎ，より安楽に内視鏡検査・治療を終えるための条件を整える．そのためには，患者の検査データやバイタルサイン，アレルギーの有無，治療経験などを書き込めるチェックリストを使用したり，検査・治療前の患者問診，各外来・病棟から内視鏡室への申し送りが重要となる．

ポイント② 検査・治療部門での記録

指示の実施に始まり，検査・治療の内容，ケアの実際，効果，患者・家族の反応などすべてを書き残すこと．

表2 ■ 検査前・中・後の記録項目

	検査前		検査中		検査後
1	検査・治療に必要な問診表を用いた記録や承諾書の有無	1	患者一般状態とバイタルサイン，SpO2，酸素投与量の記録	1	患者一般状態とバイタルサイン
2	一般状態とバイタルサイン，患者情報 ● 既往歴と現病歴，内服薬（抗凝固薬の内容と中止日時の確認） ● 感染症・現病歴・異常データ・出血傾向の有無 ● 経口血糖降下薬，インスリン使用の有無	2	検査・治療内容の記録 ● 治療検査項目・看護問題点	2	継続した看護ケアとその結果
		3	生検部位と個数	3	行った看護ケアの内容とその結果
		4	治療開始時間・終了時間		
		5	検査医師名	4	注意事項用紙を用い説明したことの記録 →行った患者指導・教育と患者・家族の反応
3	前投薬の指示と医師のサインを確認	6	使用スコープの機種番号		
4	前投薬注射の内容と実施時間	7	予測された看護問題に対する結果と継続する看護ケアの内容		
5	予測される看護問題とそれらに対する看護ケア計画	8	行った看護ケアとその結果		
6	行った看護ケアとその結果				

表3 フォーカスチャーティング

F (Focus)	記録者が何に注目しているかを示すものであり，本文とは別に記録する．患者が抱える看護面・医学面の問題やそれに対するケア内容，目標などをフォーカスにする．
D (Data)	Fについての主観的・客観的情報（検査値やバイタルサイン，その他），観察データを記載する．
A (Action)	Fに対して行った看護介入（処置・治療・ケア）と今後の計画などを記載する．
R (Response)	実施した看護介入に対する患者の反応やアウトカム（結果）について記載する．

表4 POMR

S (Subjective)	患者の主観的な訴えを記載する．問題点や看護計画に関連した患者や家族の発言，それに準じた内容を書く．
O (Objective)	検査結果やバイタルなどの数値，看護職の客観的な観察・事実に基づく内容を記載する．
A (Assessment)	SやOに対する看護師の判断や思考過程がわかるように記載する．Pを導き出す根拠を示すことができる．
P (Plan)	Aに基づく今後の予定や計画を記載する．

b 検査中

検査中の記録では，検査中のバイタルサインの測定・看護ケアの内容，患者の前処置，咽頭麻酔・セデーション・嘔吐反射の有無，生検後の出血の有無など，事実を記入し，それに対してどういうケアを行ったか，ケアの結果はどうであったか，今後どうすればよいかも書き入れておくことである．

c 検査後

検査後では，患者の一般状態を観察し，麻酔などの影響を判断し，記録する．検査中に行ったケアと結果，また継続すべきケアについて，外来，病棟へ申し送れるよう記録を行う．検査後の注意事項などの説明や指導内容と，家族の反応や理解度についても書き残しておく．

4 記録の方式

記録の方式としては，記録内容と活用の範囲によって施設基準にのっとった記録であれば，メモやチェックリスト形式，ワークシート形式など，どのような方式を選択してもかまわない．また，検査部門だから特別な記録様式を開発しなければならないわけではなく，一般的な看護記録で用いられているフォーカスチャーティング，POMR（SOAP形式での記述方式．看護記録はPONRと呼ぶこともある）などの記録も十分活用可能である．

(1) フォーカスチャーティング

記録者が何にフォーカス（焦点）しているか伝わりやすく，短時間で記録できる．急性期の現場では使いやすいツールといえる（表3）．

(2) POMR

POS（problem oriented system）の記述方式である（表4）．

あらかじめ定められた看護計画がある場合には，その計画に沿って，主観的データや客観的データ，判断，計画を記録することが容易となる．

(3) 経時的経過記録

起こった事実のみを，かかわったすべてのスタッフが自分の見聞きした事実を客観的に提示し，経時的に記載しておくことができる．○時○○分：……と記載していく方法で，予期せぬ出来事が起こった場合などには，時間軸に沿って詳細に事実を書き記しておくことが求められる．

(4) クリニカルパス

内視鏡検査・治療においては，短時間で患者情報を把握し，手術にも匹敵する治療・処置の前・中・後に何より安全・確実にケアが遂行されるよう患者管理をしなければならない．縦軸にケア項目，横軸に時間軸を置き，ケアの内容が網羅され，ケアの転帰が明記されたクリニカルパスは内視鏡部門にとって使いやすく，有用な記録のツールといえる．クリニカルパスをうまく活用することにより，インフォームド・コンセントの充実やチーム医療の推進が可能であり，在院日数の短縮・教育オリエンテーション・医療の標準化ツールとして活用できることも広くうたわれている．

施設によっては，内視鏡検査・治療時のクリニカルパスに検査中を含めないものも散見されるが，これからの時代に，検査中記録は欠くべからざるものであり，それらは，別個のものとして管理されるのではなく，内視鏡検査・治療も含めて一連の記録として存在するべきであると考える．

(5) 電子カルテ

電子カルテにおいても，記録の方式は同様である．たとえば，バイタルサインは経過表，看護記録はフォーカスチャーティングやPOMRなどに切り替えて記録する方法や，内視鏡部門ならではの必要項目を網羅したテンプレートの

表5 5W1H

Who	誰が
What	何を
When	いつ
Where	どこで
Why	なぜ（どんな目的で）
How	どうやって

作成なども有用である．

5 記録するための工夫

検査部門では短時間で効率よく記録をしなければならないため，施設に定められた基準に従いつつ，さまざまな工夫は必要になる．たとえば，医師記録のなかに記録される内容は書かない，あらかじめ看護基準・手順やケース別の標準看護計画を定められ，その中で実践する看護ケアの内容がマニュアル化されていれば，逸脱した部分のみ書いていくという方法もある．これらのことが施設の中での記録の基準として明記されていればよい．

6 遵守すべきルール

(1) 明確な記録

最初にも述べたとおり，記録は後々まで残すものであり，部署を越えて活用されるものである．したがって，誰が見ても通用する共通言語で記録されなければならない．また，内容がわかりやすいように5W1Hで明確に記録されることが大切である（**表5**）．

そして，誰が読んでも誤解のないよう，事実を正確に，簡潔に，主観を交えずに客観的に書くことである．アセスメントに関しては，専門職として根拠をもって看護判断を示すことである．

定期的に施設内の記録の監査を受け，適切な表現がなされているか，必要な情報が網羅されているかを検討することも記録の質を確保する上で大切なことである．

(2) サイン
記録する看護師は自身の看護実践の記録をするわけであるから，必ず自身でサイン（自署）を残すことである．自身の氏名を記載することで，記録の責任が明確，つまりは看護実践の責任が明確化される．

(3) 有効活用
内視鏡看護における記録は，看護の実施の証明であると同時に，患者・家族への継続的なケアの保証を意図する．外来・病棟・内視鏡部門など部署を越えて記録を介した情報のキャッチボールや看護ケアのネットワークの構築も可能となる．繰り返し検査・治療を受ける患者・家族へのケアのツールとして，継続的なかかわりをも可能にする．記録は部署間でも部署内でも有効に活用したいものである．

看護記録は，実践した看護ケアを評価する資料ともなり，ケースカンファレンスやスタッフ教育，看護研究にも活用できる．これらをふまえ，看護記録が内視鏡看護の専門性の確立と向上に活用されていくよう望みたい．

文 献

1) 井部俊子，竹股喜代子：看護記録のゆくえ『看護記録』から『患者記録』へ，日本看護協会出版会，東京，2000
2) 市川幾恵，阿部俊子：看護記録の新しい展開，照林社，東京，2001
3) 阿部俊子：クリティカルパスとは何か．看護誌 62(6)：545-547，1998
4) 日本看護協会編：看護記録の開示に関するガイドライン，pp7-9，日本看護協会出版会，東京，2000
5) 日本消化器内視鏡技師会：内視鏡看護記録ガイドライン（案），日消内視鏡技会報 34：113-116，2005
6) 内薗耕三ほか監：看護学大辞典，第5版，メジカルフレンド，東京，2002

C. 内視鏡が使われる主な疾患の知識をもつ

消化管に発生する癌

　消化管に発生する癌細胞は，もともと正常な粘膜上皮細胞から変化してきたものであるから，癌の性質は発生した母地である組織の性質に類似する．たとえば，胃粘膜は胃酸や粘液を分泌する腺上皮（円柱上皮）で形成されているので，胃粘膜上皮から発生する胃癌はほとんどが腺癌である．同様に十二指腸，小腸，大腸（盲腸，虫垂，直腸を含む），膵，胆管，胆嚢は粘膜が腺上皮であるので，発生した癌は腺癌が主である．例外的に食道は粘膜が扁平上皮で覆われているので扁平上皮癌がほとんどだが，バレット（Barrett）食道（食道粘膜が炎症で円柱上皮に置き換わった状態）からは腺癌が発生する．また，まれな癌として肛門管に発生する肛門管癌は，肛門管上皮の上1/3が粘膜と移行上皮，下2/3が扁平上皮と複合的であるため，これらの組織を母地として腺癌，扁平上皮癌のどちらも発生する．

　生検組織診断にはグループ分類が用いられる．グループⅠ～Ⅴ（胃癌取扱い規約はローマ数字，大腸癌取扱い規約は算用数字）の5段階に分類され（p.125 **ポイント⑥**），通常Ⅰ～Ⅲが良性の扱いとなる．

　病理組織学的に，癌細胞の分化状態は，高分化型，中分化型，低分化型に分類される．一般的に，低分化になるほど悪性度が高いため，周囲へ浸潤しやすく，遠隔転移を起こしやすい．逆に言えば，分化度が高いほど浸潤傾向が低いので，たとえば粘膜切除の適応拡大は高分化型癌が中心に行われ，内視鏡治療後の判定で低分化型癌ではSM軽度浸潤では手術が考慮となるが，高・中分化型では経過観察となる．

　癌の進行度にはステージ分類が用いられる．癌の壁深達度とリンパ節転移の有無（癌に近いリンパ節から離れたリンパ節までを系統的に群分けしてある），腹膜転移，遠隔転移の有無などを考慮して，各消化器癌ごとにステージⅠ～Ⅳに分類されている．参考に胃癌のステージ分類（表1）を示す．ステージが大きいほど癌が進んでいることになる．

表1 胃癌のステージ分類

	N0	N1	N2	N3
T1	ⅠA	ⅠB	Ⅱ	
T2	ⅠB	Ⅱ	ⅢA	
T3	Ⅱ	ⅢA	ⅢB	
T4	ⅢA	ⅢB		Ⅳ
H1, P1, CY1, M1				

胃壁深達度	T1	癌の浸潤が粘膜（M）または粘膜下組織（SM）に留まるもの．
	T2	癌の浸潤が粘膜下組織を越えているが，固有筋層（MP）または漿膜下組織（SS）に留まるもの．
	T3	癌の浸潤が漿膜下組織を越えて漿膜に接しているか，またはこれを破って遊離腹腔に露出しているもの（SE）．
	T4	癌の浸潤が直接他臓器まで及ぶもの（SI）．
リンパ節転移	N0	リンパ節転移を認めない．
	N1	第1群リンパ節のみに転移を認める．
	N2	第2群リンパ節まで転移を認める．
	N3	第3群リンパ節まで転移を認める．
	H1	肝転移を認める．
	P1	腹膜転移を認める．
	CY1	腹腔細胞診で癌細胞を認める．
	M1	肝転移・腹膜転移および腹腔細胞診陽性以外の遠隔転移を認める．

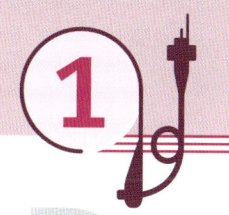

1 上部消化管の疾患――食道

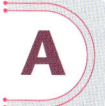

A 食道癌

1 食道癌とは

食道腫瘍には良性腫瘍と悪性腫瘍があり、これはさらに上皮性腫瘍と非上皮性腫瘍に分けられる。食道の悪性腫瘍で最も多いのが食道癌である。食道癌は上皮性腫瘍であり、その組織型では食道粘膜固有の上皮（扁平上皮）から発生する扁平上皮癌が最も多く、約95％を占め、残りの数％が腺癌などである。バレット食道は腺癌の発生母地として知られている。食道表在型癌は深達度が粘膜下層に留まるものと定義され、そのうち深達度が粘膜層に留まり、リンパ節転移を認めないものが早期食道癌と定義されている。

2 疫学, 好発部位

50歳以上の男性に多い。性差では、男性：女性が5：1と、圧倒的に男性に多い。60歳代に発症のピークがあり高齢者が多い。食道癌の危険因子としては、飲酒や喫煙、バレット食道などがある。食道癌の好発部位は、胸部中部食道が60％以上を占め最も多く、次いで胸部下部食道が多い。

3 症 状

食道に癌が発生すると、管腔の狭小化と運動障害のため食物の通過障害が生じる。したがって主な症状は、嚥下困難や嚥下痛、つかえ感、しみる感じなどである。発症初期から吐血することはない。癌が進行してより管腔の狭窄が強くなると、悪心や嘔吐、誤飲、体重減少を認める。さらに周囲臓器へ浸潤すると反回神経麻痺による嗄声、食道気管支瘻などをきたす。なお、発症初期と考えられる食道表在型癌においては40％程度は無症状である。

4 検査, 診断

a 内視鏡検査

腫瘍の存在と深達度および浸潤範囲の診断を行う（図1、図2、図3）。食道表在型癌発見のためにはわずかな隆起や陥凹、発赤をみのがさないようにすることが必要である。食道表在型癌の肉眼型には、表在隆起型、表在平坦型、表在陥凹型がある。頻度は表在平坦型が多い。

食道癌の内視鏡診断において、色素内視鏡検査は重要である。

ヨード（ルゴール）染色は、非癌部は食道扁平上皮内のグリコーゲンとヨードが反応して茶褐色に染色されるが、癌部は不染となることを利用している。ヨード染色により食道癌の広がりを正確に診断することができる（図2）。トルイジンブルー染色では、食道癌組織が露出しているところが青紫色に染色される。癌の深達度が深くなるにつれてより濃く染色されるため、深達度診断に用いられる。

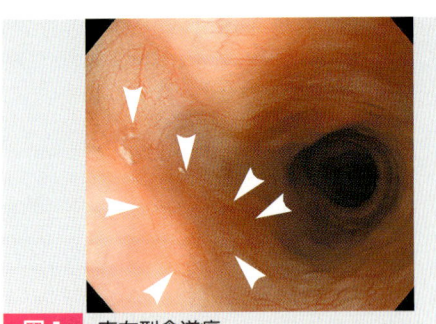

図1 表在型食道癌
表在平坦型（矢印），0-Ⅱc．矢ガシラで癌部を示す．

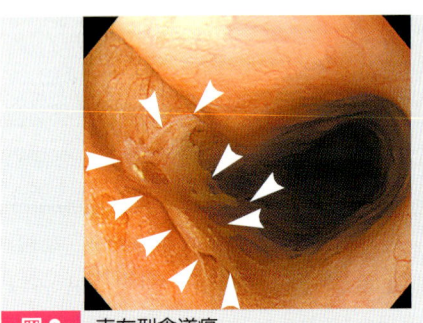

図2 表在型食道癌
ヨード染色．不染色（矢ガシラ）が癌部である．

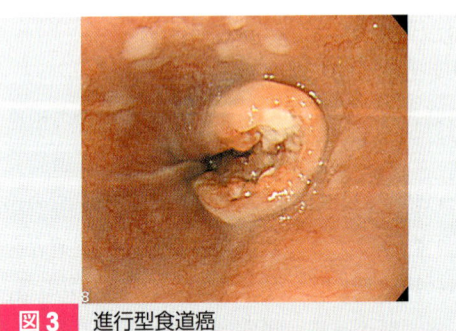

図3 進行型食道癌

b ▎超音波内視鏡

病変の深達度診断とリンパ節転移診断に有用である．

⑤ 治　療

食道癌の深達度，転移の有無，全身状態により，次の5つから治療が選択される．

ポイント① 食道ESD

食道ESD（内視鏡的粘膜下層剥離術）は，胃ESDに続いて2008年に保険収載され，現在普及しつつある．

食道表在型癌の内視鏡的切除術にはEMR（内視鏡的粘膜切除術）とESDがある．ESDの長所として，正確で大きな一括切除が可能なことや局所再発率が低いことがあげられる．一方，ESDの短所として，手技がむずかしいこと，処置時間が長いこと，穿孔などの偶発症が多いことが知られており，慎重な対応が必要である．

ポイント② 食道表在型癌の内視鏡的切除術の適応

絶対的適応：
　深達度が粘膜上皮（m1）や粘膜固有層（m2）までにとどまり，かつ癌の周在性が2/3以下である患者．
相対的適応：
　深達度が粘膜筋板（m3）や粘膜下層浅層（sm1）まで達する患者，もしくは癌の周在性が2/3から全周である患者．

1）内視鏡的切除術［EMR（内視鏡的粘膜切除術），ESD（内視鏡的粘膜下層剥離術）］．
2）手術．
3）放射線療法．
4）化学療法．
5）集学的治療．

食道表在型癌のなかでもリンパ節転移がない粘膜上皮（m1）や粘膜固有層（m2）までに留まる癌がEMRやESDの最もよい適応である．

EMR，ESDは低侵襲で根治が期待できるすぐれた治療法である（**ポイント①，②**）．外科的切除不能で狭窄症状の強い食道進行癌患者では症状を緩和するために内視鏡的にステントを留置することがある．

B 食道静脈瘤

1 食道静脈瘤とは

門脈圧亢進により，食道粘膜下静脈が側副血行路形成のため怒張，蛇行したもの．肝硬変によるものが最も多い．同時に胃噴門部の静脈瘤を合併することもある．

2 成因

門脈圧亢進時には，大循環系と門脈系を吻合している食道静脈瘤，腹壁静脈，痔静脈の3つの系が側副血行路として怒張してくる．通常はこれらの血管系の吻合は開存していないが，門脈圧が上昇したときには，側副血行路が形成され，これが食道静脈瘤となる．門脈圧亢進症の原因は，以下の3つに分けられている．

1) 肝前性：門脈血栓症など．
2) 肝性：肝硬変など．
3) 肝後性：バッド‒キアリ（Budd‒Chiari）症候群など．

3 症状

食道静脈瘤自体に症状はない．しかし，食道静脈瘤が破裂した場合の症状は吐血（新鮮血）であり，静脈性出血ではあるが，大量出血となり致死的となることも少なくない．食道静脈瘤があるような患者では肝硬変が進行していることが多く，肝不全による症状（腹水，黄疸など）を併発していることがある．

4 検査，診断

内視鏡検査は食道静脈瘤出血の危険因子予測のために不可欠なもので，占拠部位や形態，色調，発赤所見などが重要である．特に静脈瘤の表面に発赤所見（RCサイン：red-color sign）を認めるもの（図4）は出血の危険性が高い．日本においては食道胃静脈瘤内視鏡所見記載基準（表1）があり，それに準じて食道静脈瘤の内視鏡所見は記載される．

なお，食道静脈瘤は血管性病変であり，内視鏡的鉗子生検もEMRも決して行ってはならない．大出血を引き起こしてしまうからである．

5 治療

食道静脈瘤の治療としては，内視鏡的治療，外科的手術があるが，緊急時（出血時）を含めてまず内視鏡的治療が行われることが多い．内視鏡的治療の適応を以下に示す．これらはいずれも出血のリスクが高い．

1) 出血中ないし出血の既往（赤色栓，白色栓）のある静脈瘤．
2) F2以上の静脈瘤．
3) RC2以上の静脈瘤．

a 出血時

静脈性出血ではあるが，大量出血となること

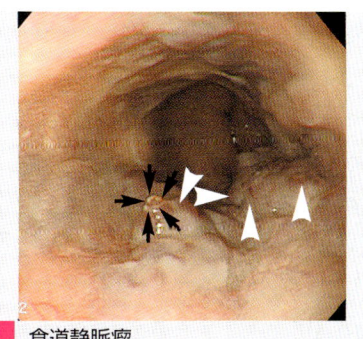

図4 食道静脈瘤
多数のRCサイン（矢ガシラ）と赤色栓（矢印）を認める．

表1 食道胃静脈瘤内視鏡所見記載基準

判定因子		記号		細分
1	占拠部位	L	Ls	上部食道まで認める静脈瘤
			Lm	中部食道まで及ぶ静脈瘤
			Li	下部食道に限局した静脈瘤
			Lg-c	胃噴門部に限局する静脈瘤
			Lg-f	胃噴門部から胃穹窿部に連なる静脈瘤
2	形態	F	F0	治療後に静脈瘤が認められなくなったもの
			F1	直線的な比較的細い静脈瘤
			F2	連珠状の中等度の静脈瘤
			F3	結節状あるいは腫瘤状の静脈瘤
3	基本色調	C	Cw	白色静脈瘤
			Cb	青色静脈瘤
4	発赤所見	RC	*発赤所見にはミミズ腫れ (RWM)，チェリーレッドスポット (CRS)，血マメ (HCS) の3つがある．	
			RC0	発赤所見をまったく認めないもの
			RC1	限局性に少数認めるもの
			RC2	RC1とRC3の間
			RC3	全周性に多数認めるもの
5	出血所見		出血中の所見	湧出性出血 (gushing bleeding)
				噴出性出血 (spurting bleeding)
				にじみでる出血 (oozing bleeding)
			止血後間もない所見	赤色栓 (red plug)
				白色栓 (white plug)

[日本門脈圧亢進症学会編：門脈圧亢進症取扱い規約，第2版，pp37-50，金原出版，2004より引用，一部改変]

が多い．ただちに輸液をした後，必要に応じて輸血をする．診断・治療を兼ねてすみやかに内視鏡検査を行う．全身状態が悪く，内視鏡的止血が困難な場合はS-Bチューブ（ゼングスターケン・ブレークモアチューブ，Sengstaken-Blakemore tube）を挿入して圧迫止血を行う．

b 内視鏡的治療

怒張した静脈瘤内や粘膜下に硬化剤を注入する内視鏡的硬化療法（EIS：endoscopic injection sclerotherapy）と，静脈瘤自体を輪ゴムで結紮してしまう内視鏡的静脈瘤結紮術（EVL：endoscopic variceal ligation）が一般的に行われている（ポイント③）．治療の適応は出血中の食道静脈瘤と出血リスクの高い食道静脈瘤である．EISおよびEVLともに90％以上の止血率が得られる．

①EIS：代表的な硬化剤はオレイン酸エタノールアミン（EO，オルダミン）とポリドカノー

> **ポイント③　食道静脈瘤の内視鏡的治療の選択**
>
> 高度肝障害患者，高度腎機能低下患者，造影剤アレルギーのある患者ではEISは禁忌でありEVLを選択する．

ル製剤（AS，エトキシスクレロール）がある．EO は主に血管内（静脈瘤内）注入に用いられ，AS は血管外注入に用いられる．EO の血管内注入は，EO に造影剤を添加し 5％EO として使用され，X 線透視下で行われる．多量の EO を血管内に注入することで，溶血や肝腎障害などの合併症が報告されている．1 回の EIS で使用する EO 総量は体重換算で 0.4 mL/kg 以内とする．溶血による腎障害の予防のためにハプトグロビンが点滴静注される．AS の血管外注入は EO の血管内注入がむずかしい場合，もしくは地固め法の際に行われ，静脈瘤の近傍の粘膜下層に 1 ヵ所 2 mL 程度を注入して膨隆を作るようにされる．高度肝障害患者（T.bil 4 mg/dL 以上などの場合）では硬化剤使用による肝不全の誘発を避けるため EIS 適応外である．

②EVL：手技も簡便で硬化療法のような重篤な合併症も少ないことから多くの施設で行われている．結紮は肛門側より行い，1 本の静脈瘤に最低 2 個以上の結紮を行う．また，食道静脈瘤破裂時などには簡便に止血が可能であり，きわめて有用である．ただし，EVL 単独では EIS に比して再発率が高くなっている．

C 外科的手術

内視鏡的治療などを十分行ったにもかかわらず再発を繰り返すものは，肝機能が許せば外科的手術を検討する．直達手術として食道離断術，門脈圧減圧術として遠位脾静脈腎静脈吻合術がある．

C 逆流性食道炎

1 逆流性食道炎とは

食道粘膜の炎症で，粘膜欠損が粘膜固有層までのものを食道炎という．食道炎のなかでも胃液や十二指腸液の食道内への逆流により引き起こされるものが逆流性食道炎である．食道炎の大部分が逆流性食道炎でもある．また内視鏡的には食道炎がないが胸やけなど逆流性食道炎様症状がある患者と従来の逆流性食道炎患者を包括して胃食道逆流症（GERD：gastroesophageal reflux disease）とよぶ．

2 病因

逆流性食道炎発症の直接的原因は胃酸，ペプシン，胆汁，膵液などの食道内逆流による化学的刺激である．食道裂孔ヘルニアや胃全摘出後などに合併しやすい．胃全摘出後には逆流防止機構が廃絶されており，胆汁や膵液を含む十二指腸液が容易に逆流するため，逆流性食道炎を高頻度に発症する．逆流の主なメカニズムは下部食道括約筋の機能低下（LES 弛緩）であり，また滑脱型食道裂孔ヘルニアを伴っていることも多く，胸部下部，腹部食道が好発部位である．

3 症状

症状としては胸やけがよく知られている．ほかに，心窩部痛やげっぷ，食道つかえ感，吐血，下血などがある．重症では嚥下障害や体重減少を認める．最近では，咽喉頭異常感といった耳鼻咽喉科領域の症状や，喘息など呼吸器科領域の疾患との関連が注目されている．

4 検査，診断

a 内視鏡検査

内視鏡検査は食道粘膜に生じた炎症性変化を直接観察でき，診断に必須である．内視鏡所見は発赤やびらんがさまざまな形態を示し，通常下部食道に変化が強く，口側になるに従い病変は軽度となる（図5）．内視鏡所見はロサンゼルス分類（図6）に従って表記することが一般的である．

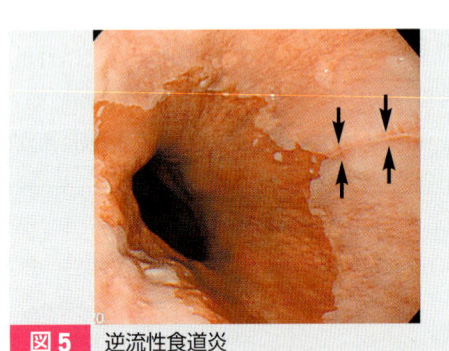

b 24時間 pH モニタリング

食道内 pH モニタリングは，食道内への胃酸の逆流を客観的に，かつ，定量的に証明する検査である．逆流性食道炎や胃食道逆流症の診断に有用である．一般的に，24時間の pH モニタリングで食道内 pH≦4 を酸逆流とし，24時間中 pH≦4 になる時間の総和の割合が5％以上の逆流時間の延長がある場合，胃食道逆流症と診断でき，高頻度に逆流性食道炎を認める．

5 治療

逆流性食道炎の治療の目標は，胸やけなど症状をとり除き，出血や狭窄の発生を予防することである．

a 生活指導

就寝時は枕を工夫して頭高位［ファウラー（Fowler）位］とすること，ベルトなどで腹部

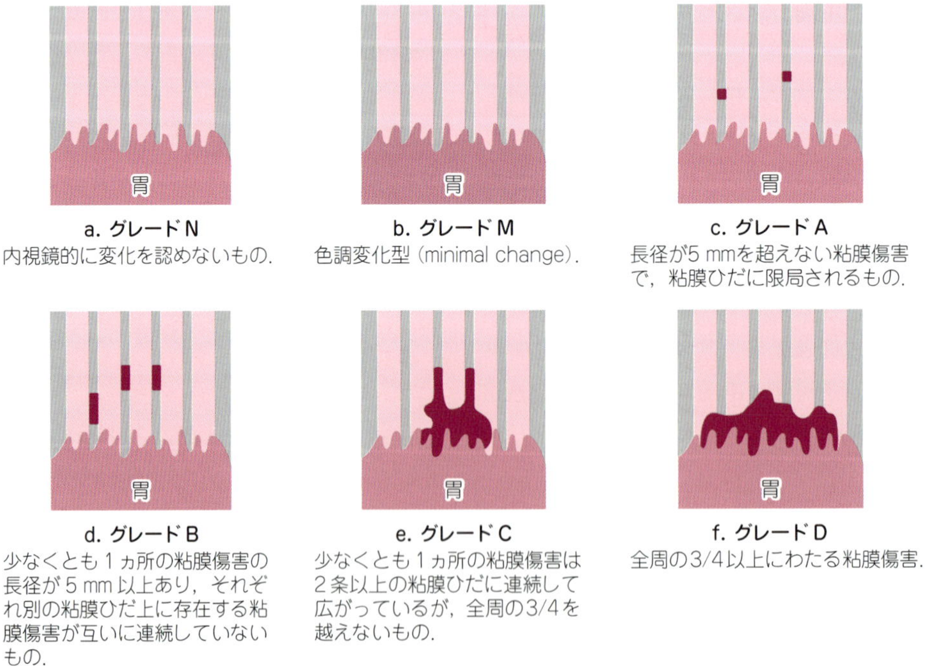

図5 逆流性食道炎
グレードB．発赤，びらんを矢印部に認める．

a. グレードN
内視鏡的に変化を認めないもの．

b. グレードM
色調変化型（minimal change）．

c. グレードA
長径が5 mmを超えない粘膜傷害で，粘膜ひだに限局されるもの．

d. グレードB
少なくとも1ヵ所の粘膜傷害の長径が5 mm以上あり，それぞれ別の粘膜ひだ上に存在する粘膜傷害が互いに連続していないもの．

e. グレードC
少なくとも1ヵ所の粘膜傷害は2条以上の粘膜ひだに連続して広がっているが，全周の3/4を越えないもの．

f. グレードD
全周の3/4以上にわたる粘膜傷害．

図6 逆流性食道炎のロサンゼルス分類

を強く締め過ぎないこと，喫煙は止めること，肥満や便秘に注意することがあげられる．

b 食事指導

就寝直前の摂食はやめることや，脂肪の多い食事，アルコール，チョコレート，カフェインを多く含んだ食品を控えること，があげられる．

c 薬物治療

酸分泌抑制薬が中心となる．H_2受容体拮抗薬，プロトンポンプ阻害薬（PPI）は，いずれも酸分泌を抑制することにより治療効果を発揮する．特に，PPIは，より強力な酸分泌抑制薬であり，H_2受容体拮抗薬に抵抗性の難治患者でも，約90％に有効とされている．

d 外科的治療

内科的治療に抵抗性の難治患者に選択される．

D バレット食道

1 バレット食道とは

本来扁平上皮である食道の粘膜が胃から連続性に円柱上皮（胃粘膜）に置換されたもので，置換された円柱上皮の長さが本来の食道胃接合部より3 cm以上全周性に伸展しているものをバレット（Barrett）食道という．3 cmに達していないものはSSBE（short segment Barrett's esophagus）とよばれる．

2 病因，疫学

バレット食道は，慢性的な胃食道逆流症や逆流性食道炎の結果として，下部食道の正常な扁平上皮が徐々に円柱上皮へ置換された状態である．逆流性食道炎の終末像とも考えられている．
一般には，長期の連続した食道への酸逆流が食道粘膜扁平上皮に障害を与え，脱落再生したときに円柱上皮化生が生じると考えられている．
欧米ではバレット食道の頻度が高く，そこを母地として異型上皮を経て腺癌が高率に発生するため大きな問題となっている．日本では欧米に比べるとバレット食道や腺癌は少ないが，最近その頻度が急激に増加しているという報告が多い．

3 症状

逆流性食道炎や食道裂孔ヘルニアを伴うものも多いため，胸やけなどの症状を呈することがある．無症状の場合も少なくない．

4 検査，診断

a 内視鏡検査

下部食道には縦走する柵状血管がみられるが，この柵状血管の下端が食道胃接合部である．食道胃接合部から口側に発赤した粘膜が拡がる場合はバレット食道を疑う．同部位からの生検で円柱上皮を認めればバレット粘膜と診断される（図7）．バレット粘膜の拡がりによりバレット食道もしくはSSBEとされる．

b 診断

日本の報告では，上部消化管内視鏡検査を行った患者のうちバレット食道を0.4％，SSBEを

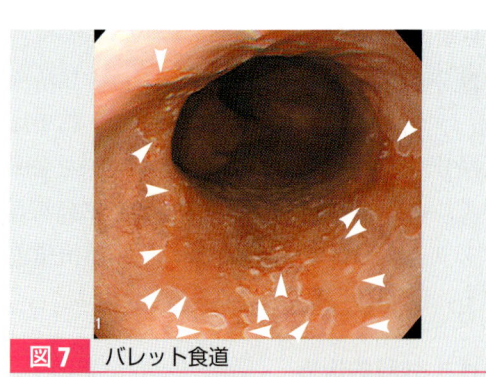

図7　バレット食道
食道胃接合部から口側に発赤した粘膜が拡がる（矢ガシラ）．

32％認めたとの報告がある．バレット食道はきわめて少ないが，SSBEは決して少ないものではない．バレット食道から年間0.5％の食道癌が発生するため，定期的な検査が必要である（ポイント④）．

ポイント④　バレット食道の患者説明

バレット食道は発癌リスクのある疾患であり，定期的な内視鏡検査と生検を要することをよく説明する．

5　治　療

胃食道逆流症の症状があればプロトンポンプ阻害薬やH_2受容体拮抗薬の投与をする．薬物治療でバレット食道が退縮するかどうか結論は出ていない．食道癌が発生したら，癌の進行程度により外科的切除もしくは内視鏡的切除を行う．

E　食道憩室

1　食道憩室とは

食道憩室とは，食道壁の一部が側方に囊状に突出し，その内面が上皮で覆われているものである．潰瘍と異なり粘膜欠損はない．上部消化管X線検査による発見頻度は0.5％程度である．

2　発生機序による分類

発生機序による分類を示す．
1) 食道内圧亢進による圧出性憩室．
2) 食道壁外からの牽引による牽引性憩室．
3) 圧出と牽引の機序が混合する混合性憩室．

3　部位による分類

食道憩室の好発部位は3つある．

a　咽頭食道憩室

咽頭食道移行部後壁にできる憩室は，ツェンカー（Zenker）憩室ともいわれる．この部位は筋層が薄く物理的に抵抗が弱いので，嚥下時の内圧の上昇に伴い圧出性憩室が発生する．食道憩室の約10％にみられる．高齢の男性に好発する．嚥下困難や呼吸困難，嗄声などの症状を伴うものもある．

b　気管分岐部憩室

気管分岐部近くの食道にみられる憩室である．大部分が牽引性憩室である．結核性のリンパ節炎は気管分岐部に多く，その瘢痕収縮により牽引性憩室が発生する．食道憩室の中で最も多く，70～80％である．無症状であることが多い．

C 横隔膜上憩室

食道の下端に発生する憩室である．大部分が圧出性憩室である．食道憩室の約10％にみられる．無症状であることが多い．

4 症状

気管分岐部憩室や横隔膜上憩室は無症状であるものが多く，上部消化管検査や内視鏡検査時に偶然みつかることがほとんどである．咽頭食道憩室では憩室の増大に伴い症状が出現する．嚥下困難，咽頭部の不快感などの症状がみられ，さらに憩室が増大すると咳嗽や呼吸困難，嗄声を伴うこともある．

5 検査，診断

上部消化管X線検査では憩室の部位と形態を描出する．圧出性憩室の形態は嚢状，牽引性憩室の形態はテント状である．内視鏡検査は炎症などの合併症の検出に有用である．

6 治療

気管分岐部憩室や横隔膜上憩室は無症状なものが多く，ほとんど治療を要しない．咽頭食道憩室では憩室の増大に伴い症状が出現する．そのため症状の重いものは外科的治療を要する．また憩室炎や穿孔などの合併症を併発した場合も外科的治療を要することがある．

F 食道アカラシア

1 食道アカラシアとは

下部食道および噴門部の弛緩不全による食物の通過障害と，それにより上部の食道が異常拡張をきたす機能的疾患である．食道噴門部無弛緩症ともよばれる［アカラシア（achalasia）とは無弛緩症を意味する］．

2 病態

食道アカラシアは，10万人に0.4〜1人の頻度で発生する嚥下困難や胸やけを主訴とする良性疾患である．好発年齢は20〜40歳代で，やや女性に多い．

本症は，食道の自律神経異常に起因すると考えられている．食道蠕動運動機能不全と嚥下に対する下部食道括約筋（LES：lower esophageal sphincter）の弛緩反応欠如を特徴とする．食道は種々の程度に拡張しており，筋層の過形成は認めるものの，通常は器質的な食道狭窄は認めない．病理組織学的には食道の壁内神経であるアウエルバッハ（Auerbach）神経叢の変性・消失がみられる．食道壁内神経の異常は後天的であるが，その原因は不明である．

3 症状

嚥下障害や胸やけ，胸痛，嘔吐，体重減少などがある．主症状は嚥下障害で，固形物，流動物いずれでも生じるが，流動物でより症状は増悪する．食道癌では固形物の嚥下障害が中心である．

胸やけや胸痛は食物長期停滞による食道炎の症状である．体重減少は進行した患者では生じうるが，嚥下障害が著明であるにもかかわらず，食道癌と異なり，栄養状態が良好なのが特徴である．

4 検査，診断

症状と特徴的な食道造影所見により診断される．1年以上嚥下障害が続き，食道造影で食道癌がないにもかかわらず食道の拡張を認める場合は本症を考える．

a 食道造影

最も有用な検査．特徴的な食道先細りと中上部食道の拡張像を呈する．拡張型には紡錘型，フラスコ型，S状型がある．紡錘型→フラスコ型→S状型の順に病悩期間や重症度を反映する．

拡張度は下部食道最大径により3つに分類され，Ⅰ度：3.5 cm未満，Ⅱ度：3.5 cm以上6 cm未満，Ⅲ度：6 cm以上とされる．Ⅰ度→Ⅱ度→Ⅲ度の順に病悩期間や重症度を反映する．

b 内視鏡検査

内視鏡検査により食道アカラシアを診断することは困難であるが，疑うことは十分可能である．食道内腔の拡張，食物残渣の貯留，下部食道から胃接合部にかけての送気で開大しないがスコープの通過は容易な狭窄，これらが特徴的な所見である．食道アカラシアの患者における食道癌発生リスクは高く注意を要する．

c 食道内圧測定

LESの弛緩不全，食道内圧の上昇，一次蠕動波の消失が特徴的な所見である．

5 治療

薬物治療としてカルシウム拮抗薬や亜硝酸薬も，LES圧を下げ症状を軽減する効果があるが有用性は低い．

内科的治療として，バルーンにより下部食道を強制的に拡張するバルーン拡張術が行われる．

内科的治療抵抗性のとき下部食道筋層切開術［ヘラー（Heller）筋層切開術］などの外科的治療が行われる．

G 食道裂孔ヘルニア

1 食道裂孔ヘルニアとは

胃の一部が，横隔膜食道裂孔より胸腔内に脱出したもの．食道裂孔ヘルニアは横隔膜ヘルニアのなかで最多である．

2 分類

食道が腹腔内にでるために横隔膜を貫いている部分が食道裂孔とよばれる部分であり，同部をヘルニア門として腹腔内のものが胸腔内に脱出する．脱出する臓器としては胃がほとんどであり，本症は，胃の脱出状況により，以下の3つに分類される．

a 滑脱型

食道胃接合部が裂孔を通して胸腔内に脱出するもの．頻度は約80％で最多である．

b 傍食道型

食道胃接合部が横隔膜下の正常な位置に留まり，胃底部の一部が胸腔内に脱出するもの．頻度は約10％である．

c 混合型

滑脱型，傍食道型の両者を併したもの．

3 病因

病因については横隔膜食道靱帯の脆弱・伸展，裂孔の開大，噴門部・胃底部の変形や奇形，肥満，脊椎前弯症などがあげられる．高齢者や女性，経産婦に多い疾患である．

4 症状

食道胃逆流による消化器系症状と，胸腔圧迫による呼吸器・循環器系症状がある．症状が出現しやすい滑脱型であっても約半数は無症状である．

滑脱型ではヘルニア形成によって胃液が逆流しやすく，また，下部食道括約筋（LES：lower esophageal sphincter）の機能が障害されることも相まって胃食道逆流症の誘因になる場合が多い．そのため滑脱型では胸やけ，げっぷ，食道つかえ感の症状があり，その症状は仰臥位，頭低位で増強する．傍食道型では脱出した胃が大きくなると呼吸器・循環器系症状として呼吸困難，心悸亢進が出現する．そのほか，食道潰瘍，食道狭窄，胃潰瘍もみられる．またセイント（Saint）の三徴候として，胆石症，結腸憩室，とともに食道裂孔ヘルニアがあげられることは有名である．

5 検査，診断

a 食道胃造影検査

いずれのタイプの食道裂孔ヘルニアも診断可能

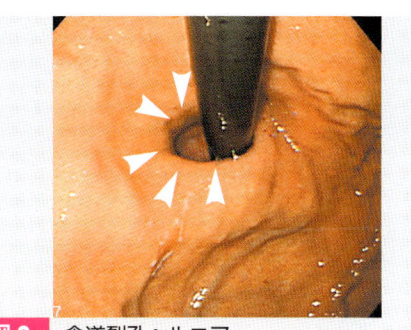

図8　食道裂孔ヘルニア
矢ガシラ部に着目して診断する．

である．ヘルニアの状態を客観的に評価できる．

b 内視鏡検査

食道側，胃側いずれからも食道裂孔ヘルニアの観察は可能である（図8）．食道裂孔ヘルニアのタイプの診断は可能ではあるが，逆流性食道炎の有無，バレット食道の有無，食道癌の有無といった検索がより重要である．

6 治療

無症状の患者では治療は必要ない．胃食道逆流症の症状があるものは胃食道逆流症に準じた治療を行う．

内科的な保存的治療に抵抗性のものは手術も考慮する．手術では脱出胃の腹腔内還納と横隔膜の縫縮を行う．ニッセン（Nissen）法やヒル（Hill）法が知られている．

H　マロリー・ワイス症候群

1 マロリー・ワイス症候群とは

マロリー・ワイス（Marolly-Weiss）症候群とは，飲酒後などに，嘔吐を繰り返して腹腔内圧が上昇した結果，食道胃接合部に裂創が生じ，ここからの消化管出血を生じる疾患である．1929年にマロリーとワイスがアルコール常飲者で多量飲酒後嘔吐を繰り返し，大量吐血した患者を

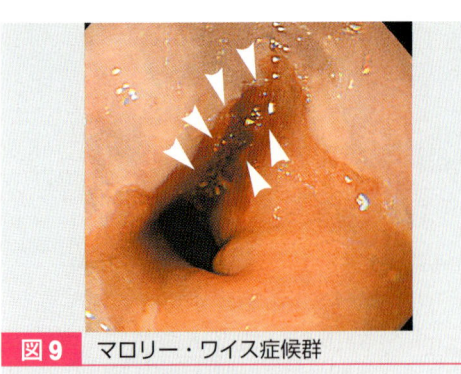

図9 マロリー・ワイス症候群
矢ガシラ部に粘膜裂創を認める．

報告し，その原因は食道下部から胃噴門部粘膜に発生した裂創が出血源であると指摘した．

2 症 状

激しい嘔吐を繰り返した後に吐血をきたすことが多い．嘔吐以外にも腹腔内圧の上昇をきたすものは本症の誘因となる．咳，排便時のいきみ，吃逆（しゃっくり），内視鏡検査なども誘因となりうる．

初発症状としては吐血が圧倒的に多く，吐・下血，下血のみ，貧血などのこともある．痛みはないことが多いが，ときに心窩部痛を訴えることもある．

3 検査，診断

病歴聴取により吐・下血に先行する腹腔内圧亢進因子の存在を認めたら，本症を疑い緊急内視鏡検査を行う．内視鏡検査で食道胃接合部近傍の縦走する粘膜裂創とそこが出血源であることを確認すれば診断できる（図9）．この粘膜裂創の特徴は，粘膜ひだの谷間にでき，辺縁が鋭角で発赤が少ないことである．

4 治 療

マロリー・ワイス症候群による出血の大部分は自然止血し，保存的治療のみで治癒する．治療は一般的な上部消化管出血の処置に準ずる．内視鏡検査時に活動性出血をきたしている場合はただちに内視鏡的止血術を行う．内視鏡的止血術として純エタノール局注止血法，高張Naエピネフリン局注止血法，クリップ法，ヒータープローブ法などの方法があるが，各止血法で優劣はない．まれではあるが内視鏡的止血が困難な場合は，血管造影下動脈塞栓術や緊急手術を考慮する．

文 献

1) 日本消化器内視鏡学会消化器内視鏡技師制度審議会編：消化器内視鏡技師試験問題解説（Ⅲ），医学図書出版，東京，2004
2) 日本消化器内視鏡学会消化器内視鏡技師制度委員会編：消化器内視鏡技師のためのハンドブック，第6版，医学図書出版，東京，2007
3) 日本食道疾患研究会編：食道癌取扱い規約，第9版，金原出版，東京，1999
4) 幕内博康ほか：食道表在癌の治療戦略；食道表在癌の最新の治療戦略．消内視鏡 **15**：350-355, 2003
5) 上名外喜夫ほか：領域別症候群シリーズNo.5 消化管症候群；その他の消化管疾患を含めて（上巻）．日臨：17-184, 1994
6) 日本門脈圧亢進症学会編：門脈圧亢進症取扱い規約，第2版，金原出版，2004
7) Stiegmann GV et al：Endoscopic ligation of esophageal varices. Am J Surg **159**：21-26, 1990
8) 小原勝敏：食道静脈瘤：消化管内視鏡治療2006．胃と腸 **41**：671-679, 2006
9) 中村孝司：逆流性食道炎に有用な薬剤．MB Gastro **2**：99-105, 1992
10) 小林正文：GERDの発生機序．臨消内 **11**：1539-1548, 1996
11) 小原勝敏ほか：食道憩室．綜合臨 **41**：2400-2408, 1992
12) 岡本英三ほか：食道アカラシアの病態生理と壁内神経．日平滑筋会誌 **11**：1-14, 1979
13) 日本食道疾患研究会研究調整委員会編：Barrett食道（上皮）の定期検討委員会．日本食道疾患研究会委員会報告（1999年），pp20-23, 2000
14) 星原芳雄ほか：short segment Barrett's esophagusの診断．胃と腸 **34**（2）：133-139, 1999
15) Spechler SJ, Goyal RK：Barrett's esophagus. N Engl J Med **315**：362-371, 1986
16) Hill P：An effective operation for hiatal hernia. Ann Surg **166**：681-691, 1967
17) Mallory GK, Weiss S：Hemorrhages from lacerations of cardiac orifice of stomach due to vomiting. Am J Med Sci **178**：506, 1929

C. 内視鏡が使われる主な疾患の知識をもつ

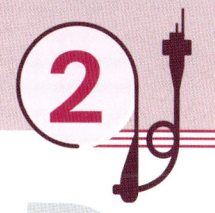

2 上部消化管の疾患——胃・十二指腸

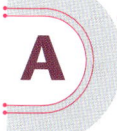

A 胃炎

胃炎は内視鏡検査が普及する以前より腹部症状に基づいて臨床的に診断されてきた疾患で，その臨床経過から急性胃炎と慢性胃炎に区分されている．胃腸の運動異常や知覚過敏などに原因を求める機能性胃腸症（**ポイント①**．FD：functional dyspepsia）とも重なり合う診断名である．

内視鏡検査が身近なものとなってからは，内視鏡所見や生検組織の病理所見に基づいた診断が行われるようになり，症状などから臨床的に用いられる従来の診断名と場面により使い分けられているため，混同しないように注意を要する．

1 急性胃炎とは

上腹部痛，悪心，嘔吐など，比較的急速な発症や経過を示す疾患である．内視鏡検査で胃に発赤，びらん，潰瘍が多発する場合を，特に急性胃粘膜病変（**ポイント②**．AGML：acute gastric mucosal lesion）と表現することもある．原因としては，感染（ヘリコバクター・ピロリ，ウイルス），食事（香辛料，アルコール），薬剤［NSAIDs（非ステロイド系消炎鎮痛薬），ステロイドホルモン，抗癌薬］，精神的・肉体的ストレスなどがあげられる．

ポイント① 機能性胃腸症（functional dyspepsia）

6ヵ月以上，つらいと感じる食後のもたれ感や食べた以上に胃がいっぱいになる感じ（早期飽満感），あるいは心窩部の痛みや灼熱感などがあり，最近3ヵ月は症状が持続するが，内視鏡などの検査で原因となる器質的疾患が確認されないことで診断される（ROME Ⅲ 診断基準）[3]．胃底部が食事の貯留に応じて弛緩しない適応性弛緩障害や胃からの排出遅延，知覚異常などが原因として考えられている．消化管運動賦活薬や胃酸分泌抑制薬，抗不安薬などが治療に用いられる．

ポイント② 内視鏡後急性胃粘膜病変

内視鏡検査から5～7日後に発症する急性胃粘膜病変（**図1**）は，内視鏡を介した *Helicobacter pylori* の急性感染であることが明らかにされている[4]．内視鏡時に病的所見のない場合も多く，生検などが行われた場合に頻度が高い．内視鏡の洗浄・消毒が不適切な場合に，残存したヘリコバクター・ピロリが感染すると考えられている．現在では，洗浄・消毒を適切に行うことによって発症はみられなくなっているが，一検査ごとの洗浄・消毒および取り扱いが不適切であれば，いつでも起こりうることに留意する．

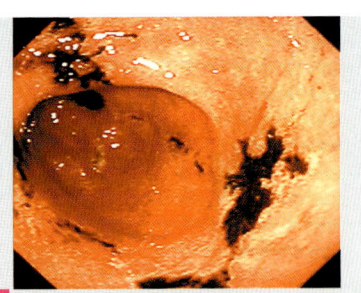

第Ⅰ章 総論

図1 内視鏡後急性胃粘膜病変
他医で内視鏡検査を受け，数日後に来院した際の内視鏡所見．胃前庭部を中心とする発赤，地図状の凝血の付着した出血性びらん・潰瘍が多発している（急性胃粘膜病変，AGML：acute gastric mucosal lesion）．

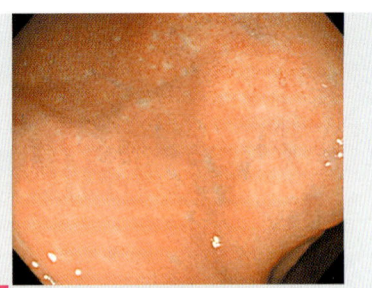

図2 慢性胃炎の内視鏡所見
萎縮は胃前庭部から胃体部小弯へと拡がり，噴門部を越えて，胃体部大弯へと拡大する［胃粘膜萎縮（萎縮性胃炎）］．写真右側に，褪色し血管が透見される萎縮域と非萎縮域の境界（萎縮境界，あるいは移行帯といわれる）が認識できる．

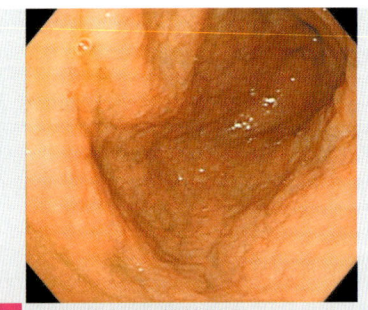

図3 慢性胃炎の内視鏡所見
腸上皮化生をきたした胃粘膜．ビロード状で，全体に褪色し，斑状の結節隆起が多発，癒合した粘膜像を呈する．

2 慢性胃炎とは

　上腹部のもたれ，鈍痛，悪心などの症状が，寛解，増悪を繰り返しながら比較的長期間持続するのが特徴である．内視鏡検査の普及により，内視鏡所見に基づいた慢性胃炎の分類がなされるようになったが，一方で，内視鏡所見と自覚症状との間には必ずしも相関が認められない場合もあり，消化管の機能異常の立場から症状の研究も進められている．したがって現在，慢性胃炎の呼称は，胃癌や胃潰瘍が存在せず，機能性胃腸症を含めた上部消化管症状を慢性的に有する病態に用いられる場合と，内視鏡所見に基づいた診断として用いられる場合がある．

3 病態と分類

　急性胃炎は原因に基づく分類（表1）がなされている．組織学的には，胃粘膜に好中球を主体とした炎症細胞浸潤や浮腫，出血を認める．炎症の強い時期では，粘膜上皮は脱落し白苔を伴った，いわゆるびらんを形成する．内視鏡的に観察される発赤は，組織学的には粘膜再生に伴う毛細血管の新生や増生，うっ血による赤血球密度の増加を反映している．
　慢性胃炎の分類（表2）については，シンドラー（Schindler）の分類とストリックランド・

表1 急性胃炎の分類

外因性胃炎	1	単純性胃炎（食事性胃炎）
	2	腐食性胃炎
内因性胃炎	1	感染性胃炎（中毒性胃炎）
	2	アレルギー性胃炎
	3	化膿性胃炎（急性蜂窩織炎）

ボッカス（Bockus）の分類，1953による．

マッケイ（Strickland-Mackay）の分類[1]が従来から用いられてきた．前者は組織学的所見に基づく分類であり，後者は免疫学的立場から，自己免疫の関与のあるA型胃炎と関与のないB型胃炎に大きく分類される．こうした歴史的な分類は現在でも用いられているが，ヘリコバク

表2 慢性胃炎の分類

a. シンドラーの分類

1	表層性胃炎
2	萎縮性胃炎
3	肥厚性胃炎

b. ストリックランド・マッケイの分類

	炎症の中心	酸分泌	壁細胞抗体	ガストリン	悪性貧血
A型胃炎	胃体部	無酸	陽性	高値	合併あり
B型胃炎	胃前庭部	無酸〜正酸	陰性	正常〜高値	

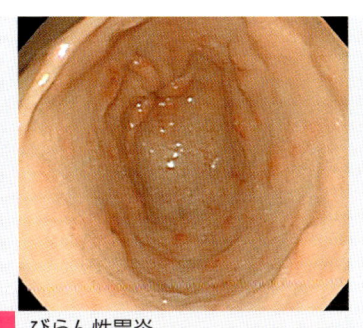

図4 びらん性胃炎
胃前庭部に中心が発赤・陥凹し,周辺がわずかに隆起したびらんが,胃の長軸に沿った配列傾向を示す.一部,中心には白苔を伴っている.

ター・ピロリ(*Helicobacter pylori*)が発見され,胃炎の最も重要な因子と位置付け,組織学的な胃炎と内視鏡所見に基づく胃炎の程度を点数化したシドニー(Sydney)分類[1]も用いられている.胃炎は粘膜固有層への炎症細胞浸潤をきたし,寛解や増悪を繰り返しながら持続することによって,最終的には胃腺の萎縮や腸上皮化生を生じ,内視鏡的萎縮性胃炎の所見である血管透見像の出現や褪色調の粘膜像を呈すると考えられている.機能的には,胃粘膜の萎縮に伴い胃酸やペプシンの分泌低下,粘膜防御因子(粘液,プロスタグランジン,粘膜血流の各因子の低下)が認められる.

4 症 状

上腹部痛,もたれ,悪心,胸やけなどがあるが,胃炎に特異的な症状はなく,無症状のこともある.したがって症状からの診断は困難であり,症状が持続する場合や増悪時には検査を行うことが望ましい.

5 検査,診断

上腹部症状を有する場合,胃癌,胃・十二指腸潰瘍,逆流性食道炎などを否定するため上部消化管内視鏡検査が行われる.内視鏡的には,急性胃炎では発赤・びらんが,慢性胃炎では発赤や毛細血管透見像,腸上皮化生による褪色調粘膜が代表的な所見である.

上部消化管造影(バリウム検査)では,びらんは淡いバリウムの溜り(バリウム斑)として,萎縮粘膜は粗造な粘膜として描出される.

慢性胃炎の原因となるヘリコバクター・ピロリの感染診断(表3)には,内視鏡検査を必要とする方法と,内視鏡検査を必要とせず,呼気や血液・尿を材料とするものがある.

6 治 療

治療は原因となる食物や嗜好品,薬剤などの中止と薬物療法が中心となる.

薬剤の選択に際しては,胃粘膜傷害が強い場合には胃酸分泌抑制薬を中心に他剤を併用する.

もたれなどの消化管運動障害が示唆される症状が中心であれば消化管運動機能改善薬が用いられ,背景に不安など心理的要素が疑われれば精神安定薬や抗うつ薬が使われることが多い.

表3　ヘリコバクター・ピロリ感染診断

内視鏡を用いる検査	1	培養法	生検組織中の菌を培養・同定する．
	2	検鏡法	顕微鏡で菌体を確認する．
	3	迅速ウレアーゼ試験	菌に含まれるウレアーゼによる試薬の色の変化で評価する．
内視鏡を必要としない検査	1	血中・尿中抗体測定	血液や尿中のヘリコバクター・ピロリ抗体を測定する．
	2	尿素呼気試験	試薬服薬前後で呼気を採取し，比較判定する．
	3	便中抗原測定	便中に含まれるヘリコバクター・ピロリ抗原を検出する．

B　胃・十二指腸潰瘍

1　胃潰瘍，十二指腸潰瘍とは

　胃酸の影響を受けて胃・十二指腸に生じる潰瘍は消化性潰瘍と総称される．潰瘍とは粘膜下層より深い組織欠損であり，粘膜層に限局するものはびらんとして区別している．

2　病　態

　消化性潰瘍の主な原因はヘリコバクター・ピロリ（*Helicobacter pylori*）感染と非ステロイド系消炎鎮痛薬（NSAIDs）である．またストレスも潰瘍を悪化させる原因の1つであり，阪神大震災の後に出血性胃潰瘍の発生率が増加したという報告もある[4]．それらの原因により粘膜防御因子（粘液，重炭酸塩，血液など）が破綻を生じ，そこに攻撃因子である胃酸，ペプシンが作用し潰瘍が生じると考えられている．

　好発年齢は胃潰瘍40〜60歳，十二指腸潰瘍20〜40歳で高齢になるに従い胃潰瘍が多くなる．好発部位は胃では胃体部・胃角部，十二指腸は球部である．

3　症　状

　胃・十二指腸潰瘍の自覚症状で最も多くみられるのは上腹部痛である．空腹時や食後に疼痛をきたすことが多く，十二指腸潰瘍では空腹時に痛みが強くなる傾向がある．潰瘍からの持続的な出血があると，吐血または下血がみられる．ほかには食欲不振，腹部膨満感，胸やけ，悪心・嘔吐などの症状がみられることがあるが，全く無症状のこともあるので注意が必要である[5]．

4　検査・診断

　胃・十二指腸潰瘍の診断はX線検査と内視鏡検査により行うが，病期の診断，血管露出の確認，悪性所見の有無と生検の実施の必要性から最初から内視鏡検査を行うことが多くなっている．

a　X線検査

　胃潰瘍，十二指腸潰瘍ともに活動期には潰瘍部にバリウムが貯留し，ニッシェ（niche）像を認める．治癒に伴い潰瘍中心に向かうひだ集中や壁変形，ひきつれなどがみられるようになる．

表4 ■ 胃潰瘍の病期分類：崎田・三輪分類

活動期	A1	潰瘍辺縁に浮腫を伴い潰瘍底は一般に白苔ないし黒苔で覆われている．出血性のものでは潰瘍底に露出血管や黒苔を認めることが多い．
	A2	辺縁の浮腫が改善し潰瘍底は白苔に覆われる．
治癒期	H1	潰瘍辺縁に再生上皮の出現を認める．
	H2	白苔は薄く縮小し再生上皮の部分が拡大してくる．
瘢痕期		再生上皮による被覆が完成し白苔は消失する．
	S1	赤色瘢痕
	S2	白色瘢痕

b 内視鏡検査

活動期の潰瘍は円形または楕円形の白苔を伴う粘膜欠損として認める．日本では胃潰瘍の病期分類は崎田・三輪分類（ステージ分類）（表4）が汎用され，活動期（図5），治癒期（図6），瘢痕期に分けられる（図7）．胃癌や悪性リンパ腫など，悪性疾患のなかには良性潰瘍との鑑別が困難なものがあり，生検による確認や経過観察による確認が重要である．

5 治　療

初期治療は，粘膜に対する攻撃因子の抑制および防御因子の増強を目的とする．主に酸分泌を抑制するヒスタミン H_2 受容体拮抗薬（H_2 ブロッカー），プロトンポンプ阻害薬（PPI）が用いられる．防御因子を増強する粘膜抵抗強化薬，粘液産生・分泌促進薬，プロスタグランジン製剤，粘膜微小循環改善薬などは H_2 ブロッカー，PPIに併用されることが多いが，効果についてはエビデンスに乏しい[6,7]．

消化性潰瘍は再発を繰り返すことが多かったが，ヘリコバクター・ピロリの除菌療法（**ポイント③**）が行われるようになり再発率は激減している[5]．

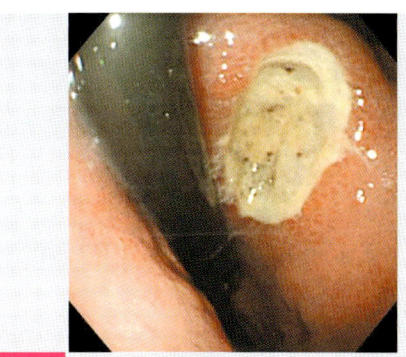

図5 活動期胃潰瘍
A2ステージ．白苔を伴う潰瘍．辺縁の浮腫は消退している．

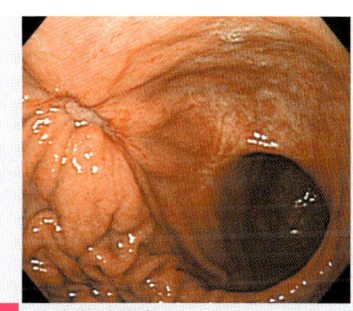

図6 治癒期胃潰瘍
H2ステージ．白苔は薄く，潰瘍は縮小している．潰瘍に向かうひだの集中がみられる．

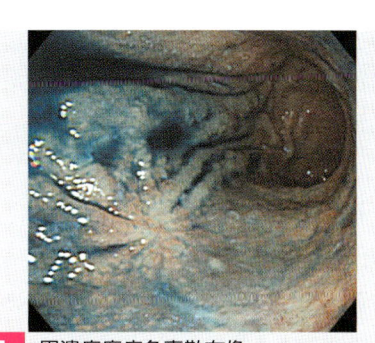

図7 胃潰瘍瘢痕色素散布像
S2ステージ．潰瘍は治癒し白色瘢痕となっている．瘢痕に向かうひだはなだらかに先細りとなって集中する．

6 合併症

胃・十二指腸潰瘍の重要な合併症として出血，穿孔がある．

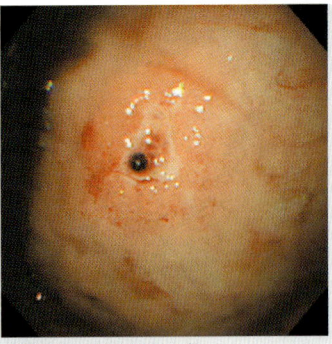

a. 活動期胃潰瘍（A1 ステージ）
潰瘍底に赤黒い赤色血栓を認める．現時点では出血は止まっているが，放置すれば再出血の可能性が高い所見である．胃内には多量の血液の貯留を認める．

b. クリッピング
クリップで破綻した血管を機械的に把持し圧迫する．クリッピングの刺激で再出血したが，最終的に4個のクリップで止血した．

図8　出血性胃潰瘍に対する止血術：クリッピング

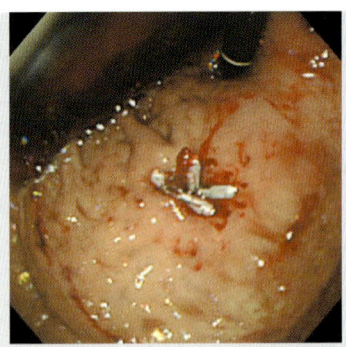

ポイント③　ヘリコバクター・ピロリの除菌（試験によく出る）

消化性の原因としてヘリコバクター・ピロリ感染の関与が明らかになり，日本でも2000年に除菌療法が保険適用となった．除菌の方法は酸分泌抑制薬であるPPIと抗菌薬アモキシシリン（AMPC），クラリスロマイシン（CAM）の3剤を7日間内服で行う．除菌率は約8割である．再除菌ではPPI，アモキシリン，メトロニダゾール（MNZ）の3剤を使用する（MNZを用いた再除菌は2008年より保険適用となった）．

ポイント④　内視鏡的止血法

出血性の潰瘍に対する止血法には，クリップ法（図8），薬剤局注法（純エタノール，高張食塩水＋エピネフリン），熱凝固法（ヒータープローブ，アルゴンプラズマ凝固など）などがある．いずれの止血法でも約80〜95％の止血成績が得られている．

---

a　出　血

潰瘍により血管が破綻し出血する．吐血，下血を主訴として来院することが多い．また出血による貧血症状がみられることもある．大量の出血はショックから死に至る可能性があり重篤な病態である．内視鏡検査により出血源となる潰瘍が確認され，出血が持続する場合，あるいは再出血の可能性の高い潰瘍では，ただちに内視鏡的止血を行う（ポイント④，図8）．内視鏡的に止血できない場合は血管カテーテル下の血管塞栓術や開腹手術の適応である．

b　穿　孔

突然の強い上腹部痛と腹膜刺激症状を呈することが多いが，高齢者では自覚症状や腹部の理学的所見が不明瞭なことがある．X線にて横隔膜下遊離ガス像を認めれば消化管穿孔を考える．潰瘍穿孔の70〜75％は十二指腸潰瘍によるものである．従来，穿孔は手術の絶対適応と考えられていたが，近年では胃内の持続吸引と抗潰瘍薬で保存的治療を行うこともある[6]．

C 胃癌

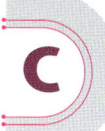

1 胃癌とは

　胃癌とは胃に発生する悪性上皮性腫瘍である．治療の進歩により5年生存率は格段に向上しているが，依然，悪性新生物による死亡の第2位である[9]．年齢では40歳から70歳に多く，約2：1で男性に多い．スキルス胃癌は若年女性に多い．

　胃癌発生のリスク要因として喫煙や高塩食があげられている．さらに近年，ヘリコバクター・ピロリ（*Helicobacter pylori*）感染により胃癌の発生率が高くなることが確認されている[10,11]．

2 病態，分類

　大きく早期胃癌と進行胃癌に分けられる．早期胃癌は癌の浸潤が粘膜，粘膜下層までに留まるもので，リンパ節転移は問わない．進行胃癌は固有筋層以深へ浸潤するものをいう．さらに胃癌は肉眼的な形態で分類される．基本的にボールマン（Borrmann）分類および早期胃癌分類に準じたものが用いられ，さらに0型を表在型（早期胃癌），また5型を分類不能と定義する（図9，図10）．進行胃癌では3型，早期胃癌ではⅡcが多い．

図9　進行胃癌の肉眼分類

- 0型　表在型：病変の肉眼形態が，軽度な隆起や陥凹を示すにすぎないもの．
- 1型　腫瘤型：明らかに隆起した形態を示し，周囲粘膜との境界が明瞭なもの．
- 2型　潰瘍限局型：潰瘍を形成し，潰瘍をとりまく胃壁が肥厚し周堤を形成する．周堤と周囲粘膜との境界が比較的明瞭なもの．
- 3型　潰瘍浸潤型：潰瘍を形成し，潰瘍をとりまく胃壁が肥厚し周堤を形成するが，周堤と周囲粘膜との境界が不明瞭なもの．
- 4型　びまん浸潤型：著明な潰瘍形成も周堤もなく，胃壁の肥厚・硬化を特徴とし，病巣と周囲粘膜との境界が不明瞭なもの．
- 5型　分類不能：上記0〜4型のいずれにも分類しがたいもの．

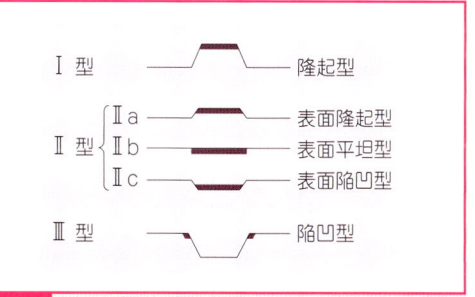

図10　早期胃癌の肉眼分類

- Ⅰ型　隆起型：明らかな腫瘤状の隆起が認められるもの．
- Ⅱ型　表面型：明らかな隆起も陥凹も認められないもの．
  - Ⅱa　表面隆起型：表面型であるが，低い隆起が認められるもの．
  - Ⅱb　表面平坦型：正常粘膜にみられる凹凸を超えるほどの隆起・陥凹が認められないもの．
  - Ⅱc　表面陥凹型：わずかなびらん，または粘膜の陥凹が認められるもの．
- Ⅲ型　陥凹型：明らかに深い陥凹が認められるもの．

> **ポイント⑤ 胃癌検診**
>
> 一般的にバリウムを用いたX線撮影が行われる．ほかに，血液検査で血清ペプシノゲンを測定し，胃癌のハイリスク群をみいだす試みが行われている．これにより萎縮性胃炎を診断することで胃癌の生じやすい胃を検出しようとするものである[13]．

3 症状

早期胃癌のほとんどが無症状であり，胃癌検診（ポイント⑤）や非特異的な腹部症状により検査を受けて，偶然発見されることが多い．ときに潰瘍を伴い心窩部痛などを生じる．癌の進行・増大により上腹部痛，腹部不快感，体重減少などの非特異的症状が出現し，噴門部癌では嚥下困難，嚥下時違和感を，幽門部癌では腹部膨満感，嘔吐などがみられることがある．また癌からの出血による吐・下血，貧血症状をきたすこともある．

4 検査，診断

胃癌の検査・診断では，主に内視鏡検査やX線検査により病変の存在，深達度，および病変の広がりの診断を行う．さらに腹部エコーやCT，MRI，シンチグラムなどを行い，リンパ節や遠隔転移の有無を診断する．

a X線検査

早期癌では壁の不整，ひだの集中，アレア（胃小区）の乱れ，隆起，バリウム斑やニッシェなどの陥凹を認める．進行癌では腫瘍や陥凹，周堤，ひだの肥厚，壁硬化，狭窄を認める．

b 内視鏡検査

内視鏡検査は胃癌の存在診断，質的診断においてもっとも重要な役割を果たす検査である．

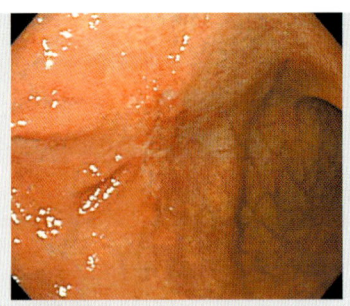

a. Ⅱc型早期胃癌
ひだの集中，途絶を認める．陥凹部は褪色調で内部には発赤した小結節状の隆起を数個伴う．

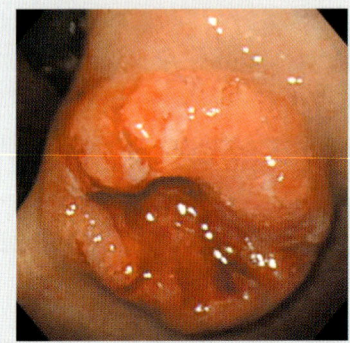

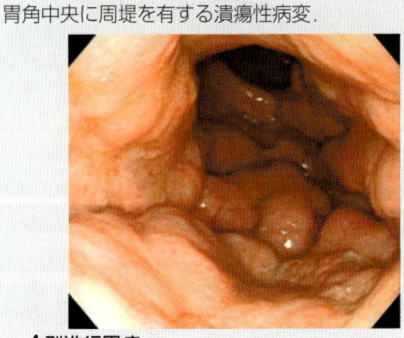

b. 2型進行胃癌
胃角中央に周堤を有する潰瘍性病変．

c. 4型進行胃癌
胃体部大弯のひだの肥厚，内腔の狭窄を認める．

図11 胃癌の各型

早期胃癌は表面の隆起，陥凹，などの表面の不整や潰瘍形成，ひだの集中，発赤や褪色などの色調の変化を呈する．進行胃癌は腫瘍や周堤を伴う潰瘍，ひだの肥厚などとして認める（図11）．病変から内視鏡下に鉗子を用い組織を採取（生検）し，顕微鏡下に組織診断（ポイント⑥）を行う．

また超音波内視鏡（ポイント⑦）を用い癌の浸達度や胃壁外のリンパ節腫脹の有無を診断することは，治療方針の決定に有用である．

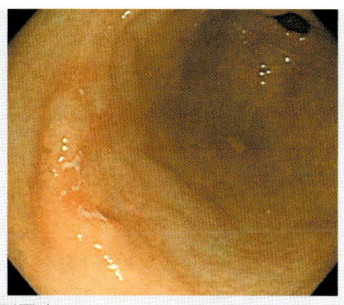

a. Ⅱc 型胃癌
三日月状に浅く陥凹した 1.5 cm 大のⅡc 病変. 発赤とびらんを伴う.

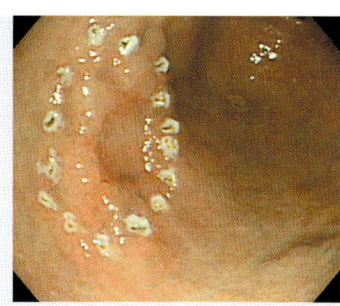

b. マーキング
病変の周囲にマーキングする.

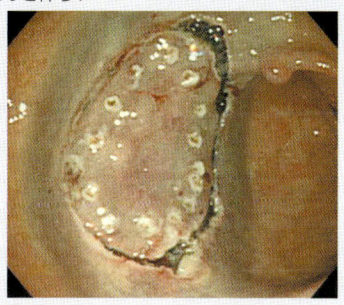

c. 切 開
周囲を切開する. 粘膜下層に色素（インジゴカルミン）を混ぜたグリセオールを局注するため青く見える.

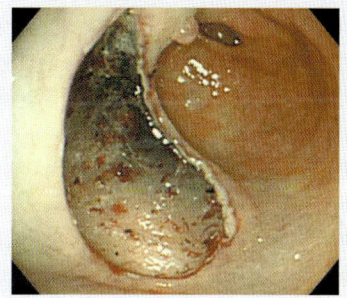

d. 剥 離
病変を剥離し終了. 病変は完全に切除された.

図12 実際の粘膜下層剥離術

ポイント⑥ 胃生検組織診断分類

胃生検組織のうち, 上皮性病変については組織学的判定をグループ分類を用いて表す. 異型を示さない上皮であるグループⅠから, 癌であるグループⅤまでの5段階で簡単に表現するものである. 組織診断と併記することもできる.

ポイント⑦ 超音波内視鏡

内視鏡で消化管の内腔面を観察しながら超音波で病変や内腔外を観察できる. 消化管病変の深達度診断や消化管外の診断（リンパ節, 胆・膵の観察）のみならず, 超音波下の穿刺による生検やドレナージなどの治療にも重要な役割をはたす.

5 治 療

根治的治療の第一選択は切除である. 切除法には内視鏡下に行う胃粘膜切除法, 外科的開腹手術がある. 切除不能の進行胃癌に対しては化学療法が行われる. 深達度や転移の有無などの進行度により治療法の選択が異なる[12].

a 内視鏡的粘膜切除法

内視鏡的に胃の病巣部を切除する治療法である（EMR：endoscopic mucosal resection, **ポイント⑧**）. 具体的には胃の粘膜病変を挙上して鋼線のスネアをかけ, 高周波により焼灼切除する方法と, 病変周囲の粘膜を切開し, 粘膜下層の線維を剥離して病変を切除する内視鏡的粘膜下層剥離術（ESD：endoscopic submucosal dissection）がある（**図12**）.

内視鏡的治療の適応は転移がないことが最低

条件となる．具体的には「2 cm 以下の肉眼的粘膜癌と診断される病変で，組織型が分化型．肉眼型は問わないが，陥凹型では潰瘍のないものに限る」[12]とされる．

b 開腹手術

根治手術を目的として胃の 2/3 以上切除とリンパ節郭清を行う（定型手術）．癌の進展によっては，リンパ節郭清・切除範囲を縮小する縮小手術，逆にリンパ節郭清・切除範囲を拡大する拡大手術を行う．また根治手術は望めないが，胃癌による出血や狭窄などの切迫した症状を改善させるために姑息手術を行う場合もある．

c 化学療法

手術不能な進行胃癌に対する化学療法が生存期間の延長に有用であるが，完全治癒は困難で

> **ポイント ⑧** 試験によく出る
> **内視鏡的粘膜切除法**
>
> 低侵襲で治療を行うことが可能である．しかし内視鏡的治療は転移があるものに関しては根治的治療は行えないため，過去の報告から転移の可能性のない「粘膜癌で，組織型が分化型．陥凹型では潰瘍のないもの」が適応とされる．大きさは一括切除できる 2 cm 以下が適応とされるが，粘膜切開剥離術により一括切除できる病変が大きくなり，2 cm 以下という制限にはこだわらないことが多い．

ある．化学療法の適応には全身状態が比較的よく，主要臓器機能が保たれており，重篤な合併症がないことが必要である[12]．近年，日本ではフッ化ピリミジン系の内服薬である TS-1（ティーエスワン）を中心に使用することが多い．

D 胃ポリープ

1 胃ポリープとは

胃粘膜上皮の限局性増殖により胃内腔に突出した隆起であり，通常良性の病変を指す（癌はポリープとはいわない）．

2 分類，病態

肉眼分類は通常山田・福富の分類が使用される（図13）．組織学的には次の3つに分類される．

(1) 過形成性ポリープ

過形成性ポリープ（hyperplastic polyp）は，最も頻度が高いポリープである．胃腺窩上皮や幽門腺の過形成からなる．通常山田・福富の分類Ⅱ型であるが，大きくなるとⅢ型，Ⅳ型となり分葉化する．表面が発赤し，出血やびらんを伴うことがある（図14 a）．

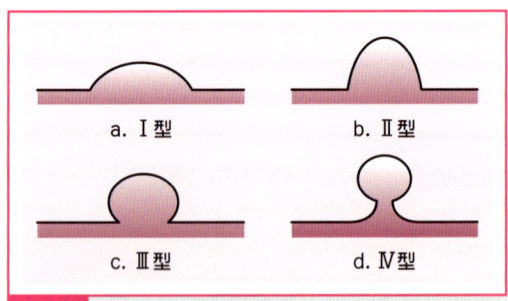

図13 ポリープの肉眼分類

a. Ⅰ型：隆起の起始部がゆるやかで，明瞭な境界を形成しないもの．
b. Ⅱ型：隆起の起始部に境界が観察されるが，くびれや茎を有さないもの（無茎性）．
c. Ⅲ型：隆起の起始部に明らかなくびれを認めるが，茎を有さないもの（亜有茎性）．
d. Ⅳ型：隆起の起始部に茎を有するもの（有茎性）．
山田・福富の分類，1966年．

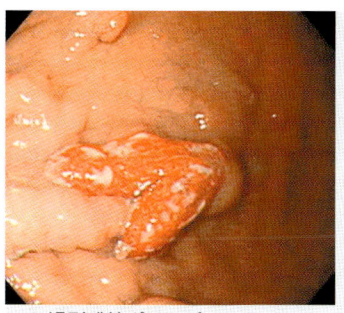

a. 過形成性ポリープ
胃体下部大弯に 1.5 cm 大の山田・福富の分類Ⅳ型のポリープ．発赤，びらんを伴い分葉状を呈する．

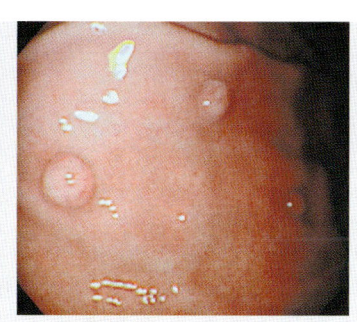

b. 胃底腺ポリープ
2～3 mm 大の山田・福富の分類Ⅱ型のポリープを 3 個認める．表面は平滑で色調変化はない．

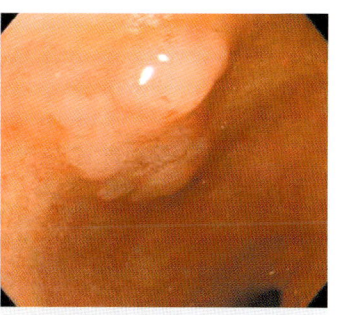

c. 腺腫性ポリープ
胃前庭部小弯前壁よりに 1 cm 大の灰白色調の扁平隆起を認める．

図 14　各種の胃ポリープ

(2) 胃底腺ポリープ

胃底腺ポリープ (fundic gland polyp) は，胃底腺の過形成であり，萎縮のない胃底腺粘膜に発生する．数 mm 大で数個以上多発することが多い（図 14 b）．

(3) 腺腫性ポリープ

腺腫性ポリープ (adenomatous polyp) は，腺腫 (adenoma) であり上皮性の良性腫瘍である．灰白色調のなだらかな凹凸を伴う扁平広基性の隆起として認め，腸上皮化生を伴った萎縮粘膜に発生する（図 14 c）．発赤やびらん，陥凹を伴う場合は癌の存在を考える[14]．

3　症　状

いずれも基本的に無症状であり，X 線検査や内視鏡検査で偶然指摘されることが多い．まれに慢性出血を繰り返し鉄欠乏性貧血をきたすことがある．

4　検査，診断

内視鏡検査，X 線検査で診断する．

5　治　療

(1) 過形成性ポリープ

大きなものや増大傾向のあるものは出血の可能性や数％程度で発癌の可能性があるため，内視鏡的に切除される．それ以外は経過観察を行う[15]．

(2) 胃底腺ポリープ

基本的には放置でよい．

(3) 腺腫性ポリープ

いわゆる良性の腫瘍であるが，高分化型腺癌との鑑別が困難なこともあり，生検で悪性と診断されなくても，内視鏡的な切除や，定期的に経過観察を行う．

E 胃粘膜下腫瘍

1 胃粘膜下腫瘍とは

　胃粘膜下腫瘍（SMT：submucosal tumor）は，一般的に粘膜下に病巣があり，表面は周囲と同様の粘膜に覆われ，半球状または球状に内腔に突出した病変のことをいう（図15）．本来，消化管の粘膜下層や筋層由来の非上皮性腫瘍のことであるが，上皮性の迷入膵や囊胞，カルチノイド（carcinoid）も粘膜下腫瘍様の形態を示す．

2 分類，病態

a 非上皮性

(1) GIST
　平滑筋由来，神経由来のものも含めた間葉系腫瘍をまとめて広義のGIST（gastrointestinal stromal tumor）とよぶ（ポイント⑨）．広義のGISTのうち免疫組織学的にKIT陽性のもの（KIT：レセプター型チロシンキナーゼ蛋白．カハール（Cajal）の介在細胞の分化に必要），間葉系紡錘形ないし上皮様細胞腫瘍を狭義のGISTとよぶ．狭義のGISTは腸管ペースメーカー細胞であるカハールの介在細胞が由来であるとされる[16]．

(2) 平滑筋腫
　広義のGISTに含まれる．免疫組織学的に平滑筋マーカーが陽性．KIT陰性である．

(3) 神経腫
　平滑筋腫同様，広義のGISTに含まれる．神経鞘腫，神経線維腫がある．免疫組織学的に神経マーカーが陽性．KIT陰性である．

b 上皮性

(1) 迷入膵
　胃の粘膜下に迷入した異所性膵組織である．前庭部に好発し，頂部に腺管開孔部をもつこともある．

(2) カルチノイド
　粘膜内の内分泌細胞に由来する腫瘍である．セロトニンなどのホルモンを分泌するため，顔面紅潮や下痢などのカルチノイド症候群を起こすことがある．

c 炎症性

　炎症細胞浸潤を伴った筋線維芽細胞の増殖を主体とする病変である．

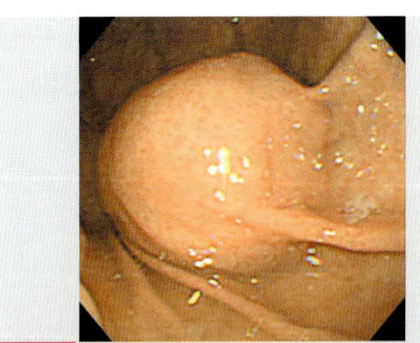

図15 粘膜下腫瘍
胃体部大弯に 2.5 cm の腫瘤を認める．表面は周囲粘膜と同様の粘膜で覆われ，粘膜ひだは引かれて架橋ひだ（bridging fold）を呈している．

ポイント⑨　GIST

　狭義のGISTはc-kit遺伝子に変異が起こっており，分子生物学的には常に細胞増殖のスイッチ（チロシンキナーゼ活性）がオンになった状態で発生する．2003年にGISTに対して使用が承認されたイマチニブ（グリベック）はもともと慢性骨髄性白血病の薬として開発されたが，GISTのチロシンキナーゼ活性も阻害することがわかり効果をあげている[19]．

③ 症　状

基本的に無症状であるが，大きくなると腹部違和感，表面に潰瘍を生じると出血などをきたすことがある．

④ 検査，診断

粘膜下腫瘍の存在診断は内視鏡検査やX線検査により比較的容易につく．超音波内視鏡は発生母地や発育形式をはっきりさせるが質的診断は困難である．粘膜下腫瘍の表面に潰瘍形成がある場合は生検診断が可能だが，それ以外は病変が粘膜下にあるため通常の組織生検はできない．人工的につくった潰瘍からの生検や，超音波内視鏡下に穿刺細胞診をすることもある[17]．しかし胃粘膜下腫瘍の最終的な質的診断は切除後になることが多い．

⑤ 治　療

腫瘍の大きさが2 cm未満のものは経過観察でよい．2〜5 cmでは急速な増大，潰瘍・壊死化，内部構造不均一などの悪性を示唆する所見を有するときに腹腔鏡や小切開での局所切除を行う．5 cm以上では開腹手術を行う[18]．

転移再発患者でKIT陽性の狭義のGISTにはチロシンキナーゼ阻害薬であるイマチニブ（グリベック）を使用する．

F　悪性リンパ腫，MALTリンパ腫

① 悪性リンパ腫とは

悪性リンパ腫とは，リンパ球の腫瘍性増殖性疾患であり，消化管に原発するリンパ腫（悪性リンパ腫→ポイント⑩）の多くはB細胞系リンパ腫である．このなかでもっとも多いのはMALTリンパ腫（mucosa-associated lymphoid tissue lymphoma）であり，次に多いのはびまん性大細胞型B細胞リンパ腫である．MALTリンパ腫はリンパ節以外の粘膜などに発生し，小型のBリンパ球や成熟した形質細胞からなる腫瘍性病変に対して命名されたものである[20]．

② 病　態

胃MALTリンパ腫の発症にはヘリコバクター・ピロリの慢性感染が病態に深く関与している．胃MALTリンパ腫の60〜90％がヘリコバクター・ピロリ陽性の胃粘膜に発生し，ヘリコバクター・ピロリを除菌することにより病変が80〜90％の患者で消失ないし改善する[21]．

③ 症　状

無症状のことが多いが，潰瘍性病変の合併による腹痛や悪心・嘔吐などを認めることがある．全身悪性リンパ腫の場合は発熱や表在リンパ節の腫脹をみる．

ポイント⑩　悪性リンパ腫の分類

リンパ系悪性腫瘍は，大きくホジキン（Hodgkin）リンパ腫と非ホジキンリンパ腫に大別され，さらに非ホジキンリンパ腫はその発生起源に基づき，B細胞系，T細胞系に分けられる．MALTリンパ腫は，B細胞系の悪性リンパ腫に含まれる[23]．

4 検査，診断

　胃の悪性リンパ腫の場合，主に内視鏡で検査を行う．粘膜に発赤・びらん，浮腫，陥凹，敷石状凹凸，潰瘍（地図状，耳たぶ様周堤），白斑，ひだ集中や粘膜下腫瘍様の隆起を認める（図16）．超音波内視鏡は病変の深達度診断に有用である．ほかにCTやシンチグラフィで消化管外の病変を評価する．

　確定診断は内視鏡下の生検組織から病理学的に行う．組織の遺伝子検査や免疫染色が診断の補助となる．

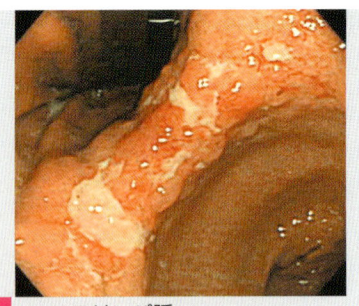

図16　MALTリンパ腫
胃角に不整な地図状潰瘍の多発を認める．

5 治療

　通常，悪性リンパ腫の治療は化学療法や放射線療法，外科手術が行われる．予後は胃癌よりよいとされる．

　ヘリコバクター・ピロリが陽性のMALTリンパ腫の場合は除菌療法を行う．陰性の場合でも除菌療法を試みることもある．除菌無効例には放射線療法や化学療法を行い，予後は比較的良好である．放射線療法，化学療法無効例や出血・穿孔例には手術を行うこともある[22]．

文献

1) The Sydney system of classifying gastritis. J Gastroenterol Hepatol **6**：207-252, 1991
2) Tack J, Nicholas J, Talley NJ et al：Functional gastroduodenal disorders. Gastroenterol **130**：1466-1479, 2006
3) 佐藤　公，飯田龍一，藤野雅之：内視鏡後急性胃粘膜病変は *Helicobacter pylori* の初感染か．Endosc Forum Digest Dis **9**：7-11, 1993
4) Aoyama N, Kinoshita Y, Fujimoto S et al：Peptic ulcers after the Hanshin-Awaji earthquake: increased incidence of bleeding gastric ulcers. Am J Gastroenterol **93**（3）：311-6. 1998
5) 原田直彦，千ヶ岩芳春：初発時症状．日本消化性潰瘍学，p578-582，1995
6) 胃潰瘍ガイドラインの適応と評価に関する研究班：EBMに基づく胃潰瘍診療ガイドライン，第2版，2007
7) 中村孝司：消化性潰瘍薬物療法概論．日臨 **60**（2）：365-370, 2002
8) Asaka M, Kato M, Sugiyama T et al：Japan *Helicobacter pylori* Eradication Study Group. Follow-up survey of a large-scale multicenter, double-blind study of triple therapy with lansoprazole, amoxicillin, and clarithromycin for eradication of *Helicobacter pylori* in Japanese peptic ulcer patients. J Gastroenterol **38**（4）：339-47, 2003
9) 厚生労働省：平成17年人口動態統計月報年計
10) Maeda S, Yoshida H, Ogura K et al：Assessment of gastric carcinoma risk associated with *Helicobacter pylori* may vary depending on the antigen used.Cancer **88**（7）：1530-1535, 2000
11) Ekstrom AM, Held M, Hansson LE et al：*Helicobacter pylori* in gastric cancer established by CagA immunoblot as a marker of past infection. Gastroenterology **121**（4）：784-791, 2001
12) 胃癌学会：胃癌治療ガイドライン，第2版，金原出版，東京，2004
13) Kitahara F, Kobayashi K, Sato T et al：Accuracy of screening for gastric cancer using serum pepsinogen concentrations.Gut **44**（5）：693-697, 1999
14) 川口　実：胃腺腫の診断と治療方針．胃と腸 **38**（10）：1365-1366, 2003
15) 浅川幸子，佐藤　公，山口達也ほか：胃過形成性ポリープを発生母地とした隆起型印環細胞癌の1例．Endosc Forum Digest Dis **22**（2）：124-128, 2006
16) Hirota S, Isozaki K, Moriyama Y et al：Gain-of-function mutations of *c-kit* in human gastrointestinal stromal tumors. Science **279**（5350）：577-80, 1998
17) 井野彰浩，平賀聖久，上田真信ほか：消化管粘膜下腫瘍の生検・細胞診．胃と腸（消化管の粘膜下腫瘍2004）**39**（4）：501-509, 2004
18) 藤村　隆，三輪晃一：手術適応と術式．消化管間葉系腫瘍（GIST）の病態・診断・治療―新しい視点（上西紀夫編）．消化器病セミナー88．へるす出版，東京，pp107-116, 2002
19) Joensuu H, Roberts PJ, Sarlomo-Rikala M et al：Effect of the tyrosine kinase inhibitor STI571 in a patient with a metastatic gastrointestinal stromal tumor. N Engl J Med **344**（14）：1052-1056, 2001
20) Isaacson P, Wright DH：Extranodal malignant lymphoma arising from mucosa-associated lymphoid tissue.Cancer. **53**（11）：2515-2524, 1984
21) Farinha P, Gascoyne RD：*Helicobacter pylori* and MALT lymphoma.Gastroenterology **128**（6）：1579-1605, 2005
22) 土井俊彦：胃MALTリンパ腫の治療法の選択．消化器内視鏡 **16**（9）：1423-1429, 2004
23) 菊池昌弘，大島孝一：【悪性リンパ腫―診断と治療の進歩】診断のための基本的事項，新WHO分類．日内会誌 **90**（6）：947-952, 2001

C. 内視鏡が使われる主な疾患の知識をもつ

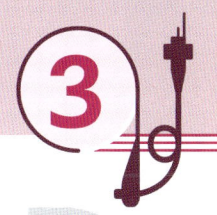

3 下部消化管の疾患

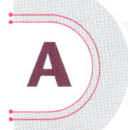

A 感染性腸炎

1 感染性腸炎とは

　急性腸炎は，急速に発症する下痢や腹痛に対してつけられる症候名として使われており，その原因は感染性と非感染性に大別される．感染性腸炎の原因は細菌やウイルスであり，一般に食物や水を介して感染する．多くが急性の経過をとる急性感染性腸炎であるが，腸結核やアメーバ赤痢など慢性の経過をとる感染性腸炎もある．非感染性には薬剤起因性腸炎，虚血性大腸炎などがあげられるが，本項では感染性腸炎について述べる．

2 病態

　原因として細菌ではサルモネラ，ブドウ球菌，カンピロバクターが多くを占め，そのほか，腸炎ビブリオ，腸管出血性大腸菌，ウエルシュ菌，セレウス菌，ボツリヌス菌などがある．またウイルスでは以前から知られるロタウイルスのほかに，近年集団発生が問題となったノロウイルスなどがある．一般に細菌性は夏季に多くウイルス性は冬季に発生が多い．また感染症法によって届け出が必要なものとして，コレラや細菌性赤痢，腸チフス，パラチフス，腸管出血性大腸菌がある．
　慢性の感染性腸炎ではアメーバ赤痢が増加傾向にあり，海外旅行の増加でふえていることに加え，性感染としてふえていることも特徴である．
　感染性腸炎には発症機序から組織侵入型と毒素産生型に分類される．組織侵入型は経口的に摂取された菌がヒトの腸管内で増殖して発症するもので，細菌性赤痢，カンピロバクターなどがあり，潜伏時間は12～24時間程度である．一方，毒素産生型は既に食品のなかなどで産生された毒素によって発症するものをよび，ブドウ球菌や腸管出血性大腸菌，ボツリヌス菌，腸炎ビブリオなどがあり，潜伏期間は短く4～12時間といわれている．しかし，症状や経過から病原菌の鑑別は容易ではなく，原因菌の検索には便細菌培養検査が不可欠である．

3 症状

　急速に発症する下痢は感染性腸炎を念頭におき，随伴症状の有無（腹痛，発熱，体重減少など），排便回数，便性状（血便，粘液便など），食事摂取歴，服薬歴（抗菌薬など），海外渡航歴などの問診を十分に行えば診断は困難ではない．サルモネラ（鶏卵），腸炎ビブリオ（海産物），カンピロバクター（鶏肉），ノロウイルス（カキ）など特定の食品と原因菌（ウイルス）の関連があるものもある．一般に腹痛や嘔吐の頻度は腸炎ビブリオで多く，発熱，便回数はサルモネラに多く，血便はカンピロバクター，腸管出血性大腸菌に多いといわれている．

4 検査

　血液学的検査，CRP（C反応性蛋白），糞便の細菌学的培養検査などを行うが，病原菌検索には抗菌薬投与前に培養検査が必要である．通常，急性腸炎に内視鏡検査は必要ないが，経過が長い患者や血便が多い患者では潰瘍性大腸炎，虚血性大腸炎などとの鑑別や腸結核，アメーバ赤痢など特殊な感染性腸炎の診断のために下部消化管内視鏡検査が必要となってくる．

　腸炎の発生機序によって粘膜病変の特徴に違いがある．組織侵入型には起因菌が直接粘膜に侵入する場合とリンパ装置を介して侵入する場合があり，前者では粘膜内のびらん，浅い潰瘍が多く，リンパ組織を介する場合は深い潰瘍を形成し，また回盲部に好発しやすい（図1，図2）．毒素産生型では機能障害が主であり，粘膜面の変化はびらん，浮腫が中心となる（図3）．

5 治療

　急性感染性腸炎は短期間で自然治癒することも多いため，軽症では水分摂取を促す程度でもよいが，脱水症状が認められれば輸液が必要である．下痢による病原菌や毒素の体外排出を促すために止痢薬は原則的に投与しない．特に毒素産生型（腸管出血性大腸菌O-157など）は毒素の体内吸収による急性腎不全，溶血性貧血などが生じることもあり，止痢薬の使用は禁忌である．抗菌薬は細菌性でも必須とはいえないが，小児や高齢者などでは急速に脱水が進んで重篤化することもあり，抗菌薬を使用することが多い．抗菌薬投与時には起因菌が不明のことがほとんどであり，ニューキノロン系かホスホマイシンのいずれかを投与する．

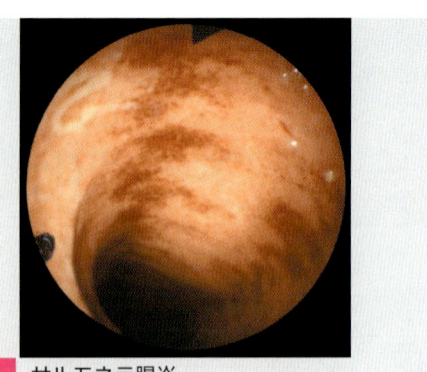

図1 サルモネラ腸炎
写真提供：林繁和先生．

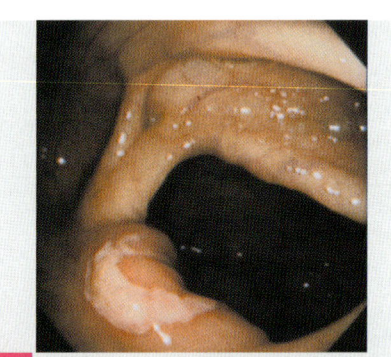

図2 カンピロバクター腸炎
写真提供：林繁和先生．

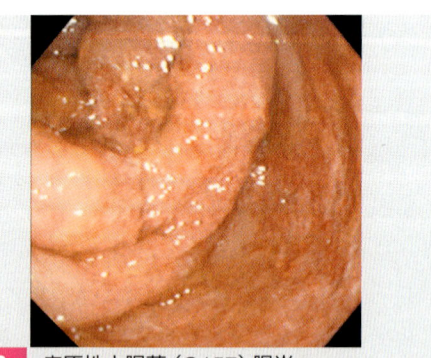

図3 病原性大腸菌（O157）腸炎
写真提供：林繁和先生．

B 潰瘍性大腸炎

1 潰瘍性大腸炎とは

主として粘膜を侵し，しばしばびらんや潰瘍を形成する大腸の原因不明のびまん性非特異的炎症である．経過中に再燃と緩解を繰り返すことが多く，腸管外合併症を伴うことがある．長期かつ広範囲に大腸を侵す場合には癌化の傾向がある[5~7]．病因や発症機序は解明されていないが，一般には素因を有する個人に種々の環境因子が作用して発症すると考えられている[8]．

2 病 態

病期や病変範囲，重症度により治療方針が異なる．

病期は，症状があり内視鏡的にも炎症所見を認める「活動期」と，症状が消失し内視鏡的にも活動期の所見が消失した「緩解期」に分けられる．

病変範囲によって「直腸炎型」「遠位大腸炎型（S状結腸まで）」「左側大腸炎型（脾彎曲部まで）」「全大腸炎型」に分けられる[9]．

重症度は自・他覚症状により「軽症」「中等症」「重症」に分類され，臨床経過により「再燃緩解型」「慢性持続型」「急性激症型」「初回発作型」に分けられる[5,9]．

3 症 状

初診時には，血便や粘血便，下痢，血性下痢がほとんどの患者にみられる．症状の程度は，病変の範囲や炎症の程度に左右され，軽症例では下痢がなく少量の血便や有形便の表面に付着する程度のこともある．病変範囲が広く，炎症の程度が高度になれば，水様性下痢や血便だけでなく，腹痛や発熱などの症状も生じやすくなる[5~7]．

4 検 査

a 血液，生化学的検査

潰瘍性大腸炎に特異的なものはなく，炎症反応を反映する血液学的検査，赤沈，CRPなどの値が活動期には有用であるが，緩解期や炎症の程度が軽い場合は正常範囲内の結果であることも少なくない[10]．

b 下部消化管内視鏡検査

粘膜はびまん性に侵され（図4），血管透見像は消失し，粗造または細顆粒状を呈する．さらに，表面はもろく易出血性で粘血膿性の分泌物が付着しているか，多発性のびらん，潰瘍あるいは偽ポリポーシスを認める[5,10,11]．**ポイント①**参照．

c 注腸X線検査

粗造または細顆粒状の粘膜表面のびまん性変化，多発性のびらん，潰瘍，偽ポリポーシスを認める．そのほか，ハウストラの消失（鉛管状）や腸管の狭小，短縮が認められる[5,10,11]．

d 生検組織

主として粘膜固有層にびらん性に炎症細胞浸

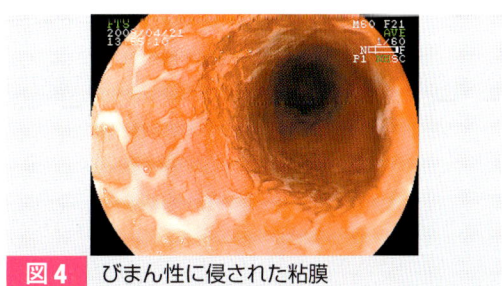

図4 びまん性に侵された粘膜

> **ポイント①　下部消化管内視鏡検査**
>
> 適応：潰瘍性大腸炎に下部消化管内視鏡検査を行う目的は，診断，経過観察，癌化発見のサーベイランスである．
>
> 　診断時に下部消化管内視鏡検査を行う場合は，有症状の人に検査を行うため無理に全大腸を観察せず早めに検査を切り上げることが重要である．また重症例では内視鏡検査や前処置で病状が悪化する可能性があることより早期の全大腸内視鏡検査施行にこだわる必要もない[9,10]．
>
> 　臨床症状では緩解と思われても内視鏡的には活動期であることもよく経験するため，定期的に内視鏡検査を行う．特に大腸癌合併のリスクは罹患年数とともに増加するため，発症後8〜10年経過後には1，2年ごとに下部消化管内視鏡と生検を行うことが推奨されている[9]．

> **ポイント②　潰瘍性大腸炎**
>
> 感染性腸炎は，臨床症状や内視鏡所見などが潰瘍性大腸炎と類似しており，潰瘍性大腸炎の初発や再燃時には鑑別すべき疾患であり，便培養検査や寄生虫学的検査を行い除外する必要がある．感染性腸炎が除外されても，クローン病，虚血性大腸炎，薬剤起因性大腸炎，放射線照射性大腸炎，リンパ濾胞増殖症，腸管ベーチェット病などとの鑑別も必要である[5]．

潤があり，同時に杯細胞の減少または消失，びらん，陰窩膿瘍や腺の配列異常などが認められる[5〜7]．

5　診　断

　臨床所見より潰瘍性大腸炎を疑えば内視鏡を施行し，内視鏡と生検組織で特徴的所見を得て，便検査などで感染性腸炎や他の腸疾患を否定することで診断する．注腸X線検査では病変範囲の決定などには有用であるが，確定診断には適さない[5]．鑑別すべき疾患（**ポイント②**）は多い．

6　治　療

　病変範囲，重症度によって治療方針が異なるが，基本治療薬は5-ASA（5-アミノサリチル酸）製剤である．肛門から近い範囲の炎症には5-ASA注腸やステロイド注腸を併用することも多い．注腸剤の併用で無効の場合や全大腸炎型，左側大腸炎型ではプレドニゾロン内服を追加する．重症例では入院，経静脈栄養を行ったうえでプレドニゾロン経静脈的投与を行い，ステロイド無効例にはシクロスポリン静注も考慮する．白血球除去療法は非薬物療法として一定の効果をあげており，プレドニゾロン不応例のみならず，プレドニゾロン導入前にも併用することで効果が出ている．

　重症例で内科的治療に抗する患者，重篤な合併症（大腸穿孔，中毒性巨大結腸症，大量出血など），癌化患者などは絶対的手術適応となる．また，難治性で入退院を繰り返していたり，ステロイド長期使用による合併症や他の重症な合併症の発現が予想されるときなどは相対的手術適応になる[9,12]．

7　合併症

　腸管合併症として，腸管大量出血，中毒性巨大結腸症，大腸穿孔，癌化などがあり，いずれも手術適応となる．大量出血は全大腸炎型の重症例に多く認められる．中毒性巨大結腸症は全大腸炎型の重症例にみられ，腹部単純X線写真で横行結腸径が6 cm以上あれば本症と診断する．大腸穿孔は中毒性巨大結腸症に続いて認められることが多い．大腸癌合併のリスクは罹患年数と罹患範囲に関連することが知られている．

　腸管外合併症として，関節炎や虹彩炎，結節性紅斑，原発性硬化性胆管炎などが知られている[10,11]．

C クローン病

1 クローン病とは

クローン（Crohn）病は，主として若い成人にみられる原因不明の疾患で，消化管に浮腫や潰瘍を伴う肉芽腫性炎症性病変を生じる．消化管は口腔から肛門まであらゆる部位に病変が生じ，消化管以外にも多様な合併症を起こしうることが知られている．

2 病態

成因は不明だが，何らかの環境因子（病原体，食事性抗原など）が異常な免疫反応を引き起こし，特定の素因をもつ人に発症すると考えられている．

好発年齢は10歳代後半から20歳代で，男性に比較的多い．

消化管を全層性に侵し，非連続的に病変が存在するのが特徴である．病変は全消化管に分布しうるが，縦走潰瘍や敷石状外観，狭窄などの粗大病変が認められる部位から「胃・十二指腸型」「小腸型」「小腸大腸型」「直腸型」「特殊型」に分類される．小腸では回腸末端，大腸では右結腸に好発することが多く，直腸病変を高頻度に合併する．

3 症状

炎症の部位により症状は異なるが，一般に腹痛や下痢，発熱，肛門病変，発熱などがよくみられる．腹部症状があまりなく肛門病変や不明熱で発症することもある．また虫垂炎とまちがわれて手術された後に診断されたり，腸管穿孔で発症するケースもある．

潰瘍性大腸炎と異なり（ポイント③）クローン病は病変が全身性に分布し，症状も多様であるため，重症度，活動性を表す指標がいくつか提案されている．そのなかでIOIBDアセスメント・スコア（表1）は症状などより比較的簡単に計算できるため日本で頻用されており，厚生労働省特定疾患申請用にも用いられている．

表1 IOIBDアセスメントスコア

1	腹痛	6	腹部腫瘤
2	1日に便回数6回以上または粘血便	7	体重減少
3	肛門部病変	8	発熱（38℃以上）
4	瘻孔	9	腹部圧痛
5	その他の合併症	10	貧血（ヘモグロビン10 g/dL以下）

各項目に対してそれぞれ1点とし，合計点で表す．
0または1点を緩解状態とし，点数が増えるごとに重症と判断する．

ポイント③ 潰瘍性大腸炎との鑑別

大腸の炎症をみたとき，潰瘍性大腸炎とクローン病は常に鑑別すべき疾患として考えるべきである．潰瘍性大腸炎は直腸からびまん性，連続性に広がる粘膜の炎症であるが，再燃・緩解を繰り返しているときは直腸に一見して炎症がない場合もあり，また炎症が高度であれば深い潰瘍が多発していることがあるため，クローン病との鑑別に苦慮する場合もある．ただし，詳細に観察するとクローン病は病変がスキップしており，その間に正常粘膜が介在するが，潰瘍性大腸炎では炎症の起こっている領域では一定の範囲をもってびまん性に炎症が広がっていることが確認できるため，多くの場合鑑別は可能である．

図5 縦走病変

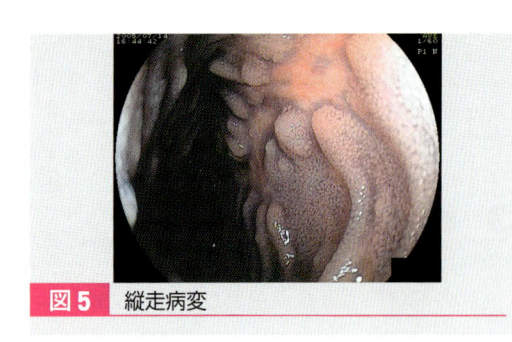

図6 敷石像病変

図7 内瘻

4 検査

炎症反応の亢進以外に，総蛋白やアルブミン，コレステロール値の低下などを認めることも多いが，これらは患者の炎症の程度，栄養状態を反映しているにすぎず，疾患に特異的な検査ではない．

診断には内視鏡検査，または消化管造影検査（小腸造影，注腸造影）が必要で，特に内視鏡検査は生検を行えることもあり，有用といえる．ただし，病変が多い小腸に対しては，ダブルバルーン小腸内視鏡が普及してきているとはいえいまだ一般的とはいえず，小腸造影検査による病変の検索と性状の描出により診断されていることも多い．カプセル内視鏡は小腸病変のスクリーニングに有用と考えられるが，狭窄部でのカプセル停留などの偶発症も考慮する．

a 腸病変

縦走潰瘍，敷石像，腸管の狭小，狭窄が非連続性または区域性に病変（skip lesion）が存在するのが特徴である（図5，図6）．内瘻，外瘻を形成することも多い（図7）．肛門病変を合併する頻度も高く，難治性痔瘻，肛門周囲膿瘍などから診断されることもある．

b 病理組織所見

非乾酪性類上皮細胞肉芽腫，全層性炎症および裂溝が特徴的所見となる．

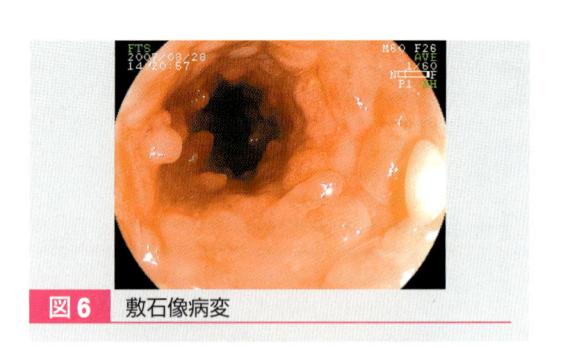

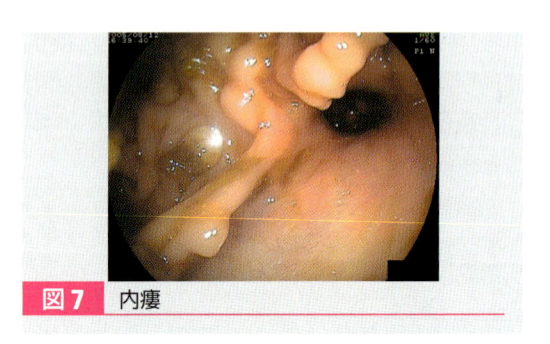

c 診断基準

縦走潰瘍か敷石像のいずれかを有するか，非乾酪性類上皮細胞肉芽腫と不整形潰瘍またはアフタ（縦列配置か上部・下部消化管の両者に認められる場合）を有し，虚血性大腸炎や潰瘍性大腸炎と鑑別できれば確診される．

5 治療

クローン病を完治させる治療法はなく，治療の目的は，病勢をコントロールして患者のQOLを高めることにある．実際には薬物療法や栄養療法，外科療法を組み合わせることによって，栄養状態を維持し，症状を抑え，炎症の再燃や再発を予防することが主眼となる．

a 経腸栄養療法

腸管の負担を軽減するために行い，成分栄養剤（エレンタール）の使用が標準的である．初診時や急性増悪期には1日2000 kcalを目標に投与するが，緩解維持，再発予防時には低脂肪，低残渣食で必要エネルギーの半分を経口摂取

し，1200 kcal 程度の成分栄養を投与する．

b 薬物療法

経腸栄養の有無にかかわらず 5-ASA 製剤のペンタサ 1.5～3.0 g/日を開始し，最低 2 年は継続する．大腸型にはサラゾピリンでもよい．症状が激しいときにはプレドニゾロンを最初から投与してもよいが 2 週間ごとに効果を判定し，症状が改善すれば徐々に減量していく．プレドニゾロンの長期投与は骨粗鬆症などの副作用の観点から極力避ける必要があるが，プレドニゾロンの減量，離脱が困難なことも多い．アザチオプリンあるいは 6MP を併用することでプレドニンの減量，離脱が可能となることもある．寛解導入が困難である場合や難治性の外瘻がある場合にはインフリキシマブ（レミケード）の投与を行う．インフリキシマブの効果発現は迅速で数週間効果が持続する．また反復投与が有効で栄養療法の軽減，ステロイドの減量が可能な場合があり，計画的な維持投与による寛解維持も試みられている．

手術療法の目的は対症療法として患者の QOL を改善することである．絶対的適応としては，腸閉塞や穿孔，大量出血，悪性腫瘍合併などがある．また相対的適応では，難治性狭窄や膿瘍，内瘻，外瘻，肛門病変などである．

D 虚血性腸炎

1 虚血性腸炎とは

腸間膜動脈などの狭窄がないにもかかわらず腸管の粘膜循環不全が生じ，様々な程度の虚血性変化が腸管に生じた病態である．成因として血管側因子と腸管側因子があり，前者と関連する基礎疾患として高血圧や糖尿病，高脂血症，虚血性心疾患，腎不全など，後者では便秘が知られている．実際にはこれら要素が様々な程度で複合して腸管の虚血再灌流が起こり，本症が発症すると考えられている．

2 病 態

女性に多く発症する．以前は高齢者に多いといわれていたが，実際には若年者から高齢者まで分布している．若年者は基礎疾患を有さないことが多いが，中高年者は高血圧や糖尿病などの何らかの基礎疾患を有することが多い．罹患部位は，ほとんどが S 状結腸から下行結腸である．

古典的には「一過性型」「狭窄型」「壊死型」の 3 つに分けられたが，壊死型はその病態から虚血性大腸炎の分類から除くことが一般的になってきた．ほとんどが「一過性型」であるが，高齢者や基礎疾患合併例では「狭窄型」の頻度がふえる．

3 症 状

症状は比較的典型的で，急速に起こる強い腹痛とその後に生じる下痢や血便である．腹痛時に悪心，嘔吐を伴うこともあるが，上部消化管症状が続くことはほとんどない．腹痛が軽く血便を主訴に受診する場合もあるが，ていねいに問診を行えば下痢や血便に先行して何らかの腹部症状があることが多く，診察のみで本症を疑うことは十分可能である．発症時刻も夜間から早朝に多いことが知られている．病変は下行結腸から S 状結腸に好発することが多く，病初期

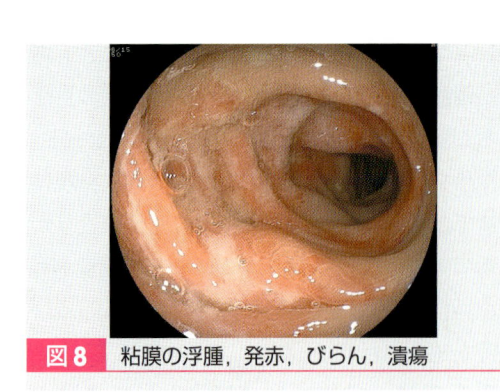

図8 粘膜の浮腫，発赤，びらん，潰瘍

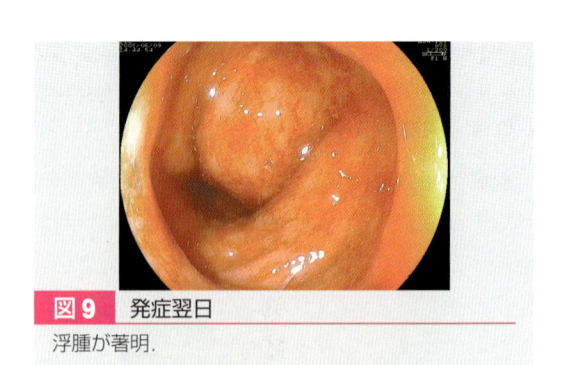

図9 発症翌日
浮腫が著明．

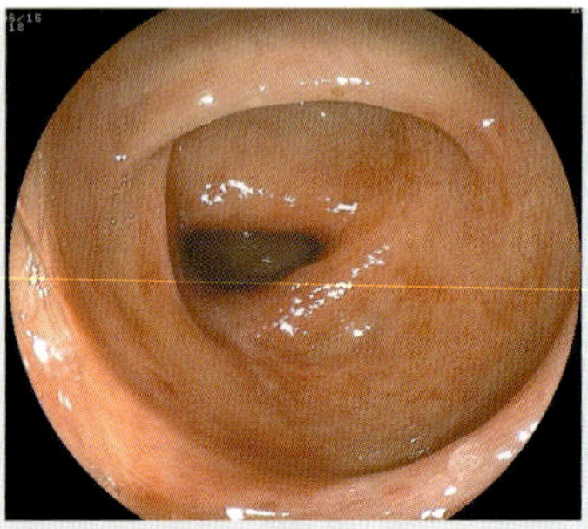

図10 図9の患者，6日後
軽度の発赤のみ．

には同部の圧痛を認める．顕血便を認める疾患のなかでは頻度の高い疾患であり，急性発症した患者においては考慮する病態である．

④ 検査

血液検査では白血球増多，CRP（C反応性蛋白）上昇を認めるが特異的ではなく，確定診断には内視鏡検査が必須である．粘膜の強い浮腫と発赤，縦走潰瘍が特徴で，特に浮腫性変化は病初期ほど高度で，他の急性炎症性疾患との鑑別に役立つ（図8，図9）．ただし，「一過性型」では浮腫性変化が日々軽快していき，発病後3〜5日経過すると浮腫は軽快し，発赤とびらんを残すのみとなっていることも多い（図10）．7〜10日程度で粘膜面の変化はほぼ消失してしまう．このような経過より発症後数日経過してからの内視鏡検査では粘膜の浮腫が軽度で感染性腸炎など他の急性炎症との鑑別が困難となることも多いため，発症早期の内視鏡検査が確定診断には重要である．内視鏡所見としてはクローン病に類似するが，臨床経過よりクローン病との鑑別に苦慮することは少ない．

高度な浮腫性変化は，注腸X線検査での特徴的所見として知られる母指圧痕像（thumb printing sign）として描出されるが，下部消化管内視鏡検査が比較的安全に実施可能な現在においては，急性期に注腸検査を第一選択で行うことはない．母指圧痕像は腹部単純X線検査でも確認できることがある．狭窄型においては病変範囲や狭窄程度を診断，経過観察するために注腸検査は有用である．

⑤ 治療

基礎疾患がない軽症例では短期の食事制限のみですみやかに軽快するため，自宅療養も可能である．腹痛が強く継続する例や血便が持続する患者，内視鏡所見で病変が広範な場合や浮腫や縦走潰瘍が高度である場合などは入院安静の上，絶食（腸管安静），輸液などを行う．症状の改善に伴って食事量をふやしていくことで，ほとんどの場合7〜10日以内に退院が可能となる．初期の内視鏡所見で炎症が高度な場合や炎症反応が高値を示す場合は「狭窄型」となる可能性があるため，フォローアップの内視鏡検査が必要で，適宜消化管X線造影を併用して狭窄の有無を判断する．

狭窄型は炎症がおさまるに従って狭窄が高度になっていく傾向があるが，長期経過で狭窄が徐々に解除されていくことも多く，狭窄症状が強くなければ必ずしも手術が緊急で必要となるわけではない．

6 予後

本疾患が再発する患者もときに経験するが，再発の頻度は必ずしも高くない．

E 大腸癌

1 大腸癌とは

大腸癌は結腸癌と直腸癌の総称であり，大腸粘膜から発生する上皮性悪性腫瘍（ほとんどが腺癌）である．

2 病態

a 癌死亡数

男性では，肺，胃，肝，大腸癌の順，女性では大腸，胃，肺，乳癌の順であるが，近年大腸癌はふえてきており，大腸癌の死亡数は 20 年前の 2 倍となっている．

b 大腸癌の危険因子

一部に遺伝性のものや炎症性腸疾患に関連したものがある．遺伝的には家族性大腸腺腫症や遺伝性非ポリポーシス大腸癌が常染色体優性遺伝を示す．潰瘍性大腸炎の長期罹患例で大腸癌の合併率が高いことが知られている．大腸癌の環境因子としては，肉やアルコール，肥満などが大腸癌発症と関連していることが大規模疫学調査により判明している．

c 前癌病変

大腸癌の前癌病変として古くから腺腫が知られている．大腸腺腫が多段階発癌を経て大腸癌が発生する adenoma-carcinoma sequence 説であり，実際に 1～2 cm を超えるポリープでは腺腫の一部が癌化している患者（腺腫内癌）を日常的に経験する．

また前癌病変（腺腫）が存在せず，最初から癌として発生する症例（*de novo* cancer）も少なくないことが最近わかってきた．ポリープから発生する癌はポリープ自体が内視鏡や注腸造影検査で検出しやすいことから比較的早期に発見され治療されてきたが，*de novo* cancer は平坦型，陥凹型を呈することが多く，またサイズが小さいうちに粘膜下層以深の深達度に達することも多いため，より早期での発見が重要視されている．

3 早期大腸癌

早期癌とは，癌の浸潤が粘膜下層までにとどまるものをいう．転移の有無は関係がない．

a 症状

通常認めない．検診のスクリーニング検査として免疫学的便潜血検査が陽性であり，全大腸内視鏡検査で精査されて発見される場合や，便通異常などに対して内視鏡検査が行われたときに偶然発見されることなどがほとんどである．

b 肉眼分類

基本的には胃癌の肉眼分類と同じ分類が大腸

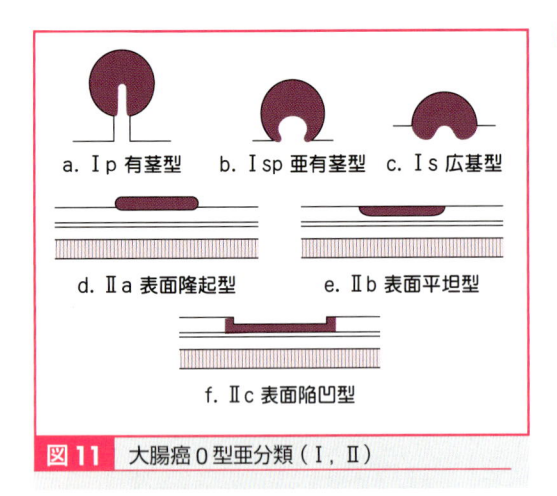

図11 大腸癌0型亜分類（Ⅰ，Ⅱ）

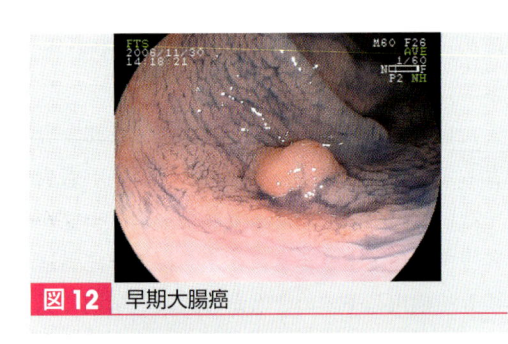

a. Ip 有茎型　b. Isp 亜有茎型　c. Is 広基型
d. Ⅱa 表面隆起型　e. Ⅱb 表面平坦型
f. Ⅱc 表面陥凹型

図12 早期大腸癌

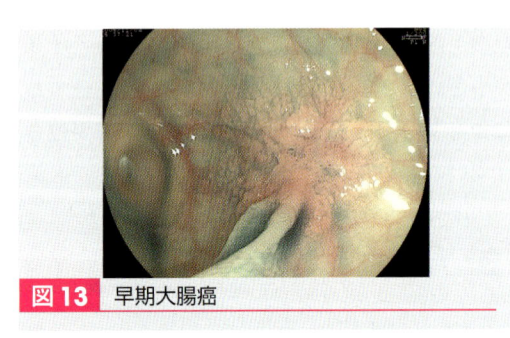

図13 早期大腸癌

ポイント④　大腸癌ステージ分類

癌の壁深達度，リンパ節転移の程度，腹膜・肝・遠隔転移の有無によりステージ0，Ⅰ，Ⅱ，Ⅲa，Ⅲb，Ⅳに分類される．たとえば，深達度M（粘膜内）でリンパ節転移がないものはステージ0（通常EMRなどで取りきれた場合はこれにあたる），SM（粘膜下まで）かMP（固有筋層まで）でリンパ節転移がなければステージⅠ，肝転移などの遠隔転移のあるものはステージⅣなどである．

c 大腸癌の病期

壁深達度，リンパ節転移の有無とその範囲，肝転移を含む遠隔転移，腹膜転移の有無によって病期（ステージ）は決定される（**ポイント④**）．

d 治　療

小さな病変であれば一期的にポリペクトミーや粘膜切除術を施行されるケースもあり，病変切除後に癌であることが確定する場合もある．本来的には，病変切除前に生検で病理診断した上で治療することが順序かもしれないが，下部消化管内視鏡検査自体が被験者にとって負担が大きく，生検後に再度治療で内視鏡を受けることは肉体的負担のみならず，経済的負担や医療費の上昇をまねくことにもなる．さらに，病変が小さい場合は生検により病変のかなりの部分が削れ落ちてしまい，後日の内視鏡で病変自体を探し出せないこともありえる．そのため生検に代わる方法として病変表面のピットパターン（**ポイント⑤**）から組織型を推察したり，強拡大の内視鏡（現在治験中）を用いて内視鏡的に病理組織型を観察する試みが行われている．

内視鏡的に切除した病変の深達度を病理組織学的に診断するが，深達度が粘膜内にとどまるM癌は転移を認めないことより，断端陰性であれば治療終了となる．病変が粘膜下層に浸潤している場合は，浸潤がsm1までの浅層までであればM癌と同様に断端陰性であれば治療

癌では用いられる（p.123を参照）．

基本分類（0～5型）の0型（表在型）は壁深達度が粘膜層から粘膜下層までの癌とされ，早期大腸癌がこれにあたる．

0型の亜分類（**図11**）として，Ⅰ（隆起）型，Ⅱ（表面）型があり，さらにIp（有茎性），Isp（亜有茎性），Is（無茎性），Ⅱa（表面隆起）型，Ⅱb（表面平坦）型，Ⅱc（表面陥凹）型に分けられる．早期大腸癌ではⅢ型は存在しない（**図12**，**図13**）．

> **ポイント⑤ 大腸ピットパターン診断**
>
> 大腸粘膜には無数の陰窩（crypt）が存在している．陰窩は中央に開口部をもち，表面から見ると「くぼみ」として観察でき，これがピット（pit）と呼ばれるものである．このピットの形態パターンを分類し，腫瘍表面のピットパターンから腫瘍の悪性度や深達度を診断する．Ⅰ，Ⅱ，Ⅲ$_S$，Ⅲ$_L$，Ⅳ，V$_i$，V$_N$に分類される．

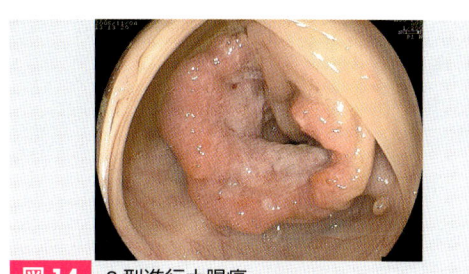

図14 2型進行大腸癌

終了となる（粘膜下層を3等分して表層よりsm1，sm2，sm3とし，深達度がsm1の病変にはリンパ節転移がなく，sm2，3と深く浸潤するに従ってリンパ節転移の割合がふえてくることが知られている）．内視鏡切除後に病変の深達度がsm2以深（粘膜筋板より1000μm以上）と考えられた場合や低分化型腺癌の場合，また脈管侵襲を認める場合は腸切除＋郭清を考慮することがガイドラインで推奨されている．

4 進行大腸癌

固有筋層以深に浸潤した場合を進行大腸癌とよぶ．

a 肉眼分類

胃癌の肉眼分類に準じて1〜5型に分類される（p.123の図9を参照）．進行癌の分類はもともとボールマン（Borrmann）分類（1〜4型）に5型（分類不能）を追加したものであるため，単に「2型」「3型」といわず，Borrmann2型（Borr2とも略す），Borrmann3型（Borr3）のように表現することもある（図14）．

b 症状

程度の差はあるが，便秘や下痢，血便，腹満などを症状を訴えることも多い．便潜血検査での陽性率は腫瘍が大きく，また肛門に近いほど高くなるが，約10％の偽陰性が存在するため，最終的には内視鏡検査または注腸造影検査により発見される．直腸癌は直腸指診で触れる距離にあることが多く，診察時に直腸指診を行っておくことは重要である．

c 治療

大腸癌の治療方針は病期（ステージ）ごとにガイドラインで示されており，手術治療（腹腔鏡手術を含む），化学療法，放射線療法などの方法が選択されるが，大腸内視鏡による治療が可能な進行大腸癌は存在しない．

F 大腸ポリープ

1 大腸ポリープとは

「ポリープ」とは腸管内腔に突出した隆起性病変を示し病理組織学的な分類を示さないので，良性から悪性までの疾患が大腸ポリープの中に含まれることになる．内視鏡検査時にポリー

図15 大腸ポリープ

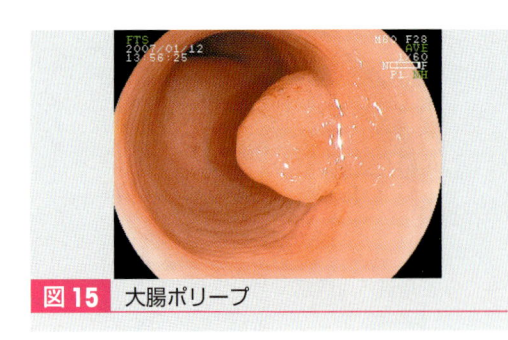

プと診断された後，病理組織学的に悪性と診断された場合は，一般にポリープの名称をはずされ，大腸癌，カルチノイドなどの悪性病名が直接つけられることが多い．良性腫瘍の場合は過形成性ポリープや腺腫がほとんどであるが，いずれも一般にはなじみのない名称であるため，引き続いて「大腸ポリープ」と呼ぶことも多い．

② 病　態

ポリープの形態学的分類は，以前は胃ポリープの分類に準じて山田・福富の分類（Ⅰ型～Ⅳ型）（p.126の 図13 を参照）が頻用されていたが，最近は大腸癌取扱い規約の表在型大腸癌亜分類に従って分類（p.140参照）されることが多い．病理組織学的には腫瘍性ポリープと非腫瘍性ポリープに大別され，腫瘍性ポリープには腺腫，癌腫があり，非腫瘍性ポリープには過形成性ポリープ，炎症性ポリープ，過誤腫などがある（ポイント⑥も参照）．

③ 症　状

大腸ポリープに特異的な症状はなく通常は無症状であり，検診での便潜血反応陽性時の精密検査や他の腹部症状精査のための内視鏡検査で発見されることがほとんどである．ポリープ径が大きくなれば出血の可能性が高くなり，特に肛門に近い部位にポリープが存在すれば肉眼的血便を生じることもある．

④ 検　査

免疫学的便潜血反応が陽性となることも多いが，病変が小さいほど陽性率は低くなる．
注腸造影検査でポリープは類円形（球状）の像としてとらえられるが，小さいポリープでは糞便や憩室との区別がつきにくいことも多い．一方，下部消化管内視鏡検査では腸管内に隆起した病変として容易にとらえることができる（図15）．
内視鏡検査は同時に治療も可能であるため，便潜血反応陽性時の精密検査として最初から行われることが多くなってきており，注腸造影検査の精密検査としての意義は薄れつつある．

⑤ 治　療

ポリープのほとんどが内視鏡治療が可能である．ポリープが比較的小さい場合は，生検と治療をかねてホットバイオプシーや粘膜切除（EMR）が内視鏡検査時に同時に行われることも多い．直径が1 cmを超えるポリープは癌化の可能性が高くなることより，検査時には生検のみを行い後日あらためてポリープ切除を行う場合と，小さいポリープと同様にポリープ発見時に引き続いて切除を行う2通りの考え方がある．医療施設や検査施行医師によってどちらの方法が選択されるかは異なる．
有茎性のポリープはポリペクトミーの適応となるが，大きな病変の場合は出血の可能性も高くなるため，ポリペクトミー前に茎部をクリップやエンドループ（留置スネア）で駆血し，その後ポリペクトミーを施行することが勧められる（図16，図17）．EMR後やポリペクトミー後の粘膜欠損部が大きい場合はクリップによる縫縮術を追加することでその後の穿孔，出血を防ぎうると考えられている．
大腸の腫瘍性病変に対する内視鏡的粘膜下層剥離術（ESD）は，現時点ではいまだ一般的と

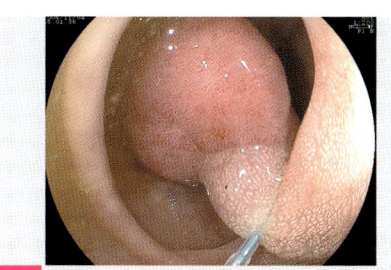

C. 内視鏡が使われる主な疾患の知識をもつ／3. 下部消化管の疾患

図16 留置スネア：ポリペクトミー前

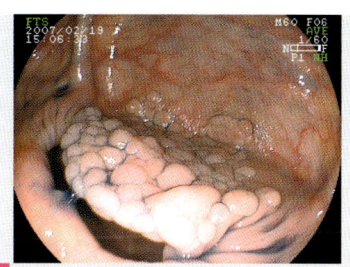

図18 LST：側方発育型腫瘍

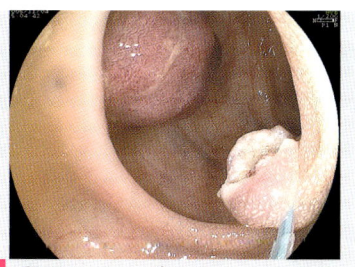

図17 留置スネア：ポリペクトミー後

はいえない．大腸壁が上部消化管に比較して薄いためESDに伴う穿孔の危険性が高いことや，手技の煩雑さが普及を妨げている．ただし，側方発育型腫瘍（LST：lateral spreading tumor，**図18**）は病変が比較的広範囲に広がっており，また癌化の可能性もあるため，広範に一括切除でき病理学的検討がきちんと行えるESDはよい適応と考えられている．

　癌以外の大腸ポリープで外科的治療となりうるのは，3 cm以上の大きさで内視鏡的切除が困難，または危険であると判断された場合など特殊なケースに限られる．

> **ポイント⑥　大腸ポリポーシス**
>
> 　ポリープが大腸全体に多数（通常100個以上）存在する病態を大腸ポリポーシスとして大腸ポリープとは別の病態として扱うことが多い．これは，ポリープが多発する以外に大腸以外の消化管にもポリープが多発したり，諸臓器にも異常を伴いやすいためである．
> 　ポリポーシスのなかで最も頻度の高いものが腺腫性ポリポーシスである．大腸に腺腫性ポリープが多発し，放置すれば高率に癌を合併する．臨床的に家族性大腸腺腫症（FAP：familial adenomatous polyposis），ガードナー（Gardner）症候群，ターコット（Turcot）症候群に分類されていたが，遺伝子解析からFAPとガードナー症候群はともに常染色体優性遺伝で*APC*遺伝子の異常に起因する同一疾患であることが明らかとなっている．

G　イレウス

① イレウスとは

　種々の原因により腸管の通過が著しく障害された状態をイレウスといい，その発生機序より「機械的イレウス」と「機能的イレウス」に分類される．

② 病態

a　機械的イレウス

　器質的疾患による腸管の狭窄ないし閉塞をきたして通過障害を生じるもので，腸管の血流障害を伴わない「単純性イレウス」と血流障害を

伴う「絞扼性イレウス」に分類される．機械的イレウスの原因の多くは癒着によるものであるが，腫瘍によるもの，ヘルニア嵌頓，腸重積，軸捻転などが原因となるものもある．閉塞部位より口側の腸管は貯留した腸液やガスで拡張し，腸管壁の浮腫，水分，電解質などの漏出が起こる．さらに動脈血流の障害が引き起こされて腸管壊死や穿孔に至ることもある．絞扼性イレウスは，多くの場合，腸間膜も絞扼されているため，比較的早期より強い循環障害をきたし腸管壊死となるなど重症化しやすい．

b 機能的イレウス

器質的疾患を伴わないものを機能的イレウスといい，腸管の運動麻痺やけいれんにより腸管運動が機能せず，腸管内容物の停滞をきたした状態である．「麻痺性イレウス」と「けいれん性イレウス」に分類される．汎発性腹膜炎や腹部手術後などに麻痺性イレウスを起こしやすく，鉛中毒時にけいれん性イレウスを生じることがある．

③ 症　状

腹部膨満感，腹痛，悪心，嘔吐，排便・排ガスの停止がみられる．吐物は胆汁が混じり，重症になるに従って便臭が伴うようになる．単純性イレウスでは疝痛（激痛が発作的に起こり一定時間持続し，いったん軽快した後，間隔をおいて再び疼痛が出現する）が主であり，蠕動音の亢進時に腹痛が増強する．圧痛はあるが軽度であることが多い．金属様の蠕動亢進音（metalic sound）を聴取することもある．

絞扼性イレウスでは持続性の強い腹痛となり，筋性防御などの腹膜刺激症状や発熱を生じる．状態が進むとショック症状を引き起こす．

麻痺性イレウスでは腹痛が生じることは少なく，程度も軽い．また腸管蠕動音は低下している．

④ 検　査

炎症反応の上昇［白血球数，CRP（C反応性蛋白）］を認め，また水分喪失により脱水が進み，ヘモグロビン，BUN（血液尿素窒素），Cr（クレアチニン）の上昇が起こる．腹部単純X線撮影（立位）で鏡面形成像（ニボー）を認めれば典型的であるが，早期の場合には明瞭なニボーを認めないこともある．その場合でも，腹部超音波検査やCT検査を行えば，拡張した腸管と腸液の多量の貯留が認められる．また多量の腹水も確認できれば絞扼性イレウスの可能性が高くなる．

イレウスが起こっている状況で観察のために内視鏡を施行することはありえないが，以前よりイレウス管の挿入をアシストするために内視鏡が用いられることはあった．また，S状結腸捻転による機械的イレウスでは下部消化管内視鏡による捻転整復を行うこともある．

⑤ 診断，治療

単純性イレウスと絞扼性イレウスを，症状や検査所見などで明確に区別する方策はないが，絞扼性イレウスでは緊急開腹手術が必要となるため，機械的イレウスと診断した場合は常に絞扼性イレウスの可能性を考慮しながら診療を進める．

単純性イレウスでは保存療法が第一選択で，多くは絶食，輸液（嘔吐により喪失した水分や電解質の補充），胃管やイレウス管による口側腸管内圧の減圧で軽快する．保存的治療で改善しない場合や，再発を繰り返すような場合は手術適応となる．閉塞機転が大腸腫瘍などの場合は保存療法のみでは軽快が望めないため，手術を行う．

機能性イレウスでは絶食，輸液などの保存療法で軽快することが多く，腸管内圧減圧のための胃管，イレウス管の挿入が必要となる患者は少ない．

6 予後

癒着が原因のイレウスでは保存療法で軽快しても，その後再発を繰り返すことも多いが，癒着剥離手術を行ってもその後の再発率は減少しないといわれている．

文献

1) 日本消化器病学会：消化器病診療―良きインフォームド・コンセントに向けて，日本消化器病学会，東京，2004
2) 林 繁和：感染性腸炎の内視鏡診断．明日の臨 18(2)：19-27，2006
3) 五十嵐正広：本邦における感染性腸炎の現状．日医師会誌 136(3)，509-513，2007
4) 堀木紀行，藤田善幸：感染性下痢症．Medicina 43(12)，140-142，2006
5) 棟方昭博：潰瘍性大腸炎診断基準改訂案．厚生省特定疾患難治性炎症性腸管障害調査研究班，平成9年度報告書
6) Kornbluth A, Sachar DB：Ulcerative colitis practice guideline in adults (Update)：American College of Gastroenterology, Practice Parameters Committee. Am J Gastroenterol 99：1371-1385, 2004
7) Carter MJ, Lobo AJ, Travis SPL：Guidelines for the management of inflammatory bowel disease in adults. Gut 53 (suppl V)：v1-v16, 2004
8) Delco F, Sonnenberg A：Exposure to risk factors for ulcerative colitis occurs during an early period of life. Am J Gastroenterol 94：679-684, 1999
9) 難治性炎症性腸管障害に関する調査研究班プロジェクト研究グループ：エビデンスとコンセンサスを統合した潰瘍性大腸炎の診療ガイドライン，2006
10) 武藤徹一郎ほか：炎症性腸疾患―潰瘍性大腸炎と Crohn 病のすべて，医学書院，東京，1999
11) 高添正和：臨床医のための炎症性腸疾患のすべて，メジカルビュー社，東京，2002
12) 棟方昭博：平成17年度潰瘍性大腸炎治療指針改訂案．厚生労働省，難治性炎症性腸管障害に関する調査研究，平成17年度研究報告書
13) 樋渡信夫：クローン病の診断基準案．厚生労働省難治性炎症性腸管障害に関する調査研究班，平成13年度研究報告書，2002
14) 飯田三雄：クローン病治療指針．厚生労働省難治性炎症性腸管障害に関する調査研究，平成17年度研究報告書，2006
15) 竹村俊樹：虚血性大腸炎の発症危険因子としての動脈硬化．消化器病セミナー 89：117-123，へるす出版，東京，2002
16) 松本 寛，藤井久男，中島祥介：虚血性大腸炎の病態．消化器科 35(2)：144-147，2002
17) 加藤俊夫ほか：虚血性大腸炎の臨床．消化器科 35(2)：153-161，2002
18) 吉川周作，稲次直樹，増田 勉：虚血性大腸炎の臨床的検討．消化器科 35(2)：168-175，2002
19) 押谷伸英，荒川哲男：虚血性大腸炎．Medicina 43(12)：146-148，2006
20) 大腸癌研究会：大腸癌取扱い規約，第7版，金原出版，東京，2006
21) 大腸癌研究会：大腸癌治療ガイドライン医師用2005年版，金原出版，東京，2005
22) 飯田三雄：大腸癌・大腸ポリープ，メジカルビュー社，東京，2001
23) 吉原正治，日山 亨，田中信治：大腸癌（直腸癌を含む）の疫学．日内会誌 96(2)，200-206，2007
24) 棟方昭博ほか：臨床に役立つ消化器疾患の診断基準・病型分類・重症度の用い方．日本メディカルセンター，東京，2006
25) 黒木優一郎，中野利宏，遠藤 豊：大腸ポリープ．Medicina 43(12)：156-158，2006
26) 鈴木 聡，関川浩司，遠藤良幸ほか：絞扼性イレウスの手術．手術 60(7)，981-986，2006
27) 橋口陽二郎，上野秀樹，望月英隆：大腸癌イレウスに対する手術．手術 60(7)，987-992，2006
28) 永田直幹，中山善文，平田敬治ほか：術後癒着性イレウス症例における腹腔鏡下イレウス解除術．手術 60(7)，993-998，2006

C. 内視鏡が使われる主な疾患の知識をもつ

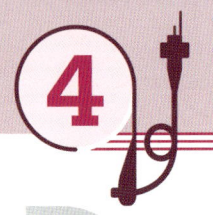

4 胆・膵の疾患

A 胆石症

1 胆石症とは

　胆石症は，胆道系に形成された結石の総称で，結石の存在部位により胆嚢結石，胆管結石，肝内結石などのように呼ばれる．分類を表1に示す．疝痛発作や胆道感染症などを認める場合もあるが，半数以上は無症状である．男性より女性に多く（男：女＝1：1.5），40歳以上で頻度が増加する．肥満体型，多産の女性，白人に多いといわれている（5F：female, forty or fifty, fatty, fertile）．

2 症状

　疝痛発作や発熱，黄疸が生じる．これは，食べ過ぎた後や過労の後に生じやすい．右季肋部の圧痛や右肩部への放散痛も典型的である．

3 検査，診断

a 血液生化学的検査

　疼痛発作時には，総ビリルビン（T-bil）上昇（直接型優位），胆道系酵素（ALP・LAP, γ-GTP）の上昇を認める（特に胆管結石の場合）こともあるが，これらの検査が正常のことも多い．

b 体外超音波検査

　最も有用であり，90％以上で簡便に描出される（特に胆嚢結石）．胆石自身による hyperechoic mass，胆石後方の音響陰影（アコース

表1 結石の分類

種類			割合	成因・特徴		好発部位
1. コレステロール系結石	約70%	純コレステロール石	約10%	コレステロール含有量が70％以上の結石で，肝臓で生成されたコレステロール過飽和の異常胆汁から，コレステロール結晶が胆嚢内で析出するため生じる．		胆嚢
		混合石	約50%		コレステロールとビリルビンが混在するもの	
		混成石	約10%		コレステロール（中央）とビリルビン（周囲）が各々層をなすもの	
2. ビリルビン系結石	約30%	黒色石	約15%			胆管内
		ビリルビンカルシウム石	約15%	増加傾向にある		
3. その他の結石		炭酸カルシウム石		減少傾向にある		
		脂肪酸カルシウム石		石灰胆汁の主成分		

> **ポイント①** ERCPの適応と偶発症
>
> 適応疾患：膵石症，膵癌，肝内結石，総胆管結石，膵胆管合流異常，胆管癌．
> 偶発症：急性膵炎，出血，穿孔，感染．

> **ポイント②** 腹腔鏡下胆嚢摘出術
>
> 腹腔鏡を用いた胆嚢摘出術で，1987年，フランスで始められた．腹腔鏡下胆嚢摘出術の禁忌は，閉塞性化膿性胆管炎，胆道消化管瘻，ミリッチ症候群，癌の合併患者，肝硬変患者などである．

> **ポイント③** EPBD
>
> 総胆管結石では，乳頭切開術（EST）のみならず，内視鏡的乳頭バルーン拡張術（EPBD：endoscopic papillary balloon dilation）が行われる．出血が少なく乳頭機能の温存が期待できるため，若年者などではEPBDが行われる場合が多い．なお，ビルロートⅡ（Billroth Ⅱ）法胃切除や胃全摘の既往の患者では，内視鏡治療が困難な場合が多い．

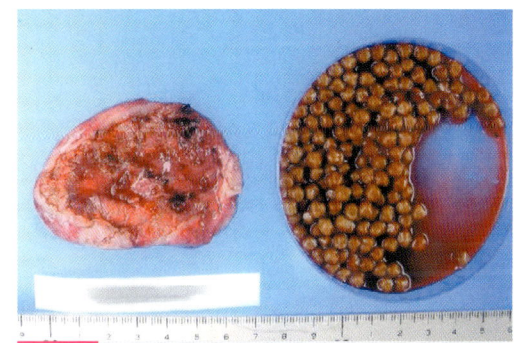

ティック・シャドウ）がみられる．

c　腹部CT

石灰化の有無の判別に有効である．なお，腹部X線では，胆石の多くは陰性で写らないことが多い（写るものは約10％）．

d　ERCP

胆管結石は胆管内の，胆嚢結石は胆嚢内の透亮像としてみられる．

ERCPの適応と偶発症は**ポイント①**を参照されたい．

4　治　療

症状の有無や胆石の性状，合併症など，適応を考慮して治療法を決定する．胆石は胆嚢癌の危険因子の1つと考えられていたが，有胆石者を長期間フォローしても胆嚢癌が発生するのはきわめてまれである．

無症状胆嚢結石の場合，半数以上は無症状で一生を終える．無症状の状態では胆嚢癌の高危険群（膵胆管合流異常症，3 cm以上の大胆石，陶器様胆嚢，石灰乳胆汁の合併）を除き原則的

図1 切除後の胆嚢と胆嚢内に含まれていた胆石

小さな胆石が胆嚢内に充満していた．

には治療を要さず，経過観察とすることが多い．

治療適応は，①疼痛発作が内科的にコントロールできないとき，②閉塞性黄疸や胆嚢炎などの合併症時である．

治療法は，結石の部位によって異なる．胆嚢結石の場合，腹腔鏡下胆嚢摘出術（**ポイント②**）が第1選択である．

総胆管結石の場合，内視鏡的乳頭切開術（EST：endoscopic sphincterotomy），内視鏡的乳頭バルーン拡張術（EPBD：endoscopic papillary balloon dilation）などの内視鏡的治療が第1選択である（**ポイント③**）．胆嚢結石を合併している場合には，引き続き，腹腔鏡下胆嚢摘出術を施行する．なお，ESTやEPBDが困難な患者では，開腹手術もしくは腹腔鏡下の胆嚢摘出術＋総胆管切開＋Tチューブドレナー

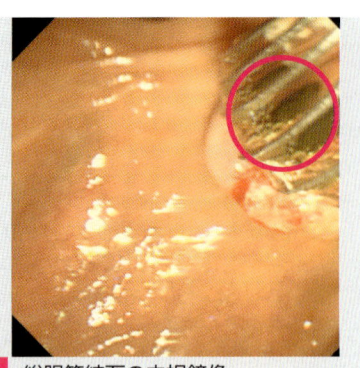

図2 総胆管結石の内視鏡像
乳頭切開術の後に，バスケットで取り出されている胆管結石（黒色）が見える（赤丸内）．

> **ポイント④ ミリッチ症候群**
>
> Mirizzi（ミリッチ）症候群は，胆石の胆嚢頚部嵌頓および炎症の波及によって総肝管ないし総胆管の狭窄をきたした状態をいい，後天性胆道狭窄の原因となる．

ジを行う（図1）．

肝内結石の場合，一次分枝までは内視鏡治療の適応となりうるが，それより遠位の場合は肝切除の適応となる．

5 合併症

胆道感染症・閉塞性黄疸［総胆管結石（図2）の嵌頓，ミリッチ（Mirizzi）症候群］（ポイント④），内胆汁瘻，胆石イレウス，胆汁性腹膜炎などがあげられる．

B 胆嚢炎，胆管炎

1 胆嚢炎，胆管炎とは

胆嚢内もしくは胆管内の炎症の総称で，その感染経路は，腸管内からの上行感染が最も多く，起因菌としては，大腸菌が最も多い．

2 症 状

悪寒・戦慄を伴った高熱や右上腹部痛（長時間持続），黄疸を引き起こす．急性胆嚢炎は，重篤化すると穿孔や腹膜炎をきたし，急性胆管炎は，重篤化すると肝膿瘍や急性閉塞性化膿性胆管炎（AOSC）（ポイント⑤）をきたす．胆嚢炎の場合，右肩への放散痛は特徴的である．

> **ポイント⑤ 急性閉塞性化膿性胆管炎**
>
> 急性閉塞性化膿性胆管炎（AOSC：acute obstructive suppurative cholangitis）は，急性胆管炎のうち，ショックなどの症状を伴うものをいう．胆道内圧の急激な上昇により，大量のエンドトキシンを含む胆汁が血管内に逆流するために起こる．原因は，胆管結石の乳頭部への嵌頓が多い．敗血症性ショック，DIC（播種性血管内凝固）から多臓器不全（MOF）へ進展し重篤化するため，早期に胆道内圧の改善と抗菌薬投与を行う．ドレナージはPTCDかEBDが第1選択となる．すでに胆嚢が摘除されており結石が乳頭に嵌入している場合は，ESTで結石を除去する．

③ 検査，診断

血液・生化学検査では，急性炎症反応［WBC（白血球），CRP（C反応性蛋白）上昇］・閉塞性黄疸パターン［総ビリルビン，ALP，γ-GTPの上昇）］を認める．腹部超音波では，急性胆嚢炎の場合，胆嚢腫大やdebris（胆嚢内沈殿物），胆嚢壁肥厚を認める．

④ 治療

絶飲食や輸液，抗菌薬点滴，鎮痛薬投与が行われるが，シャルコー（Charcot）の三徴の改善がみられないとき，もしくはレイノルズ（Reynolds）の五徴（ポイント⑥）がみられたときに，緊急胆道減圧術をすみやかに行う．総胆管結石の合併患者では，ESTやEPBDが第一選択となる．緊急開腹術の適応は，急性壊疽性胆嚢炎と穿孔性胆嚢炎である．

> **ポイント⑥　レイノルズの五徴**
>
> レイノルズの五徴とは，シャルコーの三徴（①高熱，②黄疸，③右上腹部痛）＋④ショック，⑤意識障害の症状をいう．

C　胆嚢癌

① 胆嚢癌とは

胆道系の悪性腫瘍のうち，胆嚢に発生したものを指す．胆嚢癌の危険因子には，胆石（ポイント⑦）・膵胆管合流異常などが考えられている．60歳以上の女性に多い．組織型は，腺癌が最も多い．胆嚢隆起性病変において，径10mm以下のものは90％以上が良性（多くはコレステロールポリープ）であるが，径10～20mm大のものは約30％に癌が認められるといわれている．

② 症　状

初期には症状に乏しく，胆石や胆嚢炎の合併時のみ有症状となる．進行すれば腹痛（心窩部痛や右上腹部痛），黄疸，右季肋部の腫瘤などがみられる．また，発見時にはすでに進行癌であることが多い．

③ 検査，診断

超音波，CTでは，胆嚢壁肥厚，辺縁不整の腫瘤の形成を示す．ERCPでは，胆嚢内に辺縁不整な造影剤の欠損像を認める．血管造影では，進行すれば動脈相で胆嚢動脈分枝の不整な狭窄・閉塞，毛細管相で胆嚢壁の不均一な濃染像がみられる．超音波内視鏡では，胆嚢壁の不整が明瞭に描出される．

④ 治　療

早期癌では胆嚢摘出術のみで，進行癌は，拡大胆摘術や拡大肝右葉切除を行う．

> **ポイント⑦　胆　石**
>
> 胆石症として切除された胆嚢粘膜に，早期胆嚢癌が発見されることがある．切除断端に癌浸潤がみられなければ，追加手術は不要である．

D 胆管癌

1 胆管癌とは

胆管癌は，通常，肝外胆管由来の胆管系の癌を意味し（図3），部位により上・中・下部に分類される．50歳以上の男性に多い．膵胆管合流異常・先天性胆道拡張症などが危険因子の1つと考えられている．組織型は大部分が分化型腺癌である．

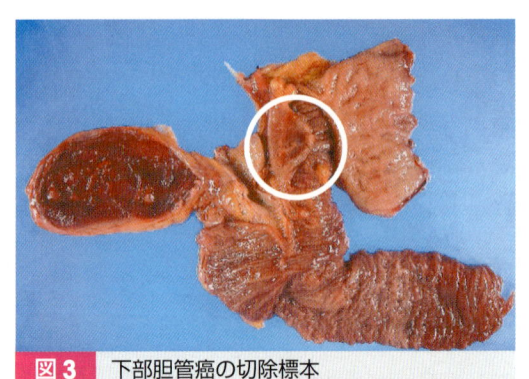

図3 下部胆管癌の切除標本
総胆管下部の壁内に腫瘍を認める（白丸内）．

2 症状

進行性黄疸，肝腫大，腹痛，クルボワジェ（Courvoisier）徴候（ポイント⑧），消化器不定愁訴などがみられる．

ポイント⑧ クルボワジェ徴候

三管合流部以下（中・下部胆管）の腫瘍の胆管閉塞による胆嚢腫大で胆汁うっ滞により腫大した胆嚢を無痛性に触知することで，膵頭部癌や総胆管癌，乳頭部癌にみられるが，胆嚢癌ではみられない．

3 検査，診断

生化学的検査では，閉塞性黄疸のパターンを示す．超音波，ERCPでは，総胆管の拡張，閉塞，不整な中断などの所見が認められる．EUS（超音波内視鏡）は，特に中下部胆管癌の描出に有用である．IDUS（管腔内超音波法）は，胆管内から胆管壁の微細構造を描出でき，深達度診断に有用である．

4 治療

黄疸がみられる場合には，EBD（内視鏡的減黄術，endoscopic biliary drainage）やPTCD（経皮経肝胆管ドレナージ）を行う．EBDは，肝内胆管が十分に拡張していない場合にも施行できる特長がある．減黄後，根治術が期待できる場合には根治術を行う．根治不可能な場合は，PTCDの場合は，できればプラスティックもしくはメタリックステントで内瘻化する．胆管癌は乳頭部から離れていればいるほど予後は不良であり，肝外胆管癌では，下部胆管癌の方が切除率は高く予後もよい．

E 乳頭部癌

1 乳頭部癌とは

　ファーター（Vater）乳頭部に発生する癌で，早期に閉塞性黄疸が出現するため，早期発見されやすく膵頭十二指腸切除がなされる例が多く，他の膵頭部領域の癌に比し予後がよい．好発年齢は50歳代で，男性に多い．

2 症　状

　初発症状としては，無痛性の黄疸をみることが多い．しばしば腫瘍の壊死による乳頭部の再開通により黄疸の一時的な消失を認める．無痛性胆囊触知（クルボワジェ徴候），上腹部痛，体重減少，腫瘍からの出血による下血・貧血などもみられる．

3 検査，診断

　生化学的検査では，閉塞性黄疸のパターンを示す．低緊張性十二指腸造影では，十二指腸辺縁の不整・陰影欠損・腫瘤像を認める．ERCP，MRCPでは，総胆管末端部の陰影欠損像と膵管・胆管の拡張がみられる．CTでは，胆囊の著明な腫大を示す．十二指腸鏡で乳頭部を正面視することが可能で，生検により確定診断できる．EUSやIDUSは，胆道および膵臓への浸潤の状態をみるのに有効である．

4 治　療

　黄疸があれば，まずEBDやPTCDなどにより減黄を図る．根治術が可能ならば，膵頭十二指腸切除術やリンパ節郭清・再建術を行う．根治術が不可能な場合，胃空腸吻合術，内・外瘻術（開腹手術もしくはEBD）を行う．

F 急性膵炎

1 急性膵炎とは

　アルコール（35〜40％で男性に多い），特発性（約25％で女性に多い），胆石（20％前後で女性に多い）などの原因により，膵酵素が活性化され，膵自体を自己消化することにより発生する疾患である．

2 病　態

　急性膵炎では，膵管上皮の破綻によりトリプシノゲンがトリプシンとなり，エラスターゼやカリクレイン，リパーゼなどが活性化され炎症・血管透過性が亢進し，血漿成分の血管外漏出による循環血流量の減少がみられる．その病態は，成因や病期，重症度により大きく異なり，時間とともに刻々と変化する．

③ 症　状

心窩部〜背部に強い持続痛（前屈位で軽減し，アルコールや脂肪摂取で増悪する），消化器不定愁訴（悪心・嘔吐，腹満など），発熱，頻脈，血圧低下などがみられる．重症の場合は，テタニー症状（低カルシウム血症による），麻痺性イレウス（腸蠕動低下），皮膚出血斑，呼吸障害，ショックなどの症状を呈する．

> **ポイント⑨　急性膵炎におけるERCPは禁忌**
>
> 急性膵炎の際に，ERCP（内視鏡的逆行性胆管造影法）は禁忌である．ERCPの偶発症としては急性膵炎（大半を占める）・穿孔・急性逆行性胆道炎などがあげられ，死亡例も報告されている（全国統計では，0.002〜0.0105％）．偶発症は，膵管を造影しなくても起こり，また，短時間で終了した場合も起こる．

④ 検査，診断

a 血液・生化学的検査

WBCやCRPの上昇，血小板減少，血清アミラーゼ・尿アミラーゼ上昇，血清リパーゼ高値，血清Ca低下などがみられる．

b 腹部単純X線

センチネルループ徴候（sentinel loop sign：限局性の腸管麻痺により生じる左上腹部の空腸ガス像）やコロンカットオフ徴候（colon cut-off sign：横行結腸への圧迫により，横行結腸中央部のガス像が中断している像）がみられる．

c 胸部X線

胸水や横隔膜挙上，無気肺がみられる．

d 造影CT，エコー

造影CTは診断上最も有用で膵実質内不均一・膵腫大・膵周囲炎症波及などがみられる．なお，ERCPや上部消化管造影は膵炎を増悪させるため禁忌である（ポイント⑨）．

⑤ 治　療

多くの場合，軽症であり保存的治療が原則であるが，重症例の場合には，外科的治療が必要となることがある．

a 内科的治療

絶飲食や高カロリー輸液，疼痛の管理，蛋白分解酵素阻害薬による治療，二次感染予防のために広域抗菌薬の投与を行い，重症例では腹膜灌流，血液透析も行われる．

胆石性膵炎が明らかな場合で，胆管炎や胆石嵌頓が継続している場合はESTにより結石を除去しEBDを行う．

b 外科的治療

膵実質に感染を合併した場合には壊死除去組織術＋ドレナージ術を行う．また膵膿瘍や仮性嚢胞を合併した場合は保存療法を行った後に治療適応となる．

⑥ 予　後

大部分は軽・中等症で，予後は良好であるが，重症化すると致命率は20％にものぼる．重症化した際の早期死亡の原因としては循環不全や腎不全，呼吸不全が多い．

G 慢性膵炎

1 慢性膵炎とは

慢性膵炎は，膵実質に炎症の後遺的変化である線維化・石灰化などの不可逆性の変性がみられ，膵炎としての臨床像が6ヵ月以上続いたものをいう．男性に多い．

病因としては，アルコール（約55％，男性に多い）が最も多く，特発性（約30％．女性に多い），胆石などの胆道疾患（8％，女性に多い）と続く．

2 症　状

持続的，もしくは断続的な腹痛と圧痛が主体であり，反復性の上腹部および背部痛（前屈位で軽減し，飲酒・脂肪摂取後に増悪する），消化吸収不良（特に，脂肪便や体重減少，下痢），糖尿病様症状などが認められる．

3 検査，診断

診断は，臨床像が6ヵ月以上持続・継続し，画像上，膵管拡張や膵石などを認めることや膵機能低下の確認などによる．

a 生化学的検査

血清・尿中アミラーゼ，血清リパーゼは上昇するが，膵の外分泌機能が廃絶すると逆に低下する．

b 腹部X線

膵に一致した石灰化がみられる．特にアルコール性膵炎では高率に膵石を合併する．

c MRCP，ERCP

主膵管とその分枝の不整や硬化，狭窄，拡張，囊胞形成を認める（図4）．

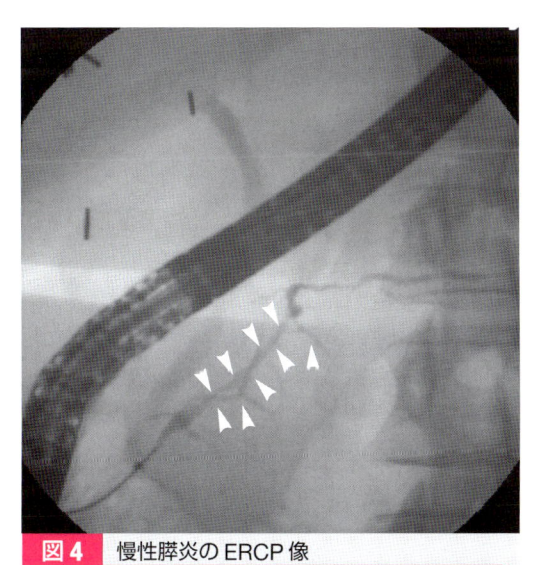

図4　慢性膵炎のERCP像
主膵管の拡張，分枝膵管の発達が著明である（矢ガシラ）．

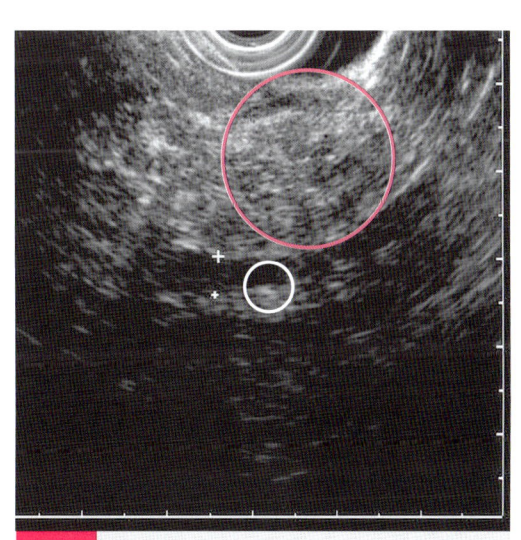

図5　慢性膵炎のEUS像
主膵管の縁に高エコー域（白丸内），実質内に高エコー帯が散在している（赤丸内）．

d US, CT

主膵管・分枝の不整拡張，膵石，膵実質の萎縮または限局性腫大などを認める（図5）．

e 選択的動脈造影

膵癌がみられる動脈枝の壁不整などの所見は，慢性膵炎では認めにくいため，膵癌との鑑別に有用である．

なお，確定診断のための膵生検は，内視鏡下経乳頭的または超音波内視鏡下，体外超音波下で施行する．

4 治療

主膵管内の膵石により急性膵炎症状を繰り返す患者，および内外分泌機能の悪化が懸念される患者では，しばしば体外式衝撃波結石破砕療法（ESWL）や内視鏡的膵管切開術および採石術が行われる．

H 膵癌

1 膵癌とは

膵癌は，膵管上皮あるいは膵実質細胞から発生する癌である．膵管上皮から発生する癌を膵管癌といい，膵癌の大部分を占める．70歳以上の男性に多い．部位別では，膵頭部癌が最も多く，2区域ないし全体癌，体尾部癌と続く．組織学的には，膵管上皮由来の腺癌が多くを占める．膵癌には，充実性膵癌（膵管癌，腺房細胞癌，膵島細胞癌）や囊胞性膵癌（粘液産生膵癌，囊胞腺癌）などがある．

2 症状

腹部不定愁訴によるものが多く，次に腹痛と黄疸と続く．体重減少は，他の癌に比して急速で早期より出現しやすい．前述のクルボワジェ徴候や進行性の耐糖能障害もみられる．

3 検査，診断

a 血液生化学的検査

血中・尿中膵酵素（アミラーゼ，エラスターゼⅠ）の異常値，閉塞性黄疸パターン（直接優位の総ビリルビンの増加），血糖上昇，尿糖（＋），OGTT（経口ブドウ糖負荷試験）が糖尿病パターン，腫瘍マーカーの高値（CA19-9, CEA）が認められる．

b 腹部超音波

膵癌のスクリーニング検査として非常に適しており，腫瘍の広がりをみるのに有用である．膵癌の多くは低エコー・不均一性となる．また，尾側の膵管拡張で見つかる場合もある．

c 腹部CT

膵腫大または造影時の膵内低吸収域像などの所見が認められる．

d MRI

門脈浸潤の診断に加え，リンパ節や肝転移な

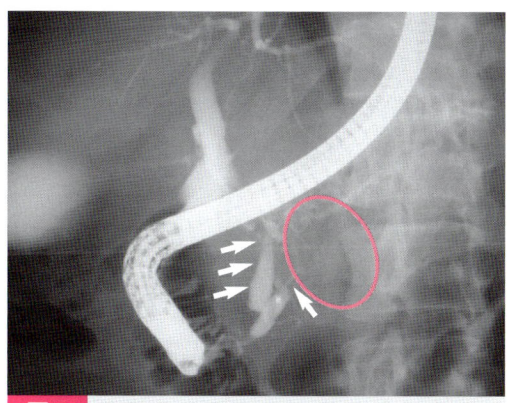

図6 膵頭部の膵癌のERCP像

膵頭部の腫瘍（赤丸内）による頭部主膵管の狭窄（1つの矢印），下部総胆管の狭窄および偏移（3つの矢印）を認める．

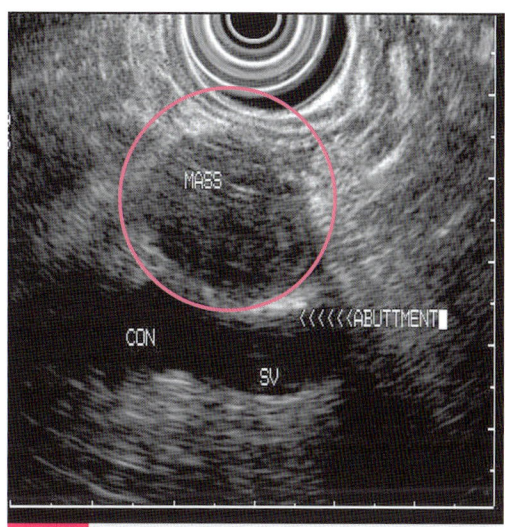

図7 膵体部の膵癌のEUS像

膵体部に脾静脈（SV）に接するように，低エコーの腫瘍陰影（赤丸内）を認める．

どの診断に有用である．

e ERCP

主膵管の不整な閉塞・狭窄を認める（図6）．

f EUS

腫瘍の広がりをみるのに有用である（図7）．特に微小癌や膵頭部癌の門脈浸潤の評価には最も適している．また，EUS-FNA（超音波内視鏡下穿刺吸引）により，画像診断のみならず組織採取が可能である．経口膵管内視鏡は，腫瘍が小さく，主膵管に露出している場合に用いられる．

g 血管造影

ハイポバスキュラーな像として認められる．また，膵内動脈の不整な狭窄・閉塞，脾動脈や上膵十二指腸動脈の虫喰い像がみられる．

④ 治 療

診断時にすでに進行癌であることが多く，切除可能な患者はそれほど多くない．外科的切除（根治手術）としては，膵頭部領域の癌には膵頭十二指腸切除術（PD：pancreaticoduodenectomy）が行われる（ポイント⑩）．びまん性に浸潤した膵癌には膵全摘術，体尾部癌に対しては，脾合併膵体尾部切除術が行われる．なお，閉塞性黄疸のある場合には，術前にEBDやPTCDなどで減黄した上で手術を施行する．切除不能例では化学療法と放射線治療の併用が行われる．また，疼痛の管理のために，近年超音波内視鏡下で腹腔神経叢に対して無水アルコールでブロックする方法がとられる場合もある．姑息的手術として，胆道バイパス術や胃腸吻合術も行われる．

ポイント⑩ 膵頭十二指腸切除（PD）

膵頭部切除 ＋ 胃亜全摘 ＋ 十二指腸全摘 ＋ 総胆管切断＋胆嚢摘除に加えて，しばしば門脈合併切除も行われる．近年，胃の運動機能を温存するために，胃を切除しない幽門輪温存膵頭十二指腸切除術（PpPD：pylorus-preserving pancreaticoduodenectomy）が増加している．

5 予 後

　局所再発と肝転移が膵癌の予後を決定している．根治手術を施行しえた膵頭部癌の5年生存率は約18％，ステージⅠ（2 cm以下で周囲に浸潤をみない患者）でも約40％といわれている．予後のよい膵癌は径1 cm以下の上皮内癌か微小浸潤癌であり，十二指腸乳頭部癌＞胆管癌＞膵頭部癌＞膵体尾部癌の順で予後がよいといわれている．

第Ⅱ章

各 論
検査・治療に関する
看護・介助

A. 検査・治療前・中・後の看護のポイント

　内視鏡看護の基本は「常に患者の味方であれ！」である．

　診断や治療に不可欠とはいえ，硬い内視鏡が体内に強引に挿入されて苦しくないはずがない．医師は内視鏡画面や挿入，治療手技に神経を集中していることが多い．内視鏡スタッフは，機器の取り扱いや医師のサポートも重要であるが，患者の安全を最優先におき「常に患者の味方であれ！」を念頭に看護にあたる．

　内視鏡にかかわる看護師はえてして技術に重点をおきがちである．しかし看護師本来がもっている観察能力や問題解決能力を遺憾なく発揮し，患者・家族との短時間のかかわりの中でも個別性を重視した看護の提供ができるよう，専門性を生かした内視鏡看護を提供してもらいたい．

A 検査・治療前の看護

1 検査準備・環境

a 患者の不安軽減のために

　内視鏡検査を受ける患者で，不安を抱えずに受診した人はいないと言っても過言ではない．その不安をいかに軽減させ，安心して検査を受けてもらえるかが，内視鏡に携わる看護師にとっての腕の見せ所である．

　まず検査準備として，患者を受け入れるための環境づくりが重要である．不安をかかえて来院した患者が，落ちついて時間を過ごせるよう静かな環境を作る．内視鏡室の清掃（**ポイント①**）は，一般的な清掃に加え，患者の目線に立った清掃を心がける．医療スタッフ側の気がつかない場所，たとえば患者が座ったり検査台の上で横になったりしたときに見える場所に血液や吐物の飛び散りがあり，不潔感や不安を大きくすることもある．また検査台に唾液や水が残っていて患者に不快感を与えることもある．一患者ごとにていねいに清掃を行う．

　内視鏡室では，予定された検査に加え，救急患者が搬送されることがある．吐血など状態の悪い患者も多く緊急度も高いが，そのあわただしさや緊張感を待合室の患者に伝えてはならない．それだけで患者は不安を強くする．また，検査室外に内視鏡機器などを置かない配慮も必要である．

> **ポイント①　清　掃**
>
> 環境は消毒の必要はない．適切な防護を行いディスポーザブルの布かペーパーを用い清掃剤または次亜塩素酸ナトリウム（血液付着部）などで清掃を行う．

b ▶ 必要物品を揃える

内視鏡機器や処置具は，その場になって必要物品がないことなどないように，術者と事前に打ち合わせを行い準備する．

② 患者確認

a ▶ 患者とカルテの照合

まず，検査に訪れた患者とカルテが同一であるかを確認（ポイント②）する．不安を抱えながら待つ患者は，自分の方を向いて呼ばれた名前は，つい自分だと思い込み，返事をしてしまいがちである．特に高齢者は難聴気味の場合も多いため，このようなことがよくある．患者誤認は大きな医療事故につながる．

b ▶ 検査前訪問

内視鏡治療を受ける患者はすでに入院していることがほとんどである．患者確認は検査開始直前に行うことになるが，できれば検査前訪問を行い，検査介助につくものが自己紹介を兼ねて検査説明を行い，患者確認をする．

③ 医師の指示を確認する

次に大切なことは「医師の指示を確認」することである．簡単なようだが案外慣習に流され守られていない現場は多い．今一度現場を振り返ってみてほしい．内視鏡室でただなんとなく取り決められた約束指示がないだろうか．前投薬などの禁忌がなければ看護師の判断で注射をしていないだろうか．問診を確認するのも注射指示を出すのも医師の職務である．あくまでもその原則を忘れてはならない．

また，多くの施設で電子カルテが導入されていて，院内どこからでも医師が思いついたときパソコンに向かってオーダーを入力できるようになった．以前なら指示はその患者の当該病棟で出され，医師は『○○さんの指示，これに変えたからね』と看護師に伝え，指示簿を二重線で消して書き変えた．しかし現在は病棟外のどこからでもパソコン上の指示変更は可能であり，担当看護師が知らない間に指示変更されていることもある．医師が指示変更を伝えるのが本来であるが，他のスタッフも常に最新の指示を確認することが大事である．

④ 問 診

検査前に行う問診は安全に検査を行う上で欠かせない．また行った問診内容は記録用紙などを作成し，検査に携わるすべての人が共有できるよう工夫する（表1，ポイント③）．

内視鏡治療時の問診は病棟看護師が行うことがほとんどであろう．以下の内容について十分問診できるよう病棟看護師と連絡をとり，また問診内容についての申し送り方法も用紙を使用するなど工夫が必要である．

ポイント② 患者確認

診察の順番などは受付番号で処理される場合が多い．診察室に入ったら患者のプライバシーに配慮しながらフルネームで呼ぶ．患者自身に名乗ってもらい，生年月日などでも確認する．バーコードなどでの識別確認も有効である．

ポイント③ 患者情報の確認

問診表や承諾書を持参しているか，また，記入漏れがないか確認する．問診表をみながら再度確認の問診を行い不足部分を補う．患者は医療現場で同じ質問を何度もされると不信感をもつ．再三の確認作業は重要であるが，患者情報を見ながらの確認作業は患者との信頼関係を生む結果となる．

表1　上部内視鏡看護記録の例

ID 氏名 ○○○子 M・T・S・H 施行日	看護目標　苦痛が最小限に留まり，安全に検査が受けられる		P800

#1. 検査を受けることや結果に不安がある			
OP-1	検査が初回か有経験か把握し，被検者の言動や表情を観察する	S) 初回・有経験	
TP-1	被検者の訴えに受容的態度で接する		
EP-1	検査の方法を説明する	P) 同意書をもらう	☑

#2. 前処置による合併症や偶発症が出現する可能性がある			
OP-1	既往・吐下血の有無を確認する	S) 吐下血　有・無	
-2	前処置中の一般状態を観察する		
TP-1	適切な前処置を行う	P) ガスコン・プロナーゼ・キシロカインビスカス・キシロカインスプレー	
-2	異常時医師に報告し，指示を受ける		
EP-1	前処置方法の説明を行う		☑

#3. スコープ挿入時の誤嚥及び義歯破損の可能性がある			
OP-1	検査中体位を観察する	S) 義歯あり	
-2	義歯の有無を確認する	A) 誤嚥や破損の可能性	
-3	ぐらついている歯の有無を確認する	P) 除去・除去せず → 医師に報告	
TP-1	体位を保持する	S) ぐらつきあり	
-2	SpO₂低下時は医師に報告し，酸素吸入を行う	A) 破損の可能性	
EP-1	適切な体位の必要を説明する	P) 可能性の同意　有	
-2	義歯の破損や誤嚥の危険を説明し除去してもらう		
-3	弱い歯の破損の可能性を説明し，同意を得る		

#4. 必要時生検や処置が行われる可能性がある			
OP-1	抗凝固剤を服用していないか把握する	O) バファリン・バイアスピリン・パナルジン・ワーファリン・ペルサンチン　その他（　　　）	
TP-1	服用中は生検不可とし，休薬中は期間を検査医に報告する	A) 生検　可・不可	☑
EP-1	必要時生検の同意を得る		

#5. 生検により出血の可能性がある			
OP-1	生検個数を把握する	O) 生検（　　　）個	
TP-1	止血状態を確認する	A) 出血の可能性	
EP-1	禁酒・出血時の対応等，説明用紙を用いて指導する	P) 説明用紙を渡す	

#6. 麻酔による合併症や偶発症が出現する可能性や，抑制がはずれ不随意な体動が予想される			
OP-1	SpO₂・PR・BP・麻酔の効果を観察する	S) 麻酔　有	
-2	麻酔回復スコアが10点であることを確認する	A) プロポフォール・ドルミカム	
TP-1	バイタルサイン異常時，検査医に報告し指示に従う	O) 体重（　　　）kg	
-2	必要時検査医の指示のもとに麻酔の追加を行う	A) プロポ　体重/10×（　　　）	
EP-1	観察の必要を説明する	P) 準備（　　　）mL	
-2	抑制の必要を説明し，同意を得て行う		
-3	車を運転する方には感覚運動機能テストを行う	S) 車を運転して来院	☑

| 時間　SpO₂　RP　BP 11：20検査スタート | #7　O) 左半身麻痺 #8　O) 左耳難聴 #1　O) ノーマル上手 | A) 痛覚鈍い　P) 体位注意 | |

サイン

友仁山崎病院看護部による，一部改変．

a 絶食・前処置

検査を受けるための絶食や前処置ができているか．上部消化管検査においての飲水は，検査開始前2時間程度までなら湯茶など無色の水分摂取は問題なく，降圧薬や冠動脈拡張薬，抗パーキンソン薬などの薬剤は服用すべきである．

b 既往歴

検査に支障のある既往歴はないか．たとえば副交感神経遮断薬（抗コリン薬）の使用時は虚

A. 検査・治療前・中・後の看護のポイント

> **ポイント ④** 　試験によく出る　**抗コリン薬の副作用**
> 口渇，排尿障害，頻脈など．これらの症状をあらかじめ説明しておき，30分程度でおさまることも付け加える．

> **ポイント ⑤** 　**プロナーゼの禁忌**
> 過敏症，潰瘍，静脈瘤粘膜の切除，ポリペクトミー後．

> **ポイント ⑥** 　**高齢者は**
> 代謝や排泄に関する機能が低下しているため薬剤投与量は通常の1/2～1/3程度が望ましい．

血性心疾患や緑内障，前立腺肥大など（**ポイント④**），あるいは副交感神経遮断薬が使用できない場合のグルカゴン使用時は褐色細胞腫や糖尿病，また鎮静薬使用時による禁忌疾患の有無をチェックする．

c 出血の確認

吐・下血など出血の症状がある場合，また明らかな出血を自覚しなくても便の色などは聞いておく．暗赤色であれば上部消化管出血を疑い，鮮血であれば下部消化管出血を疑う．また症状に合わせて採血データや，既往歴，基礎疾患なども加味し，緊急性があるかなどを判断する．一般状態が不安定で緊急性があると判断したら，即座に医師に報告できるのも問診時の看護師の力量である．

蛋白分解酵素製剤（プロナーゼ）は，粘膜のバリアが損傷されている潰瘍などの存在が想定される場合は，前処置で使用しないよう心がける（**ポイント⑤**）．

d 抗凝固薬の確認

抗凝固薬の内服の有無は生検や治療を行ううえで重要である．前もって休薬しているなら，期間は妥当であるかもチェックする．著者らの施設では，対象薬剤と休薬期間を一覧にし，外来はもとより紹介先の各施設にも配布し統一をはかっている．外来においては薬剤の写真を貼り付けた一覧表も設置し，「これと同じ薬を止めてくださいね」など，高齢者にもわかるよう配慮している．他施設からの処方薬がある可能性を考え，受診時は服薬手帳を持参するよう指導する．また，基礎疾患によっては休薬できない場合もあるので，前もって処方医に相談しておくよう指導する．

生検後は禁酒などの制約を受けるため，問診時に生活の制約に関する同意を得ておく．さらにはそれらを含めた検査に対する同意書も取っておくほうがよい（p.11も参照）．

e 塩酸リドカインの使用経験の確認

初めて内視鏡検査を受ける患者には，塩酸リドカインの使用経験の有無を確認し，使用経験がない場合はできれば口唇内側に少量塗布を行うなど前もってテストを行うことが望ましい．使用する場合は，咽頭麻酔中の十分な観察が必要である．咽頭麻酔は通常2～4％の塩酸リドカイン（キシロカインビスカス）を含み局所麻酔を行うことが多いが，咽頭反射の弱い高齢者などでは誤嚥の危険性を避けるため，スプレーを直接噴霧することがある（**ポイント⑥**）．スプレーは濃度も8％と高く，さらに十分な注意が必要である．

薬剤の量についてはp.50，51参照．

塩酸リドカインのショック症状として，気道閉塞感や悪心，嘔吐，顔面蒼白，動悸，血圧低下などがあげられる．このような症状が出てきた場合はすみやかに医師に報告し，対処しなけ

表2 前処置に関連した偶発症の発生状況

一般内視鏡検査前処置の偶発症の内容	発生数	死亡
前処置による偶発症	46	1
咽頭麻酔以外の局所麻酔に関連したもの	4	0
鎮痙剤に関連したもの	36	0
鎮静剤に関連したもの	278	7
原因を特定できないが前処置に関連したもの	354	2
計	754	14

[金子榮蔵ほか：消化器内視鏡関連の偶発症に関する第4回全国調査報告― 1998年より2002年までの5年間．日消誌 **46**（1）： 54-61，2004より引用，一部改変]

ればならない．また急変時の対応として救急カートの設置が必要である．

前処置に関連した偶発症の発生状況について 表2 に示す．

B 救急セットの準備

近年内視鏡治療もESDのように侵襲度が高く，治療時間も長いものがふえているため，鎮静薬（セデーション）を使用して検査・治療を行うことがふえてきた．そのため，薬剤の副作用出現時や急変時ばかりでなく，鎮静薬使用時にも，あらゆる対処ができるよう内視鏡室に救急セットを常備しておく必要がある．

薬剤のセット内容については，循環器系薬剤やアナフィラキシー・ショック時の薬剤，昇圧薬などを中心に，無駄のないよう各施設で決めておく（p.69も参照）．

最も大事なのは，有事のときにすべてのものが有効に使用できるような状態にあり，すべてのスタッフが薬剤・器具を十分使いこなせることである．そのため救急カート内は毎日点検しておく．当院ではAED（自動体外式除細動器）を含め，点検チェックリスト（表3）を作成し，その日のリーダーが毎朝点検を行っている．またセデーションを使用している施設では少なくとも年1回以上，ACLS（二次循環救命処置）の研修を行っておくことが望ましい．

A. 検査・治療前・中・後の看護のポイント

表3 救急カートチェックシートの例

救急カートチェックシート					チェック日 〈　曜日〉							
	チェック日→	/	/	/	チェック担当者							
上段	未滅菌手袋											
1段	薬品類（薬局）											
	品　目	種類	定数	チェック	品　目	種類	定数	チェック	品　目	種類	定数	チェック
2段	シリンジ	50 mL			エクステンションチューブ	細						
		20 mL			針	18 G						
		10 mL				22 G						
		5 mL				23 G						
		3 mL			カテラン針	23 G						
	カテーテルチップ	50 mL			サーフロスーパーキャス	18 G						
	血ガス					20 G						
	輸血セット					22 G						
	輸液セット					24 G						
	ポンプ用				駆血帯							
	IVHセット											
	延長チューブ											
	延長チューブ	三活付き										
3段	喉頭鏡	小			挿管チューブ	6.5			ライト			
		中				7			キシロカインゼリー			
		大				7.5			キシロカインスプレー			
		特大				8			紙テープ			
	喉頭鏡　柄	大				8.5			シルキーポア			
		小			サクションセーフコネクター				マジック			
	喉頭鏡　ライト				ニューモイスト(アジャストフィット)				布バン			
	バイトブロック				開口器							
		小			スタイレット							
	エアウェイ	経鼻用			舌鉗子							
		経口用										
4段	アンビューバッグ				O₂マスク				ピトロード			
	用マスク				O₂延長チューブ							
	用延長チューブ				吸引チューブ	50 cm 12F						

友仁山崎病院看護部による.

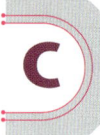

第Ⅱ章 各論：検査・治療に関する看護・介助

C 検査・治療中の看護

　塩酸リドカインや副交感神経遮断薬の作用時間を考慮し，タイミングよく検査台に誘導できるよう心がける（ポイント⑦）．

　検査台にあがった患者の緊張は最高潮に達しているが，介助者は次から次に来る患者に流され，ときとしてその緊張をみのがしがちである．検査台には乗ったものの長時間待たせたり，検査中患者をひとりにしたりして，患者に不安を募らせることのないよう配慮する（ポイント⑧）．

　検査の流れの説明や検査中の注意点なども，年齢や患者の理解度によって工夫すべきである．また患者に説明するときは，威圧的にならないよう目線の位置を同じくらいに合わせ，納得しているかを確認しながら進めていくことも大事である．

> **ポイント⑦ 作用時間**
>
> リドカイン　15〜30分
> 抗コリン薬　15〜25分
> グルカゴン　30〜60分

> **ポイント⑧ 患者の不安軽減のために**
>
> 　医師は内視鏡手技や内視鏡画面に夢中であることが多い．看護師が常に耳元で声をかけたり，背中をさすったりすることも患者の不安の軽減に役立つ．

D 鎮静薬投与時の看護

　時間を要する治療内視鏡ばかりでなく，昨今は通常の上下部内視鏡検査においても鎮静薬を使用する施設が多くなってきている．薬剤の使用方法は施設によってまちまちであるが，少なくとも自施設で使用されている薬剤については作用時間や半減期，副作用（ポイント⑨）など熟知して看護を行っていく必要がある．外来検査で鎮静薬を使用する場合は，車などの使用を控えるよう指導するほか，帰宅時間などを判断する要素として拮抗薬の作用時間も考慮する必要がある．

　主な鎮痛薬・鎮静薬の作用時間と副作用はp.53の表4を参照されたい．

① 循環動態の観察

　セデーションを使用して検査を行うと，呼吸・循環動態は変動しやすい．したがって鎮静薬を投与して検査を行う上でも，それぞれの薬剤の特性をふまえて検査中の血圧，脈拍，心電図，動脈血酸素飽和度の連続的モニタリングは必要である．また術者は検査画面や手技に集中

> **ポイント⑨ 鎮静薬の主な副作用**
>
> 　呼吸抑制，血圧低下，徐脈，不整脈，覚醒遅延，健忘．

しwas多いため，看護者はモニタリングをもとに，呼吸状態や顔色など全身を十分観察し，異常時はすばやく報告を行う．

また，65歳以上に鎮静薬を使用した場合，65歳未満より血圧の低下をきたす頻度が多かったとの報告がある．高齢者や循環器疾患，呼吸器疾患の患者は特に気をつける．さらに患者監視装置に加え，万一のため吸引や酸素などの設備も検査台ごとに整えておく必要がある．

② 安全な体位の保持

鎮静薬使用時は不意に体動がみられたりすることがある．狭い検査台でも安全な体位が保持できるよう転落防止の柵や背枕などを設置する．また左側臥位は，下肢は軽く屈曲させ，右下肢を少し前にずらすことによって安定させることができる．上肢の抑制が必要な場合は，あらかじめ同意をとっておく必要がある．

③ 人員の確保

看護スタッフにも余裕をもたせ，急変時の対応にあたれるようにしたいものである．

④ 薬剤管理

薬事法に定められる取扱いの手順により管理が必要な場合は，定数管理をし，必要であれば施錠する．

⑤ 覚醒の判定

覚醒時間は個人差があり，作用時間のみの判断では十分とはいえない．また作用時間の差により，拮抗薬使用後に再鎮静が起こることがあ

表4 ▶ 麻酔回復スコア

分類		観察項目	スコア（点）
カテゴリー1	意識レベルの回復	1. 呼びかけに対して，はっきりと答えることができる．	2
		2. 呼びかけに応じて目覚めるが，覚醒が維持できない．	1
		3. 呼びかけに対しても，いずれの反応もみられない．	0
カテゴリー2	運動機能の回復	4. 手足を自由に動かせ，ふらつきなく歩ける．	2
		5. 手足を動かせるが，範囲に制限がある．	1
		6. 手足を自由に動かすことができない．	0
カテゴリー3	呼吸状態の安定	7. 深呼吸や咳が自由にできる．	2
		8. 呼吸困難や頻呼吸がみられる．	1
		9. 無呼吸状態がみられる．	0
カテゴリー4	循環動態の安定	10. 収縮期血圧＞100 mmHg以上 or 麻酔前値まで回復	2
		11. 収縮期血圧：麻酔前値より＜50％以内の減少	1
		12. 収縮期血圧：麻酔前値より＞50％以上の減少	0
カテゴリー5	動脈血酸素飽和度の安定	13. 酸素なしの状態で，SpO_2＞92％を満たしている．	2
		14. SpO_2＞90％を維持するために，酸素投与が必要．	1
		15. 酸素投与しても，SpO_2＜92％までしか回復しない．	0

10点満点で完全回復と判断する．

次の各点を，例にならって直線および曲線で結んで下さい．

(例)　(検査前)

(検査後1)　(検査後2)

図1　運動感覚機能テスト

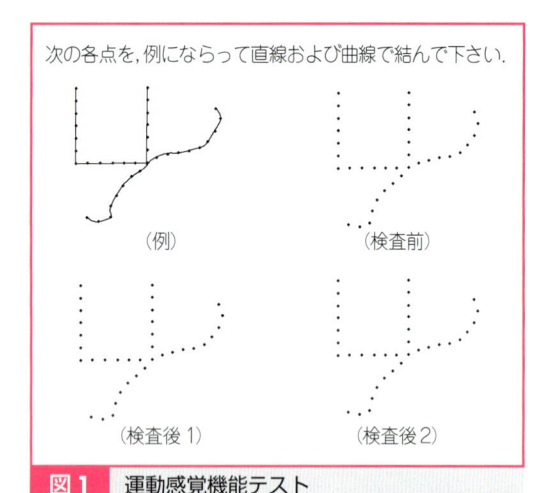

友仁山崎病院消化器内科 東田元先生による．

る．十分なリカバリー時間を確保し，またリカバリーは看護者の目の届く場所で行われなければならない．著者らの施設においては覚醒を判断するため以下のようなスコアやテストを設けている．

表4に麻酔回復スコアを，**図1**に運動感覚機能テストを示す．

検査後の説明は覚醒を判断した後に行うが，それでもほとんどの鎮静薬に検査後の記憶が消失するという前向性健忘がみられる．そのため，説明を受けたにもかかわらず，帰宅後には忘れているということも発生するので，診断内容や注意事項は説明用紙を作成し，自宅に帰ってからも確認できるようにしておいたほうがよい．また高齢者への説明はできるだけ家人同伴が望ましい．

E　検査・治療後の看護

まず検査の労をねぎらう．次いで全身状態に変化がないことを確かめた上で，検査台から降りてもらう．入れ歯やメガネはプライバシー保護や危険防止のため，検査台を離れる前に装着してもらうほうがよい．

1　検査・治療後説明

検査終了後の説明に欠かせないいくつかのポイントがある：

1) 飲水や飲食の開始可能時間を説明する（**ポイント⑩**）．また飲食の内容について制限がある場合も細かく説明しておく．摂取してもいい内容よりは，摂取してはいけないものをあげるほうがわかりやすい．

2) インジゴカルミンなど色素を使用した場合は尿などが青みを帯びることがある（**ポイント⑪**）が心配しないように伝えておく．

3) 生検やポリープ切除をした場合の飲酒制限や運動制限はいつまでするのかを説明する．また観便の必要性や検査のために内服薬を中止していた場合は再開時期も忘れず説明しておく．

4) 次回受診日を伝え，腹痛や出血などの偶発症状が出た場合の緊急時の連絡方法も忘れてはならない．

これらを網羅した検査後説明用紙を作成し，説明した上で手渡しできるようにしておく．また，特に高齢者は説明時に付き添いに同伴してもらい，専門用語を避け，できるだけ分かりやすい言葉で行う．最後に理解できたかどうかの確認を必ず行う．

A. 検査・治療前・中・後の看護のポイント

表5 病棟への申し送り用紙の例

検査記録用紙

病棟名（　　　）F　　　　　　　　　　　　　　　　　　NA-ヨ-509 0409

ID:	検査名
氏名:	（病名　　　　　　　　　　　　　）
生年月日:　　　　　　　　　　　　　　　　　　　　　性別：M　F	月／日 出血時間: 凝固時間:
検査日:	体重　　　　kg
搬送方法：独歩　　車椅子　　ストレッチャー トイレ歩行：可　　不可	薬名　　休薬期間 薬アレルギー：　無　有（　　　　　　） 抗凝固剤　：　無　有（　　　　　　） 抗てんかん剤：　無　有（　　　　　　）

病棟よりの伝達事項

当日VS
同意書：有　無　　　前日までの食事：食事有　　絶食　　絶飲食　　　サイン

時間	SaO₂	HR	BP	時間	SaO₂	HR	BP

麻酔使用　　　　　　　　　　　　　　　　　　咽頭麻酔：　有　　無　　　絶飲食　　　まで
（プロポフォール ・ オピスタン ・ ドルミカム）　Dr指示　：　有　　無
〈検査内容・伝達事項〉

　　　　　　　　　　　　　　　　　　　　　　　　　　サイン

友仁山崎病院看護部による．

ポイント⑩　飲水開始時間

塩酸リドカインの作用時間と年齢を考慮した飲水開始時間を個々に書いて渡すとよい．
例：70歳以上　60分後．
　　70歳以下　30分後．

ポイント⑪　試験によく出る
尿が青みをおびる色素

インジゴカルミン．トルイジンブルー．メチレンブルー．

167

2 申し送り

治療内視鏡終了後の看護は病棟に委ねるわけであるが，治療内容や治療中の一般状態などが十分伝わるよう，検査介助者によって，病棟担当者に直接申し送りを行う．また継続看護が適切に行われていくため，従来の内視鏡治療はもとより，新しい治療や処置が導入された場合の病棟への教育も随時行っていく．

表5 に病棟への申し送り用紙を示す．

文 献

1) 日本消化器内視鏡学会卒後教育委員会：消化器内視鏡ガイドライン，第3版，p39，p47，医学書院，東京，2006

B. 検査・治療の看護・介助

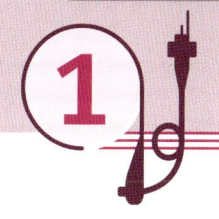

1 上部消化管

内視鏡領域の技術の進歩は目ざましい．拡大内視鏡やNBI（狭帯域光観察），経鼻内視鏡，小腸内視鏡やカプセル内視鏡などの開発で，今まで観察不可能だった領域が観察可能となっている．

しかし，内視鏡を受ける患者の負担は，決してなくなったわけではない．医療スタッフは患者の負担を少なくし，より安全で精度の高い内視鏡検査，治療を患者が受けられるようサポートする義務がある．

1 前処置における看護

a 検査前準備

安全，安楽に検査を受けてもらうために，入れ歯をはずし，口紅をぬぐってもらう．入れ歯をはずすのは検査直前にする，あるいは，入れ歯は専用の粘着剤で固定するなどの対策をとる．また腹部を圧迫するガードルなどもはずしてもらう（ポイント①）．しかし，患者によっては，ボディ・イメージを大きく損なうため嫌がる場合もある．

b 胃粘液除去剤の投与

胃粘膜の観察を容易にするために胃粘液除去剤を投与する．体位は座位とし，検査開始15分から20分前にプロナーゼ（プロナーゼMS，ガスチーム）1包，重曹1g，ジメチコン（ガスコン）5mLを水80mLに溶かして飲む．

2 検査中の看護

あくまでも医療の中心は患者であることを忘れず患者の立場に立った看護を心がける．患者は検査・治療中に自分の意思を伝えることができにくい状態にある．患者の思いを察し，患者

ポイント①

入れ歯の除去

固定の不安定な入れ歯はマウスピースを保持しにくく，また，入れ歯の脱落などの事故を招くことがある．入れ歯が専用接着剤などできちんと固定されていれば除去する必要はない．入れ歯を除くことにより残る歯が極端に少ない場合は，マウスピース把持が困難なばかりか，残った歯に負担がかかり抜けてしまうこともあるので注意が必要である．ゴム付マウスピースを使用するなど固定に努める．

口紅をぬぐう

口紅はマウスピースなどに付くと除去しにくいので検査前に軽く口紅をぬぐってもらう．全身状態の把握に口唇色は参考にする程度で重要視していない．患者監視装置などにより把握することが主流である．

腹部の圧迫を除く

消化管を空気で膨らませて観察するので腹部はきつくないほうがよい．

の気持ちを代弁するために発言する勇気をもつ．また，検査が終わったら必ずねぎらいの言葉をかける．p.166も参照されたい．

a 嘔吐への対応

挿入時や疾患の状態によっては嘔吐を伴う．吐物は早急にかたづけ，不快感を増すことがないように注意する．

③ 検査介助

内視鏡室では，患者サイドで看護を担当する者と，医師の検査介助を担当するスタッフは別々であることが望ましい．検査介助を行うスタッフは，検査や処置に精通し，術者と同じレベルで内視鏡画像を理解し処置具の操作を行うことが望まれる．

④ 偶発症と対策

内視鏡分野で治療内視鏡の占める割合は年々増加している．複雑な操作や手技が可能になり，消化管出血の止血処置や早期胃癌に対する切除術が日常的に行われ，また安楽な内視鏡を求めて鎮静薬の使用頻度も高くなっている（p.164参照）．そのため患者のリスクも高くなり，急変の可能性が増加してきている．スタッフは，"常に急変はありうる"という認識のもと，いかなる急変にも対処できるよう訓練をし「救急カート（ポイント②）」を内視鏡室に常備する．医療事故はいつ起こるかわからない．十分すぎるほどの注意と準備が常に必要である．

⑤ 検査後の注意

偶発症や薬の副作用の有無を確認するために検査後最低1時間は院内で待機してもらう．問題がなければ食事開始時間の指導などを行う．抗コリン薬の影響で口渇を訴える患者は多いが，検査後最低1時間の絶飲，絶食を指導する．

抗コリン薬によって散瞳するため，当日の車の運転を避ける．鎮静薬（ポイント③）を使用した場合も同様である．

抗凝固薬の内服を中止している場合は，再開時期の指導も行う．

⑥ 経鼻内視鏡検査の看護

少しでも患者の負担を軽減しようと経鼻内視鏡が開発された．その細さから経鼻内視鏡は「とても細く，安楽なもの」と一般にとらえられている．しかし経鼻内視鏡は一般の人の思うほど安楽なものとはいえない．嘔吐反射は出ないが鼻の痛みはあり，検査後の鼻出血を伴うこともある．いずれにせよ，被検者に「安楽ですよ」と安易には伝えないほうがよい．

また経鼻内視鏡検査は主にスクリーニングな

ポイント② 救急カート

一般救急薬品に加え，内視鏡室ではSBチューブを常備する．急変時のシミュレーションを定期的に行い，各スタッフの役割や動き，物品の定位置などを把握しておく．必要物品についてはp.69の表13，p.162参照のこと．

ポイント③ 鎮静薬

副作用として，催眠作用や健忘症，ふらつき，言語障害などがある．検査後の移動は原則としてストレッチャーで行う．検査後説明は覚醒してから行う．呼吸抑制や舌根沈下など重大な副作用を起こす場合もある．

鎮静薬の注入速度はゆっくり行い，SpO_2などのモニタリングを行い異常の早期発見に努める．通常，内視鏡挿入時SpO_2の低下がみられる．咽頭を越えたら挿入を一時止め，患者の呼吸を整える．

胃内視鏡検査を受けられる方へ・承諾書

1) **検査の目的と方法**
   この検査は，口から内視鏡を挿入して食道，胃・十二指腸の内腔（ないくう）を観察し，潰瘍，ポリープ，癌などの有無を確かめるために行う検査です．必要に応じ病変の一部を採取（生検）して病理検査を行うこともあります．

2) **検査前の注意事項**
   内視鏡検査を円滑に行うために，のどの麻酔や胃の緊張を取る注射をします．
   現在内服している薬がある場合申し出てください．内容の確認をします．
   薬によっては内服を中止していただく場合があります．

3) **検査に伴う偶発症の可能性について**
   内視鏡の挿入・観察・組織採取をした時にまれに出血，穿孔などの偶発症を起こすことがあります．また，ごくまれに薬物アレルギーによる湿疹，血圧低下，呼吸困難などを起こすことがあります．

☆★☆ **偶発症の発生頻度（1999 年～2002 年の 5 年間）** ☆★☆

- **全国集計**
  上部消化管内視鏡に伴う偶発症の発生頻度は 0.012 %，死亡率は 0.0001 %，
  検査の前処置による偶発症の発生頻度は 0.0059 %，死亡率は 0.00076 %，
  死因の内容として，鎮静剤の使用，咽頭麻酔があげられています．

- **当院の集計**
  上部消化管内視鏡に伴う偶発症の発生頻度は 0.034 %，死亡率は 0.00067 %
      （総検査数 14887 に対し血圧低下 2 例　気管支痙攣 3 例）
  検査の前処置による偶発症の発生頻度は 0.0067 %，死亡率は 0 %
      （総検査数 14887 に対し尿閉 1 名）

※ 万一，上記のような合併症が起きた場合，大事にいたらぬよう万全の対処をいたしますが，必要に応じ入院や緊急の処置，手術を要する場合もあります．

私は上部内視鏡検査の説明を受けその必要性を理解し以上のことを承知した上で検査を受けることを承諾します．

香川労災病院　内視鏡室

平成　　年　　月　　日　　医師氏名_____

　　　　　　　　　　　　　　　署名_____
　　　　　　　　　　　　　　　（本人もしくは代理人氏名）

検査の内容についてはご家族の方にも知っていただきましょう．

裏に，上部内視鏡検査を受けるに際しお伺いしたい内容がありますので，ご記入の上検査当日持参してください．

図1　上部消化管内視鏡検査承諾書
香川労災病院内視鏡室による．

図2 上部消化管内視鏡検査の問診表

上部消化管内視鏡検査（胃カメラ）を受けるにあたっての問診票

(1) 今までに上部消化管内視鏡検査（胃カメラ）を受けたことがありますか　　（　はい　・　いいえ　）

(2) 血圧が高いといわれたことはありますか？　　（　はい　・　いいえ　）

(3) 心臓が悪いといわれていますか？　　（　はい　・　いいえ　）

(4) 眼圧が高いといわれていませんか？（緑内障）　　（　はい　・　いいえ　）

(5) 尿の出が悪い，前立腺肥大といわれたことはありますか？　　（　はい　・　いいえ　）

(6) 血が止まりにくいことはありませんか？
    または血が固まりにくくなる薬をのんでいませんか？　　（　はい　・　いいえ　）

(7) 薬にアレルギー体質はありませんか？　　（　はい　・　いいえ　）

(8) 歯科治療で気分が悪くなったことはありませんか？　　（　はい　・　いいえ　）

記入漏れがないかご確認のうえ検査当日おもちください．
その他気になることがあれば申し出てください．

表1 経鼻内視鏡の前処置

経鼻内視鏡の前処置は，一般的にはスティック法がよく用いられている．この方法では前処置に7～8分必要である．手順の一例を以下に示す．

手順	1) 硝酸ナファゾリンを両方の鼻腔に噴霧する． 2) 4分後2％塩酸リドカインビスカス4 mLを鼻腔内に注入する． 3) 12Frネラトンカテーテルに2％塩酸リドカインを塗布する．その上に8％塩酸リドカインを噴霧し鼻腔内に挿入1分おく． 4) 16Frネラトンカテーテルに同様の処置を行い鼻腔に挿入する．

施設によっては，スプレー法（硝酸ナファゾリンを両方の鼻腔に噴霧後塩酸リドカインを鼻腔内に散布）や，スプレーとスティック法を組み合わせるなどしている．

どの検査を目的としたものが対象であり，処置や微細な病変観察には不適である．

前処置の例を表1に示す．

a 注意事項

処置具は専用の細いものが必要である．また吸引や送気・送水にやや時間を要するので，前処置で胃粘液などを取り除いておく．検査後鼻出血が確認される場合がまれにある．ほとんどの場合，鼻先の圧迫で止血できるので，出血があった場合はあわてずに鼻先を圧迫するよう指導しておく．

b その他の応用

経鼻内視鏡は，その細さや性能のよさから，イレウス管の挿入，胃瘻増設術など治療内視鏡へも応用されている．

治療

a 止血

消化管出血［①露出血管を有する胃・十二指腸潰瘍および急性胃粘膜病変，②マロリー・ワイス（Mallory-Weiss）症候群（**ポイント①**），食道・胃裂傷，③胃癌その他の腫瘍性疾患，④angiodysplasia（血管がクモ状血管腫のように拡張している状態）などの出血性病変］に対し，非開腹的に内視鏡で止血を行う治療法である．

a 術前準備

図1，表1に示す．

使用する電子スコープは，オリンパス社製であればQ260J，H260Z，2TQ260Mなどの送水機能をもった機種の使用が望ましい．

使用する機器や薬品は，局注剤，高周波装置，アルゴンプラズマ凝固装置，ヒータープローブ，クリップ装置である．

> **ポイント①　マロリー・ワイス症候群**
>
> 飲酒後のくり返しの嘔吐によって食道・胃接合部粘膜が裂けて出血を起こすもの．

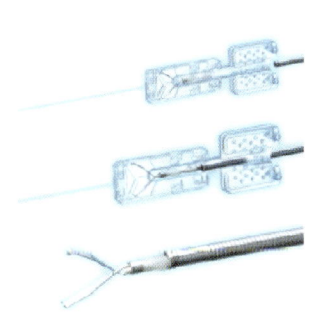

□ EZ CLIP 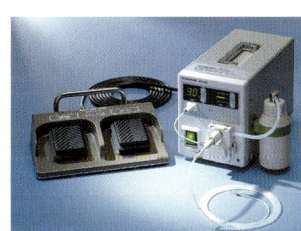　　□ ヒータープローブ 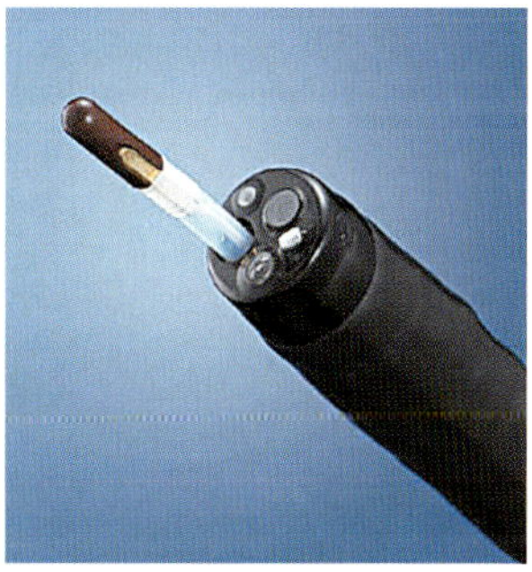　　□ プローブ先端

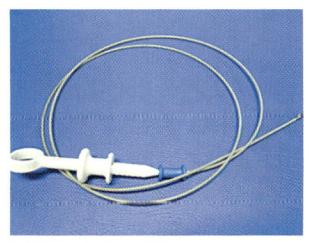

□ Resolution Clip 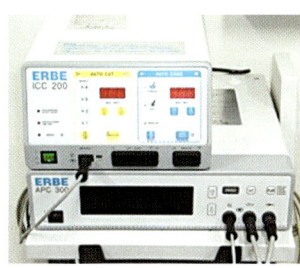　　□ エルベ ICC200 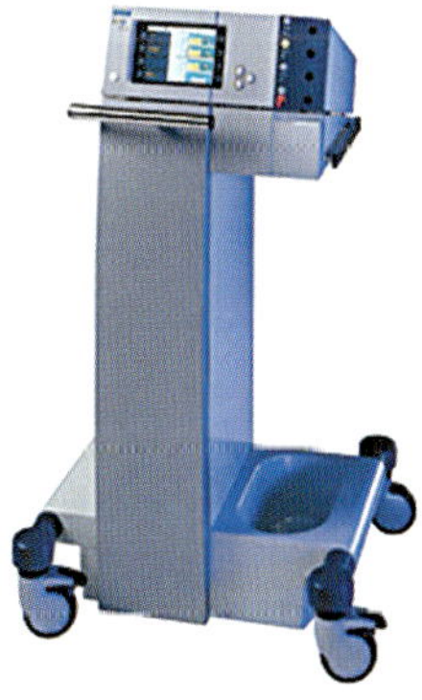　　□ エルベ VIO300D

図1 止血に用いる装置，器具

表1 ● 前処置の準備

薬剤局注法
- 純エタノール（99.5％）
- 高張Naエピネフリン液（HSE：hypertonic saline epinephrine）
  - 5％NaCl 20 mL ＋ 0.1％エピネフリン1 mL混合液[*1]
  - 10％NaCl 20 mL ＋ 0.1％エピネフリン1 mL混合液[*2]

熱凝固止血法
- 高周波電気凝固法.
- アルゴンプラズマ凝固法（APC：argon plasma coagulation）
- ヒータープローブ法
  - ダイオード熱凝固

機械的止血法
- クリップ法
  - オリンパスEZ CLIP（リユーザブルまたはディスポーザブル）
  - ボストンResolution Clip（ディスポーザブル）

バンド結紮法
- 留置スネア（エンドループ）

薬剤散布法
- 液状トロンビン5000，10000単位.
- アルギン酸Na粉末（アルトシューター噴霧器）
- シアノアクリレート，ヒストアクリレート（ヒストアクリルブルー液）

[*1]：出血のため出血源が確定できない場合に局注して出血の勢いを止め，視野を確保する.
[*2]：勢いの止まった露出血管に局注して止血する.

b 止血処置

(1) 薬剤局所注射法

1）純エタノール（99.5％）

　脱水，凝固，固定作用により露出血管を脱水・固定し，収縮させ，止血する方法である．純エタノール1 mL入りツベルクリン用注射器を準備し，血管周囲3〜4ヵ所に0.1〜0.2 mLの純エタノールを浅く局所注射する．

　純エタノール局所注射後，赤色調の出血性血管が茶褐色ないし灰白色に変化するのを目安にし，注射の総量が計1.5 mL〜2.0 mLを超えない程度で血管固定をする．純エタノールの大量な注入，急速な注入，深部への注入は，潰瘍の拡大や穿孔の危険が考えられる．

　注意点を以下に記す．
　出血部位がはっきりしないまま局所注射は行わない．

　血液貯留のため十分な観察ができない場合は，水を注入して吸引・洗浄し，また鰐口鉗子，三脚〜五脚鉗子，回収ネットなどを用い，凝血，食物残渣を除去する．

　医師の指示により検査ベッドを調整，頭部挙上または体位交換（仰臥位，起坐位など）を行う．

2）高張Naエピネフリン液（HSE）

　エピネフリンの血管収縮作用と高張NaCl液による周囲組織の膨化，血栓形成，圧迫作用により止血する方法である．

　10％（または5％）NaCl 20 mL＋0.1％エピネフリン1 mL混合液を5 mLディスポーザブル注射器に準備し，血管周囲4〜5ヵ所に1〜2 mLずつ局所注射する．

表2　高周波電気凝固法

機種	エルベ ICC 200，VIO 300D
設定	ソフト凝固
	スプレー凝固
対極板	必要（**ポイント②**）
処置具	オリンパス止血鉗子，ペンタックス止血鉗子
熱傷危険	あり
金属を身に付けること	不可
ペースメーカー植え込み者	不可（ペースメーカーを固定モードに設定すれば可）
プローブ洗浄，消毒	リユーザブル洗浄 → 消毒 → 乾燥

露出血管，潰瘍形成からの出血では，過度の加熱は穿孔の危険があるため注意する．

表3　エルベ ICC 200，VIO 300D 設定モード表

Soft Coag	2～3mmの太い血管を凝固するモード．止血のほか，肝臓切除などに用いられる．
Endo Cut	高感度センサーが組織抵抗を感知しながら電圧が一定になるように電流を制御する（ワット数を変化させる）Auto CutとSoft Coagを自動的に切り替えるモードである．ポリペクトミーやEMR，ESDなど周囲切開時に用いる．
Dry Cut	切開と凝固の断続波を組織との接触状況を自動制御してEndo Cutする．格段に速い切り替えサイクルである．ESDから腹腔鏡や開腹手術まで幅広く使える．
Swift Coag	Dry Cutより切開能を落とし，凝固能を上げたモード．切開を凝固モードで行う場合に用いる（出血が多い場合に）．
Spray Coag	APC類似の凝固止血．内視鏡下で露出血管を焼灼するときに用いる．

ポイント② 対極板

高周波電気凝固法では対極板が必要である．貼り方が悪いとその部分が火傷する場合がある．ヒータープローブ法では対極板は不必要である．

表4　アルゴンプラズマ凝固法

機種	エルベAPC300，APC2
熱量設定値	A35～60 W　1～2 L/分
対極板	必要
送水	不可
出力モード	60 W（1回の継続時間・秒）1～3秒
金属を身に付けること	不可
ペースメーカー植え込み者	不可（ペースメーカーを固定モードに設定すれば可）
プローブ洗浄・消毒	リユーザブル洗浄 → 消毒 → 乾燥

(2) 熱凝固止血法

1) 高周波電気凝固法
表2，表3に示す．

2) アルゴンプラズマ凝固法
アルゴンガスを放出すると同時に，高周波電流を流し，放電によって発生する熱で局所の凝固止血を行う（APC：argon plasma coagulation）．

潰瘍出血の病変部に接触せずに，一度に広範囲な止血ができ，組織の深部までの凝固作用が少なく穿孔の危険率が低い．

アルゴンガスを発生するため少量の煙が発生し，視野が取りにくい場合もある．使用中は消化管の拡張を防止，視野を保つため，内視鏡からの吸引を行う．

表4，図2を参照されたい．

3) ヒータープローブ法
ヒータープローブを用いると熱量は5～30J

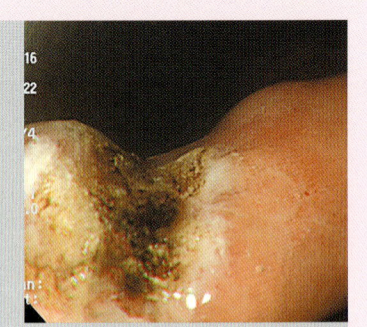

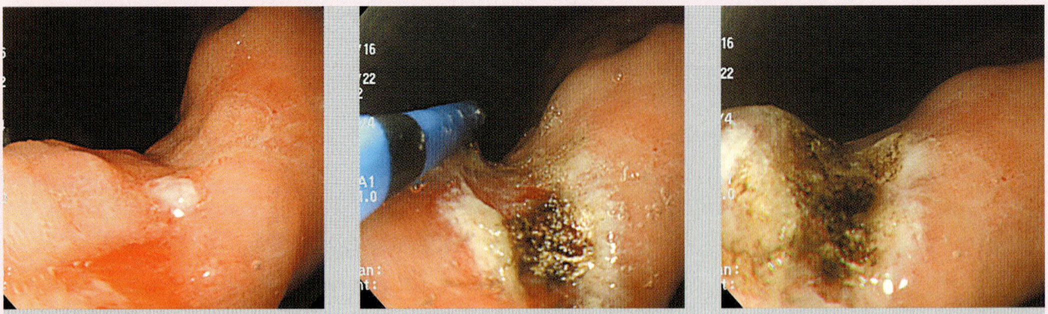

a. 胃潰瘍出血　　b. アルゴンプラズマ凝固止血　　c. 止血後
図2 アルゴンプラズマ凝固法

表5 ヒータープローブ法

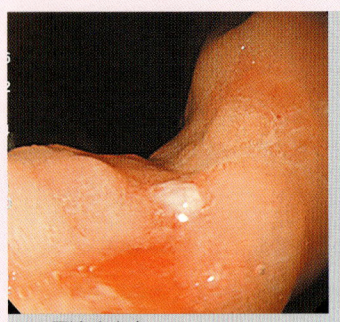

熱量設定値	20〜30 J
対極板	不必要
送水	可
金属を身に付けている人	可
ペースメーカー植え込み者	可
プローブ洗浄・消毒	リユーザブル，洗浄→消毒→乾燥

（ジュール）の6段階の設定ができ，プローブ先端から送水も可能である．発熱ダイオードを内蔵し先端部が250℃の高熱となり粘膜凝固が起こり止血する．送水しながら治療ができるため出血の確認が容易である．**表5**を参照されたい．

(3) 機械的止血法：クリップ法

クリップにより出血している血管を直接把持，結紮し止血する（**図3**）．オリンパスより発売されているクリップを**表6**に示す．ほかにもボストン・サイエンティフィック・ジャパンから Resolution Clip も発売されている．

(4) バンド結紮法：留置スネア

留置スネア（エンドループ）は，ポリープ基部に留置スネアをかけて止血してからポリープを切除する場合などに使用する．静脈瘤からの出血時に行われる（EVL：内視鏡的静脈瘤結紮術，p.185参照）．

(5) 薬剤散布法

薬剤を散布し粘膜面を覆って止血する方法．熱凝固，機械的止血法後の微少出血時にも粘膜面から少量の湧出性出血，びまん性出血や内視鏡的止血術の補助，併用として用いられる．

組織生体接着剤であるシアノアクリレート系接着剤（ヒストアクリルブルー液）は，熱凝固止血，機械的止血後の微少出血などの補助的な止血術としても用いられる．

液状トロンビン（5000単位，10000単位），アルギン酸Na粉末（アルトシューター噴霧器）は，微少出血やびまん性出血時，また熱凝固止血，機械的止血などの補助として用いられる．

C 術前の看護のポイント

吐血・下血患者の全身状態を維持しながら内視鏡的止血術がなされるよう患者の状態を把握し，かつ敏速で適切な処置が行えるよう準備を行う．

使用する機器の点検，通電を行う．また各種止血器具，止血薬剤，救急カートの準備をする．

患者の状態把握［採血結果，食事の有無，一

B. 検査・治療の看護・介助／a. 止　血

a. 前出血病変

b. クリップ法施行

図3 機械的止血法：クリップ法

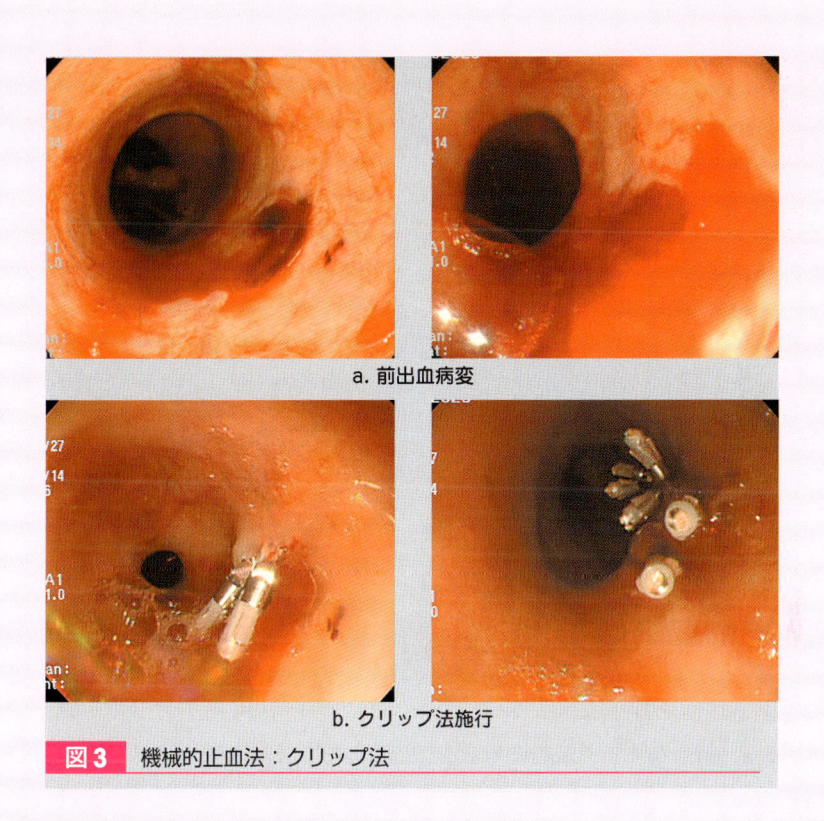

表6 クリップの種類

	HX-610-090SC	HX-610-090S	HX-610-090	HX-610-090L
爪の形状・角度	90°	90°	90°	90°
クリップの腕の長さ	短	短	標準	長
包装材の色表示	赤/白/黄	白	黄	青
一箱の数量	24	40	40	40

	HX-610-135XS	HX-610-135S	HX-610-135	HX-610-135L
爪の形状・角度	135°	135°	135°	135°
クリップの腕の長さ	短	短	標準	長
包装材の色表示	灰色	緑	ピンク	紫
一箱の数量	24	40	40	40

例としてオリンパス社製のクリップを掲げる．ディスポーザブル，リユーザブルの2種類．先端角度：90°，135°（止血用，粘膜縫縮術用，マーキング用）．クリップ長さ：ショート，標準，ロング．

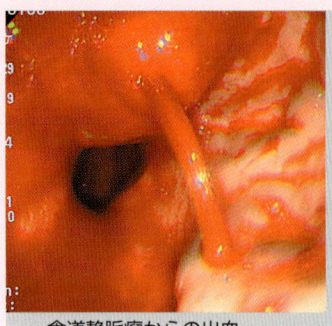

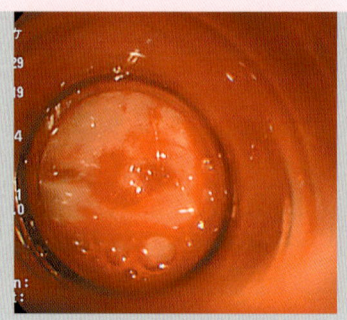

| a. 食道静脈瘤からの出血 | b. 出血部位をOリング中心で吸引 | c. EVLデバイスをリリース Oリングにて結紮止血 |

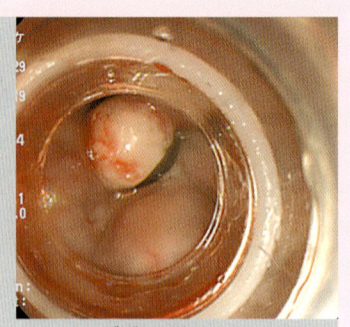

図4 EVLデバイスOリングによる止血

般状態（意識状態，呼吸状態，血圧低下，徐脈，頻脈，心電図の異常）の観察］を行う．

輸液・輸血の準備，内服薬の確認（抗凝固薬，抗血小板薬内服の有無）を行う．

内視鏡的止血術，輸血などの同意書の確認をする．

ショック状態では，まず全身管理の処置を優先し，状態が落ち着いてから内視鏡検査や治療を行う．内視鏡検査室の機器，検査ベッドおよびベッド近くの床に防水シーツを敷き，血液汚染を最小限に止める．内視鏡・治療術者，介助者は，感染防護のため防水エプロン，グローブ，マスク，ゴーグルを着用する．

患者本人であることをフルネームで確認した後，身体に金属類（時計，指輪，ネックレス，義歯）が付いてないか確認する．

検査台へ誘導し，臥床させ，患者監視装置を装着しバイタルサインのチェックを行う．

咽頭麻酔後，左側臥位とし鎮痙薬注射を行う．

d 術中の看護のポイント

内視鏡検査・治療中は，絶えず患者監視装置で一般状態を把握しつつ，内視鏡モニターを見て出血部位の観察を行う．止血術で使用する機器を準備し，止血術の展開を考え，すばやく機器が出せるように心がけ，術者や介助者，看護師のチームワークで止血処置がスムーズに行われるようにする．

内視鏡治療中，患者は無意識に動いたり手を出したりすることがあるため，介助者や看護師は治療の妨げになることを患者にやさしく説明する．また動かなければ治療が早く終わることを説明し患者を励ます．

止血術中は患者の急変も危惧されるため，バイタルサインチェックは随時行い，患者に声かけし，その反応に十分留意する．

胃内に血液が貯留し十分な観察ができない場合は，内視鏡医の指示により体位交換（仰臥位，起坐位など）を行うケースもある．出血部位が確認できたら，内視鏡医の指示に従い器具の操作または薬剤の注入を行う．

止血術中に使用した処置具，たとえばAPC，ヒータープローブであればその焼灼回数，薬剤であればその注入量，クリップでは使用個数を記録する．出血部位の止血を確認できたら電子スコープを抜管し止血術が終了する．

e 術後の看護のポイント

患者の身体的異常がないか確認し，最終的な一般状態の観察を行う．

病棟看護師へ治療過程,術中経過を申し送る.胃内に凝血痕が存在している場合は,その旨を詳しく伝え今後の治療・看護につなげる.

止血術の際は室内も汚染されるため,検査台周囲の環境整備を行い,使用した内視鏡器具の洗浄や消毒を行う.

f 止血術後の再吐血の場合

胃内に残存する凝血塊の嘔吐であることも考えられるので,内視鏡医に報告し患者のバイタルサイン(血圧低下,徐脈,SpO_2低下,心電図異常)の観察,また,血液データによる変化を比較検討する.再出血と判断した場合,再度内視鏡検査・治療を行う.

文献

1) 消化器内視鏡技師制度委員会編:消化器内視鏡技師のためのハンドブック,第6版,pp203-215,医学図書出版,東京,2007
2) 消化器内視鏡技師制度委員会編:消化器内視鏡技師のためのハンドブック,第5版,pp209-217頁,医学図書出版,東京,1994
3) 日本消化器内視鏡学会卒後教育委員会:消化器内視鏡ガイドライン,第3版,pp188-204,医学書院,東京,2006
4) 多田正大,芳野純治:新消化器内視鏡マニュアル,pp116-124,南江堂,東京,2002
5) 田村君英,藤田力也:ナースのための消化器内視鏡マニュアル,pp140-145,学研,東京,2003年
6) 成宮徳親,常喜真理,鈴木博昭:内視鏡局注止血法―これをやってはいけない.消化器内視鏡13(4):600-601,2001
7) 浅木 茂:純エタノール局注法―これをやってはいけない.消化器内視鏡13(4):602-603,2001
8) 伊藤博行,七澤 洋,田中三千雄:止血クリップ法―これをやってはいけない.消化器内視鏡13(4):604-605,2001

治療

b 異物除去

異物除去術とは，不意の嚥下などによって消化管内に停滞した異物を，内視鏡を用いて除去する手技である．異物の長期停滞は，さまざまな合併症を起こすおそれがあるので，すみやかに除去する．消化管壁を損傷する危険性が低く消化管に停滞しても人体の影響が軽微と考えられる小さな異物に対しては，自然排泄を促し経過観察を行う．

異物の大きさにより内視鏡的異物除去ができないケースもあり，この場合は外科との連携を図る．異物の種類は，乳幼児は針や押しピン，ボタンが多く，高齢者では義歯や部分入れ歯，PTP包装剤が多い．また，寄生虫であるアニサキスを生検鉗子でつまみ除去する場合も異物除去術に含まれる．

内視鏡による異物除去術の適応を 表1 に示す．

a 術前準備

電子スコープは消化管内食物残渣などを考慮し，送水機能をもつ機種の使用が望ましい（オリンパス社製であれば1チャネル Q260J，2チャネル 2TQ260M など）．異物によっては太めの2チャネルスコープを選択する場合がある．

回収用処置具を 図1 に示す（ポイント①）．

内視鏡的異物除去術同意書の確認．異物停滞による障害や除去時に起こりうる危険性について説明する．場合によっては外科的摘出の可能性があることなどを説明する．

ポイント①

PTP包装を回収する場合

回収時に消化管損傷のおそれがあるため内視鏡先端にキャップを装着する．PTP包装をキャップの中に入れて回収する．

コイン，パチンコ玉，ボタンなどを回収する場合

回収ネットを用いると便利である．

大きな胃石，肉片，もちなどを回収する場合

スネアや砕石具で破砕し小さくして回収する．

■ 表1 ■ 異物除去術の適応

緊急性がある場合	消化管壁を損傷する可能性があるもの	有鈎義歯（部分入れ歯），針，PTP包装した薬剤，魚骨（特に鯛の骨），爪楊枝，鉛筆，ガラス片，剃刀刃など
	腸閉塞をきたす可能性があるもの	胃石，食物塊（肉片，もちなど），内視鏡的切除術を行った巨大な切除片，ビニール袋など
	毒性のある内容物を有するもの	乾電池（マンガン，アルカリ），ボタン電池（アルカリ，マンガン，水銀，リチウム）など
緊急性がない場合		コイン*，パチンコ玉，ボタン，碁石，ビー玉，体温計内の水銀，など上項目以外のもの

＊：ただし500円玉は大きいので腸閉塞をきたす可能性があるため緊急に対処する．
［赤松泰次ほか：異物摘出術ガイドライン．消化器内視鏡ガイドライン，第3版，p206，医学書院，東京，2006より引用，一部改変］

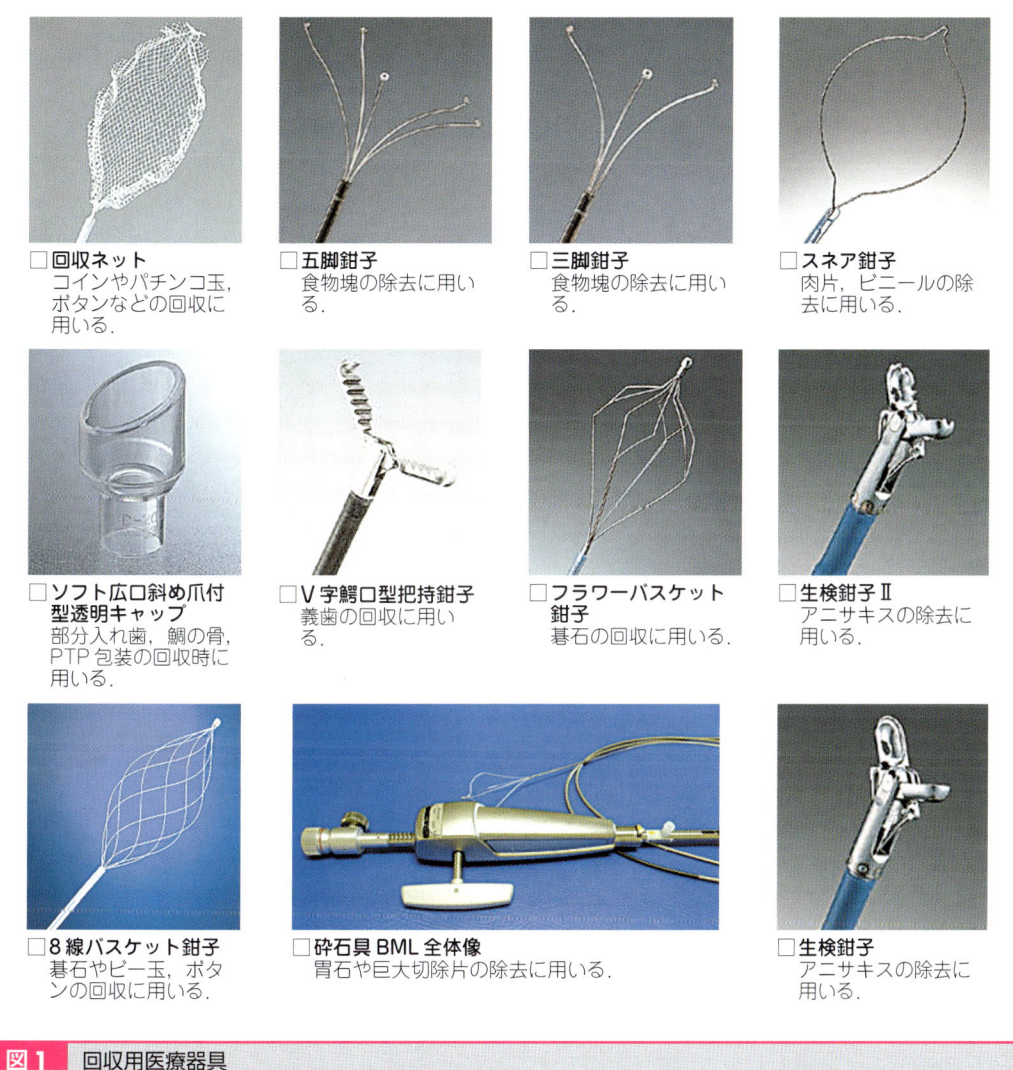

図1　回収用医療器具
例としてオリンパス社製の器具を掲げる.

- 回収ネット：コインやパチンコ玉，ボタンなどの回収に用いる．
- 五脚鉗子：食物塊の除去に用いる．
- 三脚鉗子：食物塊の除去に用いる．
- スネア鉗子：肉片，ビニールの除去に用いる．
- ソフト広口斜め爪付型透明キャップ：部分入れ歯，鯛の骨，PTP包装の回収時に用いる．
- V字鰐口型把持鉗子：義歯の回収に用いる．
- フラワーバスケット鉗子：碁石の回収に用いる．
- 生検鉗子Ⅱ：アニサキスの除去に用いる．
- 8線バスケット鉗子：碁石やピー玉，ボタンの回収に用いる．
- 砕石具BML全体像：胃石や巨大切除片の除去に用いる．
- 生検鉗子：アニサキスの除去に用いる．

b 患者の状態把握

　誤飲した時間および食事摂取状況，異物の種類，自覚症状などくわしい情報収集を行い，内視鏡的異物除去の器具を選択し準備する．食事を摂取していれば内視鏡挿入による嘔吐物の誤嚥防止の指導をし，また口腔内吸引ができる準備をしておき誤嚥防止に努める．

　胸部・腹部単純X線検査や必要に応じてCT検査を行い，異物の種類，大きさ，位置を確認する．

　乳幼児や小児の異物除去の場合，内視鏡挿入に伴う気道圧迫による窒息のおそれや体動などによって治療が困難な場合が多いため全身麻酔下で行う（**ポイント②**）のが望ましい．手術室，麻酔科医師の手配を行い，安全に処置が行えるよう準備する．

　食道通過が困難な大きい異物（胃石）などは機械的に粉砕（砕石具などによる）回収を行う．

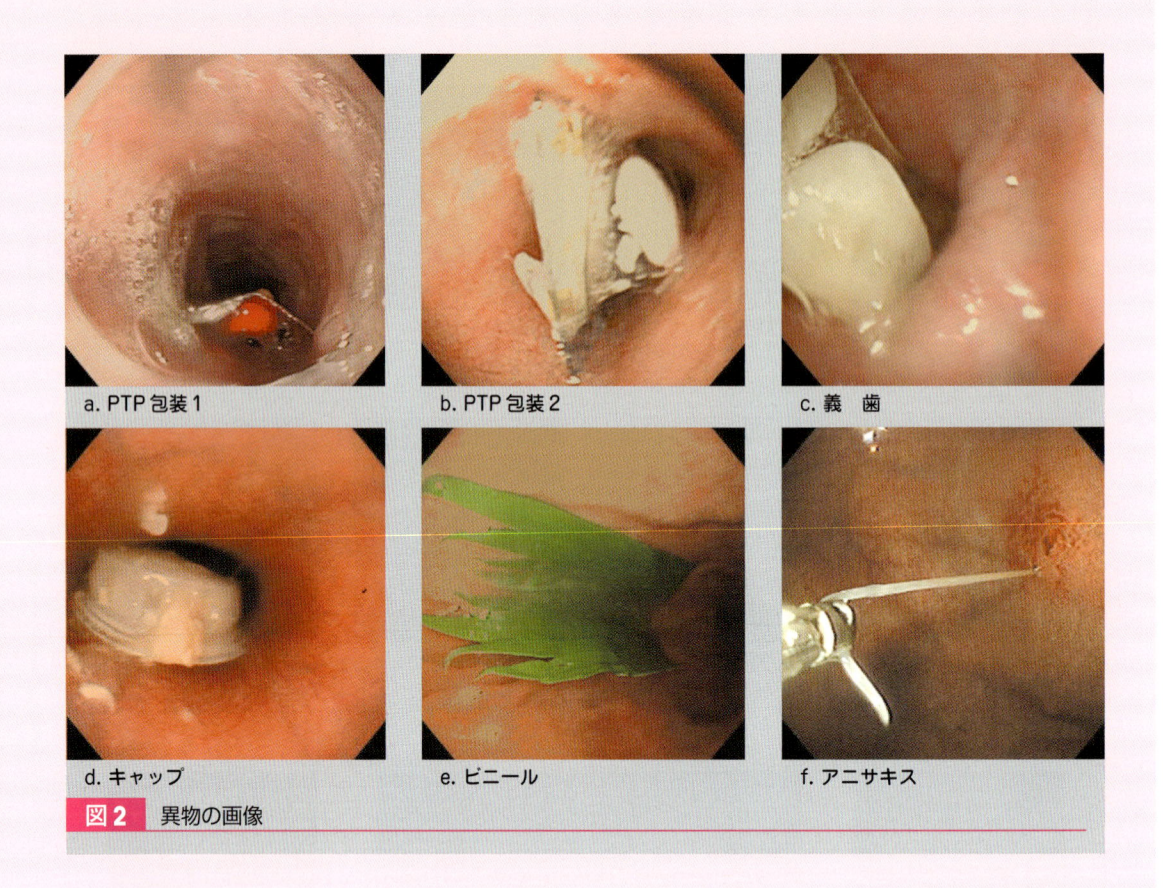

a. PTP 包装 1　　b. PTP 包装 2　　c. 義歯
d. キャップ　　e. ビニール　　f. アニサキス

図2 異物の画像

C 術前〜術中の看護のポイント

患者本人であることをフルネームで確認したのち，検査台へ誘導，臥床させ咽頭麻酔ののち左側臥位とし，マウスピースを噛ませ，必要に応じて鎮静薬および鎮痙薬を内視鏡医の指示で注射する．

異物除去を行う患者は，胃内に食物が大量に残っていることが多く，誤嚥しないように努めるとともに，口腔内吸引，ケアを行う．

内視鏡の挿入後，上部消化管の十分な観察を行い，異物の確認をしたら，異物の形状，大きさ，固さなどから最適と考える処置具を挿入して操作を行う．

処置具による異物の把持ができたら，消化管壁を傷つけないように（特に食道入口部など）ゆっくりスコープを抜去し異物を回収する．また，胃噴門部を通過する際は，異物を落としやすいため，しっかりと把持しておく．異物の形状や大きさ，固さにより異なるが，最も多いPTP包装剤，部分入れ歯，鯛の骨に対しては，内視鏡の先端に，たとえばオリンパス社製ソフト広口斜め爪付型透明キャップを取り付け，それに収納した形で回収する．また，EVL用オーバーチューブを使用して異物をオーバーチュー

> **ポイント②　全身麻酔下の内視鏡**
>
> 術者，介助者，麻酔医，看護師で内視鏡検査・処置を行う．麻酔管理なので体動もなく，スムーズに検査・処置ができる．内視鏡処置終了後，麻酔の覚醒を待ち全身状態を観察するため，一泊入院は必要である．

ブ内に収納して回収するケースもある(異物による粘膜損傷を避けるため).

異物回収後に再度内視鏡を挿入して,消化管壁の損傷などの異常がないか観察を行う.

d 術後の看護のポイント

異物回収後,患者の身体的異常(腹痛,胸痛,咽頭痛,出血など)がないか観察をする.

文献

1) 消化器内視鏡技師制度委員会編:消化器内視鏡技師のためのハンドブック,第6版,pp250-251,医学図書出版,東京,2007
2) 消化器内視鏡技師制度委員会編:消化器内視鏡技師のためのハンドブック,第5版,pp185-191,医学図書出版,東京,1994
3) 日本消化器内視鏡学会卒後教育委員会:消化器内視鏡ガイドライン,第3版,pp206-214,医学書院,東京,2006
4) 多田正大,芳野純治:新消化器内視鏡マニュアル,pp125-128,南江堂,東京,2002
5) 田村君英,藤田力也:ナースのための消化器内視鏡マニュアル,pp148-151,学研,東京,2003
6) 日本医師会編:消化器内視鏡のABC,pp41-42,医学書院,東京,1996

C 食道静脈瘤・胃静脈瘤の治療

門脈圧が亢進すると，その圧によって側副血行路と呼ばれるバイパスが発達し，これらの血行路はやがて食道や胃の粘膜下の静脈に圧力をかけて，血管が拡張しこぶ状になって静脈瘤が形成される．

静脈瘤に対する内視鏡的治療では，EIS，EVLがあり，両者の後に用いられる地固め療法としてAPCがある．

a 看護のポイント

術中，出血などにより，患者状態の急変も危惧されるため，最善の準備を事前に行う．

オーバーチューブや太径の内視鏡を使用することもあり，患者の苦痛を十分考慮し，術中は声かけ，励ましを随時行う．

吐血時の誤嚥防止に努め，吸引および口腔内ケアを行う．

施行医，介助者ともに，血液や唾液に触れるケースが多いため，自らの感染防止にも十分留意する（ディスポーザブルガウン，マスク，ゴーグル，ゴム手袋による防護）．

緊急時のEIS，EVL治療の際には患者監視装置でのバイタルサインのチェックを随時行う．

b EIS

内視鏡的静脈瘤硬化療法，endoscopic injection sclerotherapy．食道・胃静脈瘤に対し，破裂の予防的処置または破裂時の緊急止血処置として，内視鏡下に薬剤（硬化剤）を血管内注入し静脈瘤を消失させる治療法である．硬化剤により静脈瘤内に血栓が形成され，血管が硬化，静脈瘤が消失する．

《1》使用する硬化剤

1) EO：10％オルダミン（血管内注入）：水溶性造影剤イオパミロンとEOを混合し5％EOを用いる（10％オルダミン1V 10 mL＋イオパミロン，300，1/2V，10 mL＝5％オルダミン　静脈瘤1条あたり1～5 mL，総量20 mL以内）．

2) AS：1％エトキシスクレロール（血管内・外注入）．

《2》準備物品

23G局注用注射針．内視鏡装着バルーン．

《3》術前〜術中のポイント

EISの同意書を確認する．

前処置は上部内視鏡検査に準ずる．治療には太径の内視鏡または送水機能をもつ内視鏡を使用するのが望ましい．たとえば，オリンパス社製では2TQ260M，2T240（太径の内視鏡）または，オリンパスQ260J，H260Zなど．

患者本人であることをフルネームで確認したのち，検査台へ誘導，臥床させる．咽頭麻酔ののち左側臥位とし，マウスピースを噛ませ鎮静薬および鎮痙薬を内視鏡医の指示で注射する．

内視鏡医によりスコープが挿入され，内視鏡画面上，治療する静脈瘤が確認できたら内視鏡を介しディスポーザブル23G局注針を挿入する．局注針は硬化剤でフラッシュをしておく．

穿刺後，内視鏡医の指示により，静脈内，または静脈外へ硬化剤を注入していく．数ヵ所穿刺されることがほとんどである．

硬化剤注入後，穿刺部位より出血する場合，内視鏡外装に装着したバルーンをふくらませることで圧迫止血をする．

出血がないことを確認し硬化療法終了となる．必要に応じ，内視鏡医の指示により液状ト

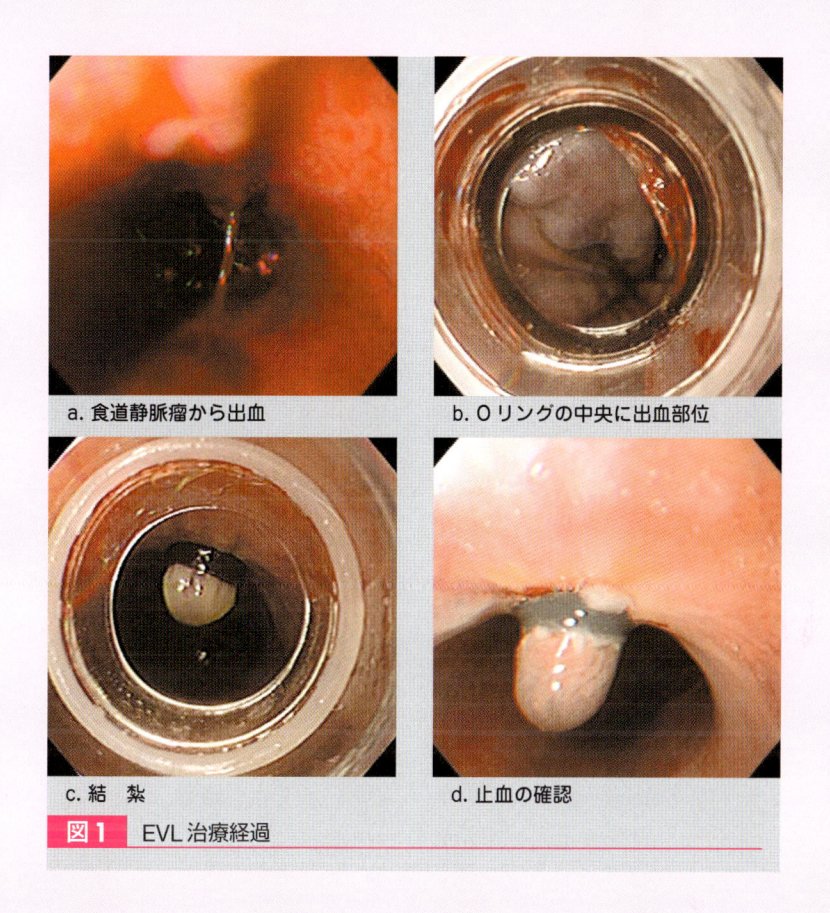

図1 EVL 治療経過
a. 食道静脈瘤から出血
b. O リングの中央に出血部位
c. 結紮
d. 止血の確認

ロンビン5000〜20000単位を穿刺部に散布する.

《4》術後のポイント

内視鏡抜管後,患者に身体的異常(胸痛や圧迫感,咽頭痛など)がないか確認する.

胸痛や圧迫感が強い場合は,穿孔の可能性があるため,内視鏡医師に報告しX線撮影を行う.

病棟看護師へ,治療過程や術中経過を申し送る.また,処置後,胃内の血液が十分吸引できず凝血塊が残っている場合は,嘔吐する可能性があることを患者に説明する.

検査台周囲の環境整備を行い,使用した内視鏡器具の洗浄,消毒を行う.

c EVL

内視鏡的静脈瘤結紮術,endoscopic variceal ligation. EIS とともに,食道静脈瘤に対する治療法であるが,硬化剤を使用せずゴムバンド(Oリング)を用い,機械的に静脈瘤を結紮する治療法である(**図1**).結紮が確実に行え,施行時の出血が少なく,比較的侵襲の少ない治療法で,特に食道静脈瘤破裂時の治療として第一選択となるケースが多い.

《1》準備物品

住友ベークライト・ニューモ・アクティベイトEVLデバイス,フレキシブルオーバーチューブ,結紮用ゴムバンド(Oリング),5 mLディスポーザブル注射器.

《2》看護・介助のポイント

使用するオーバーチューブは太径であり(たとえば,住友ベークライト製は約 20 mm),患者の苦痛が大きい.介助者はその点を十分に考

慮し，声かけや指導を行う．

EVLはEISに比較し出血が少ないといわれているが，状況に応じてEISを行える準備も必要である．

使用するデバイスは確実に作動するか，事前に必ず確認しておく．

(3) 術前～術後のポイント

EVLの同意書を確認する．

前処置は上部内視鏡検査に準ずる．送水機能をもつ内視鏡が望ましい（オリンパスQ260Jなど）．複数回の内視鏡の挿入を行うため，オーバーチューブを内視鏡に通しておく．

患者本人であることをフルネームで確認したのち検査台へ誘導．咽頭麻酔ののち左側臥位としオーバーチューブ専用のマウスピースを噛ませ，鎮静薬および鎮痙薬の注射を内視鏡医の指示で行う．

内視鏡医によりスコープが挿入され，静脈瘤を観察後，オーバーチューブを食道内へ挿入する．このさい患者の苦痛を緩和させるため「嚥下をしない」「顎を少しだけ出す」などの声かけ指導を行う．

オーバーチューブが留置されたら内視鏡を一度抜管，内視鏡の先端に結紮用デバイスを装着し，デバイスの先端にOリング（ゴムバンド）を装着する．

再度，オーバーチューブを介し内視鏡を挿入し，内視鏡医の指示に従いデバイスにエアを注入する（2.5～3 mLのエアをデバイスチューブより送る）とOリングがはずれ，注入後に静脈瘤は結紮される．この一連の結紮を静脈瘤にOリングをとめる部位がなくなるまでくり返す．

(4) 術後のポイント

EISの項を参照されたい．

静脈瘤を結紮し終えたら，内視鏡，オーバーチューブともに抜管し治療を終了する．

d 胃静脈瘤硬化療法

(1) 準備薬品・物品

ヒストアクリル4A（1A 0.5 mL入り），リピオドール1A，生理食塩水20 mL．

ディスポーザブル注射針21G（4 mm長），2.5 mLディスポーザブル注射器．

18G針付き2.5 mLディスポーザブル注射器にリピオドール0.6 mLを先に吸い，引き続きヒストアクリルブルー1.8 mLを吸ってヒストアクリル混合液75％2.4 mLを作成する．ただし，血流状態により混合液が62.5％の場合もあるので内視鏡医の指示を受ける．

ヒストアクリルブルー液は十分に注射器を振とうさせて混合しておく（**ポイント①**）．

(2) 術前～術中のポイント

胃静脈瘤硬化療法同意書を確認する．

患者本人であることをフルネームで確認したのち，検査台へ誘導，臥床させ，咽頭麻酔ののち左側臥位とし，マウスピースを噛ませ鎮静薬および鎮痙薬を内視鏡医の指示で注射する．

内視鏡医により内視鏡が挿入され，内視鏡画面上で治療する静脈瘤が確認できたら，鉗子口からディスポーザブル局注針を挿入し，胃静脈瘤に生理食塩水またはリピオドール造影剤を局注する．血液のバックフローの確認後，カテーテル内の血液をフラッシュし，すばやくヒストアクリル混合液の注射器に換えてヒストアクリル混合液をすみやかに全量注入する．

数秒後，針だけ収納し，さらに数秒後に外筒を穿刺部位よりゆっくり離し終了とする（**図2**）．次に胃静脈瘤穿刺部位より出血の確認を行う．出血が止まらない場合は止血の処置を行う．

(3) 術後のポイント

EISの項を参照されたい．

治療終了後スコープがヒストアクリルで汚染されていないか観察し，蛋白分解酵素および微温湯にてすみやかに吸引・送気・送水やブラッ

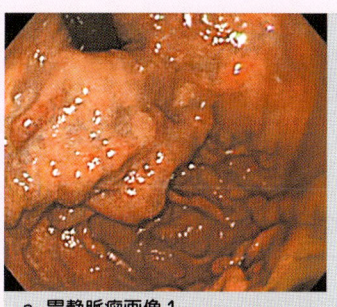

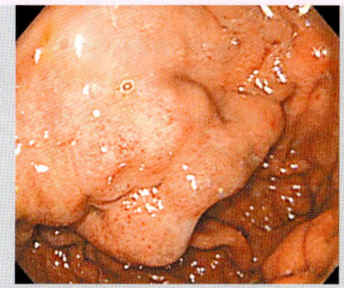

a. 胃静脈瘤画像1　　b. 胃静脈瘤画像2　　c. 薬液注入
d. 薬液注入後　　　e. X線画像1　　　　f. X線画像2

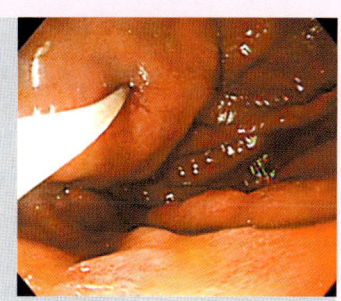

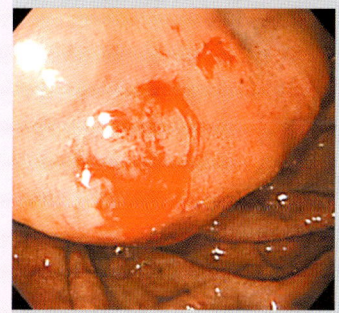

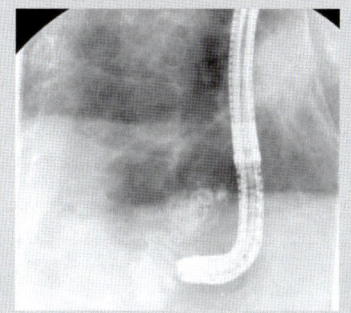

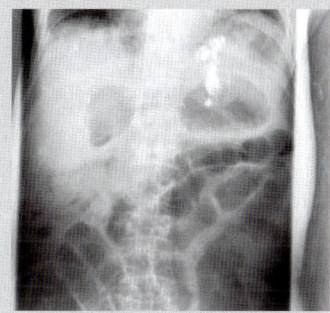

図2 胃静脈瘤硬化療法の治療経過

ポイント① 混合時・注入時・抜去時の注意点

混合時の注意：混合液をよく混和しておかないとヒストアクリルが固まってしまう．

注入時の注意：逆血後，血液を造影剤でフラッシュし一気に混合液を注入する．注入に時間がかかると拍動で漏れてしまう．混合液作成から注入までの処置を約5分以内に終了させる．5分を超えると薬剤が固まってしまうおそれがあるため，すみやかに，かつ確実に処置を行う．

抜去時の注意点：
1) 針だけ収納：穿刺部位から出血するおそれがあるため，針を収納し外筒で圧迫止血する．
2) こぼさない注意：注入時，混合液が漏れてスコープ先端に混合液が付着した場合，洗浄しても，とれない場合があるのでこぼさないよう注意する．こぼした場合を想定し，治療前に付着予防としてオリーブ油をスコープ先端に少量塗布しておくと，混合液が付着してもとれやすい．
3) こぼしてしまったときの対応：治療中，透視画像で混合液が漏れていることが判明した場合は，すぐに注入を中止する．

シング洗浄を行う．さらにスコープ先端部をチェックしてレンズ面の視野などを十分に点検する．その後，洗浄消毒マニュアルに沿った最終洗浄消毒を行う．

e　S-Bチューブによる止血

内視鏡を用いての止血が困難な場合に用いる（図3）．

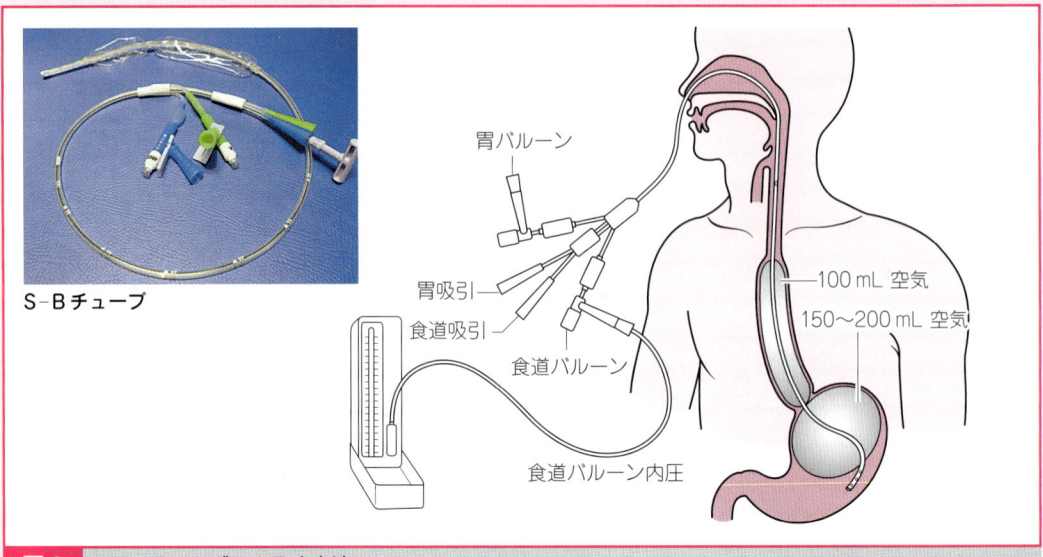

図3　S-Bチューブによる止血法

S-B（ゼングスターケン・ブレークモア，Sengstaken-Brakemore）チューブ留置法：
①挿入前にバルーンが正常に膨張することを確認する．
②バルーンを虚脱させて潤滑薬（キシロカインゼリーなど）を塗布する．
③鼻腔内に潤滑薬を注入し，チューブを先端から60 cmの印まで挿入する．
④胃バルーンが胃内に到達したことを確認し，150～200 mLの空気を入れて胃バルーンをふくらませる．
⑤チューブが抵抗を感じるまで口側に引き戻し，鼻孔内にスポンジをはさんで絆創膏で固定するとともに，200～450 gの力（500 mLの点滴ボトルなどを用いる）で牽引する．
⑥食道バルーンには100 mL送気し固定するか，血圧計に三方活栓を接続したものを使用して，バルーン圧が約300 mmHgになるように調節する．
⑦チューブの装置固定が終われば，胃洗浄を行い，出血が持続していないことを確認する．

[図は小林絢三監修：合併症としての上部消化管疾患治療指針．消化管疾患の基礎と臨床，東京医学社，東京，1997より引用，一部改変]

f　アルゴンプラズマ凝固法

APC：argon plasma coagulation．EIS，EVL後の静脈瘤再発予防のための地固め療法に用いられる．

文献

1) 消化器内視鏡技師制度委員会編：消化器内視鏡技師のためのハンドブック，第6版，pp217-223，医学図書出版，東京，2007
2) 消化器内視鏡技師制度委員会編：消化器内視鏡技師のためのハンドブック，第5版，pp219-227，医学図書出版，東京，1994
3) 消化器内視鏡ガイドライン：日本消化器内視鏡学会卒後教育委員会，第3版，pp215-232，医学書院，東京，2006
4) 多田正大，芳野純治：新消化器内視鏡マニュアル，pp128-140，南江堂，東京，2002
5) 田村君英，藤田力也：ナースのための消化器内視鏡マニュアル，pp152-157，学習研究社，東京，2003
6) 日本医師会編：消化器内視鏡のABC，p102，医学院，東京，1996
7) 吉田智治，原田稔也，齋木泰彦：EVLしてはいけない食道静脈瘤．消内視鏡 13（4）：572-573，2001
8) 山本　学：食道EVL—これをやってはいけない．消内視鏡 13（4）：574-575，2001
9) 飯野四郎，陣田泰子監：Nursing Selection2 消化器疾患，pp342-344，学習研究社，東京，2003

d 拡張術，ステント挿入

治療

a バルーン拡張術

さまざまな病態に起因する狭窄性病変に対し，内視鏡下にバルーンで狭窄を拡張し症状を改善させることを目的とした治療法である．消化管狭窄をきたす疾患の原因として良性疾患と悪性疾患の2種類に大きく分けられる．

良性疾患では難治性逆流性食道炎による下部食道狭窄，アカラシア，潰瘍病変による幽門輪狭窄，静脈瘤硬化療法後の食道狭窄，粘膜切除，切開剝離術後の狭窄，開腹術後吻合部狭窄などがある．悪性疾患では，食道癌，噴門部および前庭部胃癌，直腸癌，術後吻合部再発などがある．

本項では比較的頻度の高い，食道狭窄に対する拡張術，ステント挿入を中心に述べる．

(1) 準備機器・物品

電子スコープは，鉗子チャネル径の太いものを準備する．

鉗子チャネル径2.0 mmの機種は拡張バルーンカテーテルが通過しないため注意する．鉗子チャネル径が2.8 mm以上で，拡張バルーンカテーテルが通過可能である．

拡張用CREバルーンカテーテル，シリコンスプレー，加圧用インフレーター，蒸留水，ガストログラフィン（図1，ポイント①）．

(2) 看護のポイント

内視鏡的透視下バルーン拡張術同意書を確認する．

拡張術による穿孔や出血時の対応としては外科的手術の可能性があることを説明しておく．

バルーンに圧をかけるときは，狭窄部の出血，ときとして穿孔などの偶発症も起こりうるので十分に注意する．

拡張時には痛みを伴う場合があることを術前オリエンテーションで理解してもらっておく．バルーン拡張時，内視鏡画面で狭窄部位に出血穿孔など起こしていないかを十分に確認しなが

> **ポイント①** 試験によく出る
> **各種器具の用途を正確に把握する**
>
> シリコンオイルは，バルーンを鉗子チャネル内に挿入するときに滑りをよくするために使用する．
> 拡張バルーンカテーテルは，インフレーターを使用し加圧し拡張する．
> 食道ブジーは，ESD術後瘢痕狭窄をきたした場合は拡張を行う．またバルーン拡張では効果がみこめない場合に使用する．
> 食道ステントは，悪性狭窄拡張の後に挿入する．

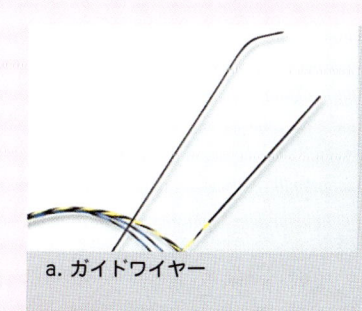

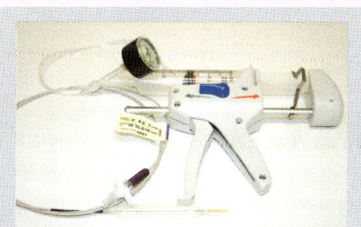

a. ガイドワイヤー　　b. アライアンス・インフレーション・システム　　c. CRE拡張バルーンカテーテル

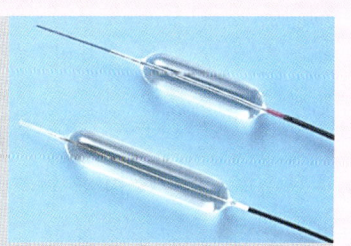

図1 バルーン拡張術に用いる器具

① 拡張前
② 拡張時
3 atm：15 mm 径
4.5 atm：15.5 mm 径
7 atm：18 mm 径

あらかじめ装着されたロッキングシステム付きガイドワイヤー（0.035 インチのステンレス製）
5.5 cm のショートバルーン
直視下でワイヤーの進み具合を確認可能なワイヤー後部の50 mm 周隔マーキング

a．最大径 18 mm のバルーンを使用した場合（CRE バルーンダイレーター 5837）
b．オーバーワイヤー型拡張バルーン
c．バルーン拡張

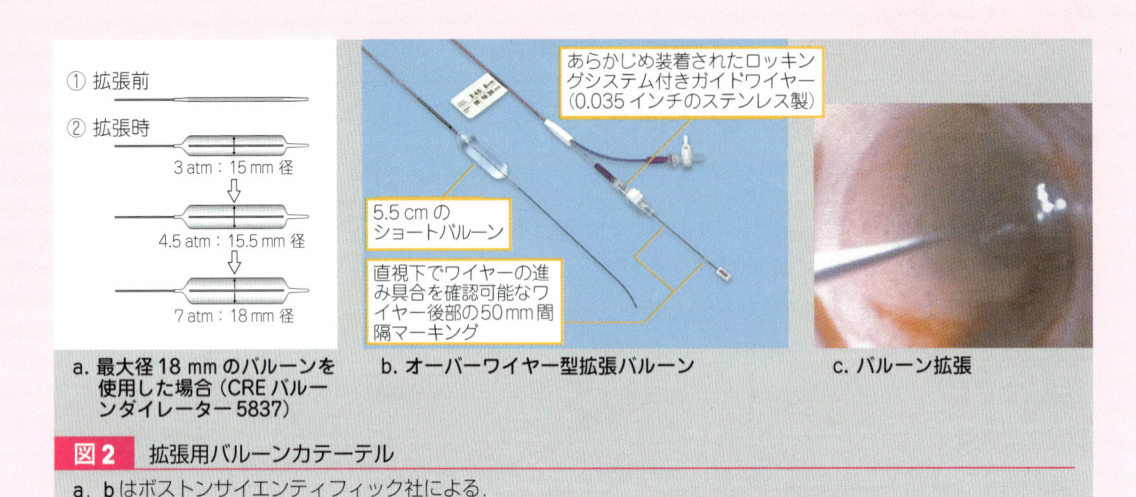

図2 拡張用バルーンカテーテル
a，b はボストンサイエンティフィック社による．

ら施行する．

(3) 術前～術後のポイント

前処置は上部消化管内視鏡検査に準じて行う．

患者を X 線透視台へ誘導し，上部消化管内視鏡検査の場合は咽頭麻酔の後に左側臥位として，鎮静薬，鎮痙薬の注射を行う．下部消化管の場合は狭窄部位が処置しやすい位置になるよう体位を整える．

内視鏡で狭窄部を確認後，狭窄部の透視下造影検査を行い狭窄部の全体画像を把握する．内視鏡の鉗子口から拡張用バルーンカテーテルを挿入する．この際バルーンの鉗子口内でのすべりを円滑にするため，鉗子口内にシリコンオイルスプレーを散布注入しておくとよい．

内視鏡画面上および X 線透視において，拡張バルーンが狭窄部を越えてカテーテルのマーキングが狭窄部に合っているかを確認し，拡張インフレーターを操作してバルーンを加圧する．拡張インフレーターは蒸留水 20 mL，ガストログラフィン 15 mL の混合液を注入しておく．加圧値は，使用するバルーンによって変わる（**図2**，**表1**）が，最大値（約 7 atm）を指標とする．

表1 バルーン径と圧力の関係
a．腸管用バルーン拡張カテーテル

バルーン径　　　　（mm）	15	16.5	18
圧力　　　　（atm）（psi）	3(45)	4.5(65)	7(105)

b．腸管用オーバーワイヤー型バルーンカテーテル

バルーン径　（mm）（Fr）	18(54)	19(57)	20(60)
圧力　　　　（atm）（psi）	3(45)	45(65)	6(90)

バルーンを拡張したまま，3 分～5 分間留置する．内視鏡画面で狭窄部が拡張していく状況を観察する．出血や痛みなどの異常の早期発見に努め，体動が治療の妨げになることを伝えて協力するよう声かけをする．拡張終了後は，バルーンを収縮させて内視鏡から抜去し，狭窄部の拡張状態を内視鏡画面で確認し X 線透視下にガストログラフィンを流し狭窄部の拡張状態，穿孔の有無を確認し内視鏡を抜去，治療を終了する（**図3**）．

病棟看護師へ治療過程，術中経過を申し送る．

内視鏡的バルーン拡張術を行っても十分な拡張ができない場合は，内視鏡鉗子口から狭窄部にガイドワイヤーを挿入後，ガイドワイヤー下拡張用ブジーを挿入して狭窄部の拡張を行う．

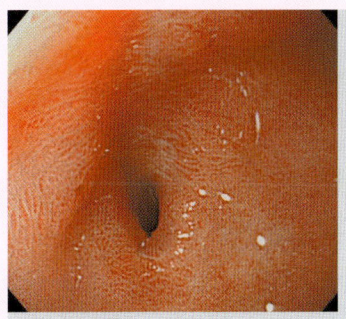

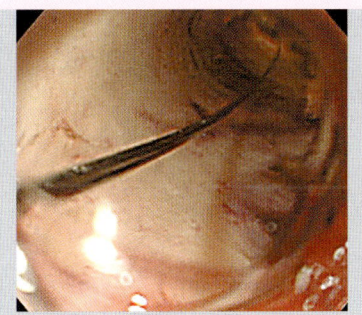

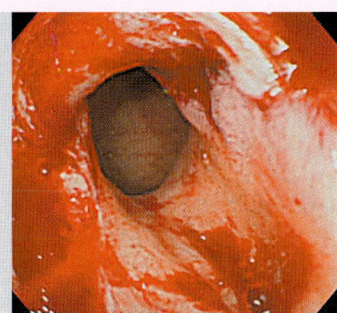

a. 狭窄画像　　　b. バルーン拡張　　　c. 拡張後

図3 バルーン拡張術前後の状態

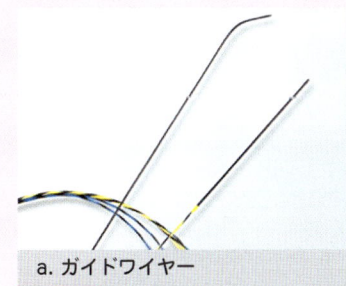

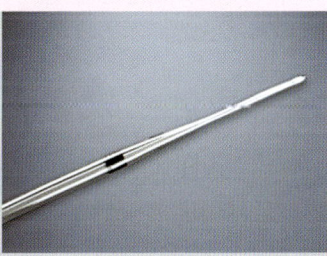

a. ガイドワイヤー　　　b. Cook拡張ブジー

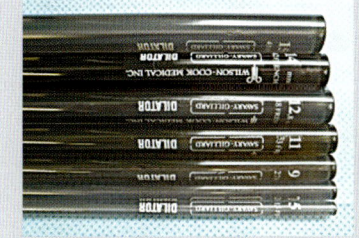

図4 ブジー拡張術に用いる器具

b ブジー拡張術

(1) 準備機器・物品

電子内視鏡はオリンパス社製ではXP260，Q260，Q260Jなどの細い内視鏡を準備する．

そのほか，Cook拡張ブジー，ガイドワイヤー，上部消化管内視鏡検査に準じた物品を用意する（図4）．

(2) 看護のポイント

透視下ブジー拡張術同意書を確認する．

危険性（場合によっては外科的手術の可能性があること）などを説明する．

ブジー挿入時は，狭窄部の出血，ときとして穿孔などの偶発症も起こりうるので十分に注意する．

(3) 術前〜術後のポイント

前処置は上部消化管検査に準じて行う．

患者をX線透視台へ誘導し，咽頭麻酔の後，左側臥位として鎮静薬や鎮痙薬の注射を行う．

表2 ブジー径

細 ←					→ 太
5 mm	7 mm	9 mm	11 mm	12.8 mm	15 mm
15 Fr	21 Fr	27 Fr	33 Fr	38 Fr	45 Fr

狭窄で管腔が著しく狭い場合は，細い内視鏡を選択する．内視鏡が狭窄部を越えた後に，内視鏡鉗子口からガイドワイヤーを挿入する．ガイドワイヤーを狭窄部，胃内まで進め，ガイドワイヤーが抜けないように留置したまま内視鏡を抜去する．内視鏡が狭窄部位を通過しない場合は，X線透視下でガイドワイヤーを進め狭窄部位の通過を試みる．

ガイドワイヤーに拡張ブジーを通し，X線透視下でブジーをゆっくり進め狭窄部位を越えてから拡張する．細いブジーから太いブジーに徐々に換えていく（表2）．

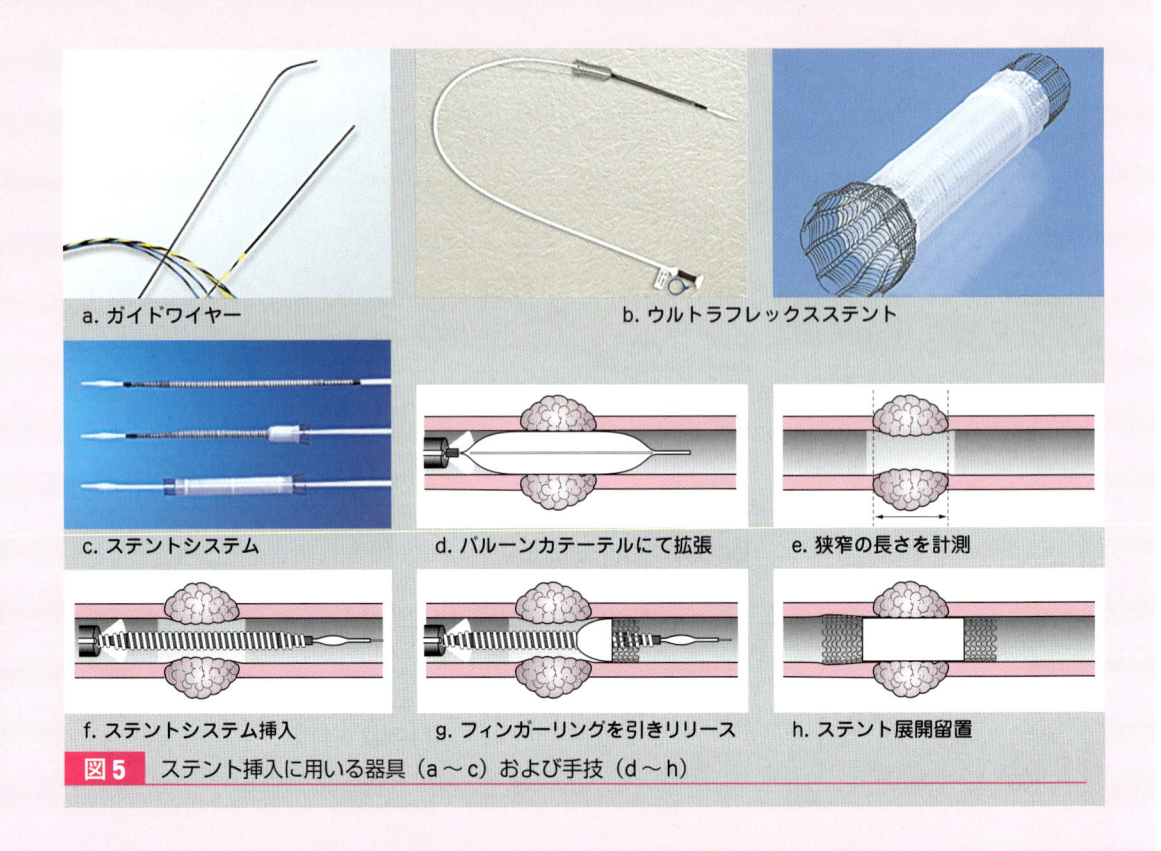

a. ガイドワイヤー　　b. ウルトラフレックスステント

c. ステントシステム　　d. バルーンカテーテルにて拡張　　e. 狭窄の長さを計測

f. ステントシステム挿入　　g. フィンガーリングを引きリリース　　h. ステント展開留置

図5 ステント挿入に用いる器具（a〜c）および手技（d〜h）

5分〜10分間程度留置し拡張を試みる．

痛みや出血など異常の早期発見に努め，また，体動が治療の妨げになることを伝え，協力するよう声かけする．

ブジー拡張後には再び内視鏡を挿入し，内視鏡画像およびガストログラフィンによるX線透視下に狭窄部の拡張状態，出血・穿孔の有無を確認し，内視鏡を抜去し治療を終了する．

病棟看護師へ治療過程，術中経過を申し送る．

C ステント挿入

手術適応外の悪性疾患で狭窄により通過障害をきたしている患者に対し，ステントを挿入し通過障害の改善を行う手技である（図5）．

(1) 準備機器・物品

ステントには，ステント長，拡張径，カバーの長さ，ディスタル（先端）ステントリリース，プロキシマル（後端＝手前側）ステントリリースなどの違いで各種ある（図6）．

たとえばボストン社製では，ウォールステント（カバー，ノンカバー），0.35ガイドワイヤー（ジャグワイヤー）を準備する．

(2) 看護のポイント

透視下ステント挿入術同意書を確認する．

出血，穿孔，疼痛など危険性や場合によっては外科的処置の可能性などを説明する．

狭窄の強い場合はバルーンにて拡張を行う．バルーン拡張術に関しては前項参照のこと．

(3) 術前〜術後のポイント

前処置は上部消化管検査に準じて行う．

患者をX線透視台へ誘導し，咽頭麻酔の後，左側臥位とし，鎮静薬や鎮痙薬の注射を行う．

内視鏡を挿入して狭窄部位を観察し，X線透視にて狭窄の範囲を体表にマーキングをする．

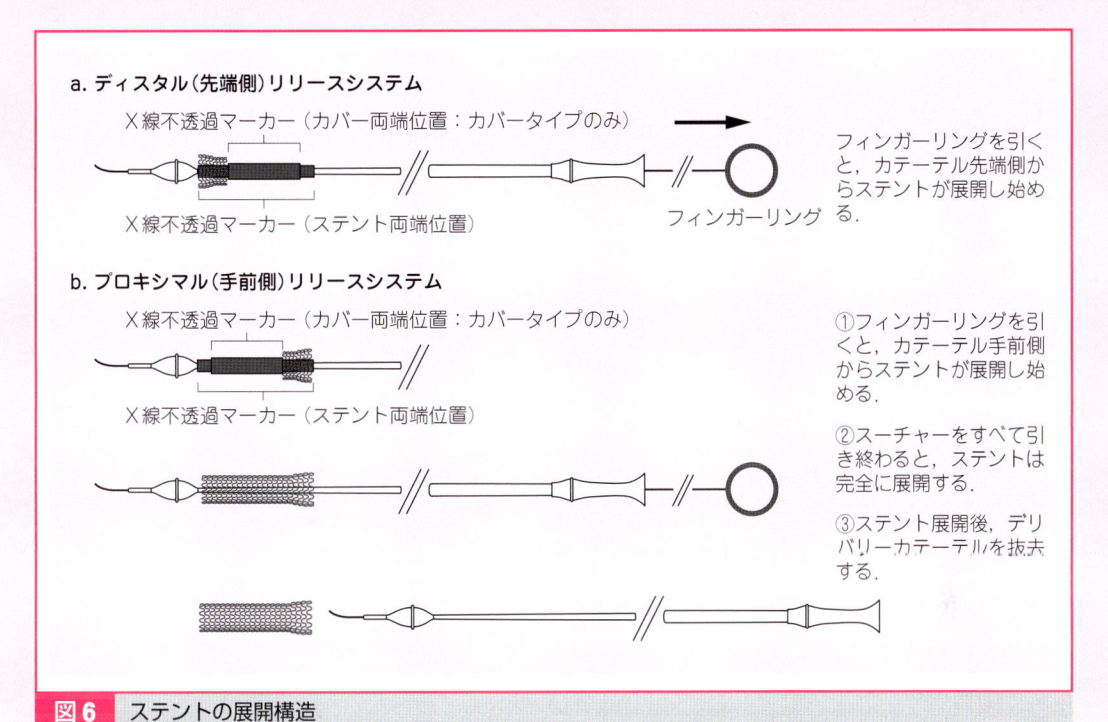

図6 ステントの展開構造
ボストンサイエンティフィック社による.

　狭窄が強い場合は拡張用バルーンカテーテルで狭窄部の拡張を行うが，内視鏡が通過すれば拡張術は行わない．

　ガイドワイヤーを胃内に留置し内視鏡を抜去する．X線透視下でガイドワイヤーを通してデリバリーカテーテルを挿入する．透視下に狭窄部位，体表マーキングの位置を確認しデリバリーカテーテルからステントをリリースしステントを開く．すべてリリースしてステントが留置された後にガイドワイヤーを抜去してデリバリーカテーテルから造影剤を流しステント留置部位を観察し終了する．

　病棟看護師へ治療過程，術中経過を申し送る．

文献

1) 日本消化器内視鏡学会消化器内視鏡技師制度委員会編：消化器内視鏡技師のためのハンドブック，改訂第6版，医学図書出版，pp247-249，東京，2007
2) 日本消化器内視鏡学会消化器内視鏡技師制度委員会編：改訂第5版，消化器内視鏡技師のためのハンドブック，医学図書出版，pp273-275，東京，1994
3) 日本消化器内視鏡学会卒後教育委員会：消化器内視鏡ガイドライン，第3版，pp234-245，医学書院，東京，2006
4) 多田正大，芳野純治：新消化器内視鏡マニュアル，pp141-148，南江堂，東京，2002
5) 飯野四郎，陣田泰子監：Nursing Selection2 消化器疾患．pp342-346，学習研究社，東京，2003

B. 検査・治療の看護・介助

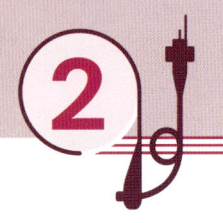

2 下部消化管

　大腸疾患の増加に伴い，下部消化管内視鏡（大腸内視鏡）検査は年々増加傾向にある．上部消化管内視鏡に比べ，食事制限や下剤の服用，検査に伴う身体的苦痛などが加わり，患者にとって負担の大きい検査といえる．

　前処置から検査終了まで，より安全で安楽な検査・治療が受けられるよう患者を中心とした看護援助が要求されている．

1 前処置中の看護

a 前処置法の選択

　第一に重要なことは個々の患者にあった前処置法の選択を行うことである．施設側の画一化した前処置法をすべての患者に押し付けるのではなく，患者のもつ背景や便秘の有無，器質的疾患の有無などを考慮し個別性のある前処置を選択しなければならない（ポイント①）．

　現在，前処置はニフレックに代表される腸管洗浄剤を2000 mL近く飲む方法が主流である．腸管が支障なく観察できるように洗腸できればそれがゴールであり，飲用量はあまりこだわらなくてよい．また近年錠剤型経口腸管洗浄剤ビジクリアが発売された．錠剤と2000 mLの水（お茶でも可）を飲み腸管内を洗浄する方法である（p.52参照）．

　いずれも一長一短あるが，それぞれの特徴を理解し患者にあった前処置法を選択する．

b 検査説明

　電子カルテの普及に伴い，外来の診療補助は医療秘書が担当することが多くなった．そのため下部消化管内視鏡検査に伴う前処置の説明は処置室などで一括して行われることが多い．当院は自作の「検査用ビデオ」を作成し説明に用いている．

c 前処置開始までの注意

　前処置は検査の指示が出たときから始まっている．検査当日まで便通を整えておくことが大切である．便秘をしている状態で前処置を開始することは腸管に過度の負担をかけることになる．便通のよい状態で前処置を行えるよう指導する．便通の意識をもたせるために排便の有無を記入する『排便チェック表』（ポイント②）を利用するとよい．

d 前処置を行う場所

　患者に特に問題がない場合でも，検査当日は病院内で看護師などの監視下のもと洗浄液を飲むことが好ましい．腸管穿孔（ポイント③）などの危険性もありえるからである．

　病院で飲む場合は，プライバシーを考慮したスペースとトイレの確保が必要である．多量の

> **ポイント①　個々の患者にあった前処置の選択**
>
> 前処置には腸管洗浄剤「ニフレック」「マグコロールP」，錠剤型経口腸管洗浄剤「ビジクリア」などが販売されている．患者の身体的内容を考慮し，個々にあったものを選択する．必要に応じ低残渣食や下剤を併用し患者負担の軽減に努める．

洗浄剤の飲用は体温が下がることがあるので室温や保温などにも注意を図る．緊張を和らげるために音楽やテレビなどを置きリラックスした環境を作る．

場合によって検査経験者などは自宅で前処置を行ってもよい．この場合，家で一人で飲まない，異常を感じたらすぐに病院に来る，などを注意する．自宅で前処置を行う場合，前処置終了のタイミングが判断しにくい．前処置終了の基準が一目で分かる写真入りの「排液カード」（ポイント④）などを利用するとよい．

e 脱水の予防

患者は，多量の腸管洗浄液を飲むことで水分がたくさん摂れている，と勘違いをしていることが多い．前日からの食事制限や下痢に伴い身体は脱水傾向にある．前処置が終了したら水分の補給を促す．このときサラサラした果汁や甘い紅茶などの摂取を勧めると糖分の補給になって空腹がまぎれてよい．

f 内服薬

下部消化管内視鏡では，ポリペクトミーなどの処置を行う場合がある．その場合抗凝固薬の中止が必要となるが，抗凝固薬の中止は現疾患を増悪させることがあるのでむやみに止めてはならず，主治医にコンサルトする必要がある．下部消化管内視鏡検査の場合，検査当日朝の内服はインスリンなどの血糖降下薬を除いて内服は許可する．血圧降下薬の服用ができておらず，血圧が高くて検査ができないこともある．

2 検査中の看護

a 検査衣

羞恥心を伴う検査であるため，不必要な身体の露出を避け患者の不安を除くことが大切である．

体位変換などを考慮し，長めの検査用パンツ

ポイント② 排便チェックシート

腸管洗浄剤を飲用するとき，便秘をしていないことが大切である．下部消化管内視鏡検査の予定が決まった時点で排便の状態に関心をもつ必要がある．「排便チェックシート」は検査前日まで排便の有無を記載し，便秘になるようなら下剤などで排便を促す目的がある．

ポイント③ 腸管穿孔

腸管洗浄剤により腸管内圧が上昇し腸管穿孔を生じた報告がある．死亡例もあり重要な副作用である．原因に腸管の腫瘍などの器質的疾患や頑固な宿便がある．そのほかの腸閉塞などが原因である．高齢者は腹痛などの危険サインが出るのが遅れることがあるので十分注意が必要である．

ポイント④ 排液カード

腸管洗浄剤の飲用量は各個人によって異なる．飲用終了のめやすは「排液の性状」である．排液カードとは排液の状態を写真で表示したものである．これを利用することで個人の飲用量を決定することができ，患者の負担を軽減することができる．

と殿部が隠れる長さの検査衣を用意する．パンツは清潔感のあるディスポーザブルが好ましい．オムツを使用している場合，着替えに手間がかかるなどの理由でオムツのまま検査を行うことがあるが，常に患者の立場に立って考え，検査用パンツを使用するべきである．

b 検査中

検査中は患者サイドを離れず，常に患者に声をかけ不安の除去に努める．

医師は挿入手技に神経を集中していることが多い．患者に必要以上の痛みをがまんさせるこ

とのないよう早めに医師に伝え，対処をとる．

検査中，挿入に伴い体位変換が必要となる．狭い検査台での体位変換は転落などの危険がある．体位を保持するため枕の使用や，ベッド柵をつける，などの工夫も必要である．

透視室で検査を行っている施設もある．これは，内視鏡挿入形状の把握や位置的関係を知るのに役立つが，患者や医療従事者の被曝に注意が必要である．X線が不要な［内視鏡挿入形状観測装置UPD］（ポイント⑤）を導入している施設もある．

c 用手圧迫法

大腸内視鏡挿入時，スコープが大きなループを形成しやすい場合など，医師の挿入補助として腹部の用手圧迫が有効である．圧迫する方向，ポイントなどはそのつど異なる．効果的な用手圧迫は挿入を容易にするが，腸管が空気，ループなどで緊満を伴っている場合の圧迫は，苦痛を増す場合があるので，行ってはいけない．ループなどを解除して効果的に圧迫を行うなど，医師との連携が必要である．

d 潤滑油を効果的に使う

前処置による頻回な下痢や痔などに伴う肛門の痛みを患者は訴えにくいものである．内視鏡挿入時に潤滑油をこまめに使用することでこれらの痛みは軽減する（ポイント⑥）．

③ 検査後の看護

検査後，送気による腹満から痛みや緊満感を訴え，すぐには患者が動けない場合もある．回復室を利用し落ち着くまで休んでもらう．ときに腹満から迷走神経反射（ポイント⑦）を引き起こす場合があるので，表情や血圧などにも注意が必要である．鎮静薬を使用した場合も安静が必要である．検査後の食事は腹満がとれてから開始する．検査だけの場合，食事内容の制限はない．

④ ポリペクトミー・粘膜切除を行った場合の注意

ポリペクトミーや粘膜切除は内視鏡や処置具の発達により比較的頻繁に行われる処置である．入院で行われることがベストであるが，外来で行われることも多い．処置後は出血や穿孔の危険性があるので激しい運動や飲酒を避けるようパンフレット（図1）などを用いて説明を行う．出血などの異常に24時間対応できるシステムを整えておく．

ポイント⑤ 内視鏡挿入形状観測装置UPD

磁界を利用した内視鏡の挿入形状観測装置である．X線を使用しておらず術者や患者の被曝がない．リアルタイムで3次元的挿入形状を表示することができ，スムーズな内視鏡の挿入をサポートできる．

ポイント⑥ 潤滑油

安全管理の面から不必要なキシロカイン製剤の使用は控えなければならない．キシロカインを含まない潤滑油が販売されているのでそれらを使用する．

ポイント⑦ 迷走神経反射

胸腹部の内臓を支配する副交感性の神経である．過度の腹痛や腹満から一時的に冷汗や血圧低下を起こす場合がある．通常は，安静にすることで回復する．

内視鏡的粘膜切除（EMR）を受けられた方へ

内視鏡的ポリペクトミーを受けられた方へ

☆ 治療後の生活について

治療後は，人によって大きさなど異なりますが，下記のような傷が胃（大腸）にできています．
この潰瘍が治るまでにはだいたい2週間かかります．
偶発症について術前に説明いたしましたが日常生活に十分注意をして，発症を予防するとともに異常を感じたらすぐ来院出来る体制をとりましょう．

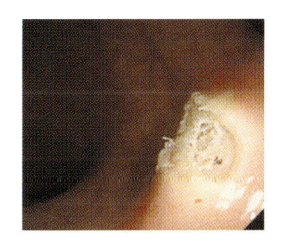

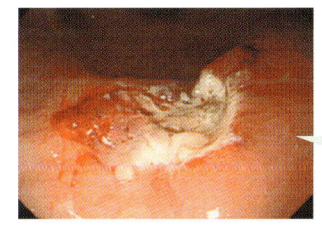

このように切除した後は大きな潰瘍ができます！

1）日常生活について
① 食事について
　特に制限はありませんが，胃にやさしいものを食べるようにします．
　脂っこいもの，香辛料のきついもの，消化の悪いものは食べないようにしましょう！
② 飲酒について
　本日より2週間はアルコールを控えましょう．
③ 運動について
　日常家事，事務労働は普通にして差し支えありません．
　激しい運動（ジョギング，ゴルフ，長時間の運転，自転車，立ち仕事，など）は2週間は避けてください．腹部に力の入るような作業も止めましょう．
④ 入浴について
　当日の入浴は避け，シャワー程度にしておきましょう．
⑤ 血栓溶解剤など，治療前に内服を中止していた方は（　　月　　日）より内服を開始してください．

2）異常を感じたら
　出血や腹痛などの異常を感じたらすぐ医師の診察を受けましょう．
　内視鏡で対処できることもありますが，入院や手術を要する場合もあります．

　※2週間は偶発症の起こりやすい期間です．以上の事に注意をして生活しましょう．
　　遠方の旅行や出張を避け，異常のときにすぐ来院できる行動範囲で生活することも大切です．

　　　　　　　　　　　　　　　　　香川労災病院　内視鏡室

図1 ポリペクトミー・粘膜切除後の日常生活の注意点
香川労災病院内視鏡室による．

B. 検査・治療の看護・介助

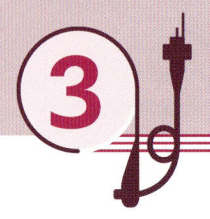

3 ERCP

1 ERCPとは

　胆膵疾患の診療において，内視鏡的逆行性膵胆管造影法（ERCP：endoscopic retrograde cholangiopancreatography）は精度の高い検査法の1つとして不可欠である．

　ERCPは，十二指腸用の内視鏡（図1）を用いて，造影チューブ（図2）を十二指腸乳頭より挿入し，X線透視下で造影剤を膵管・胆管内に注入し，得られた所見より診断を行う手技である．関連手技による治療も重要となってきている（図3）．しかし，偶発症の頻度も高く，医師の手技の習熟は言うまでもなく，それを介助するコメディカルの十分なトレーニングが必要である[1,2]．そこで，本項では，ERCPを安全かつ効率的に行うことを目的に，検査準備や前処置，検査介助，偶発症について述べる．

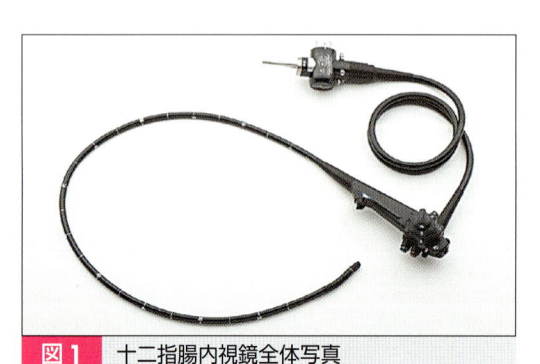

2 適応

　症状や腹部所見，血液検査から胆膵疾患が疑われる場合，最初にエコーやCT，MRCP（magnetic resonance cholangiopancreatography）（ポイント①）を行う．特に，MRCPの件数は近年増加しており，診断的なERCPの必要性や件数は相対的に減少傾向にある．

　これら検査で異常が発見された場合に，後の項で述べるEUS（endoscopic ultrasonography）やERCPが施行されることになる．

図1　十二指腸内視鏡全体写真
オリンパス社製，JF-260V．

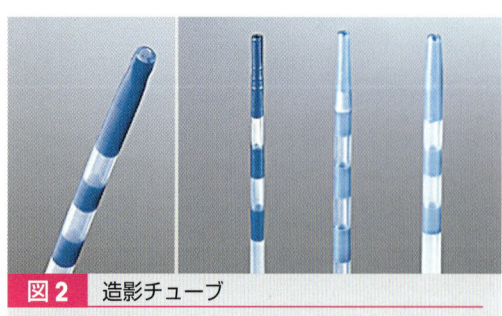

図2　造影チューブ
先端が標準タイプ（左）と先細タイプ（右）がある．写真提供：（株）オリンパス．

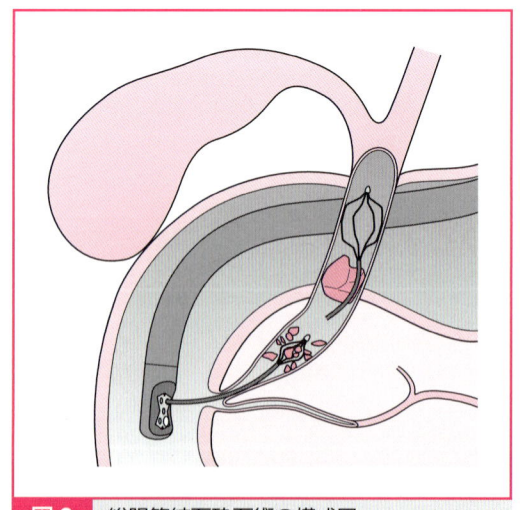

図3　総胆管結石砕石術の模式図
（株）オリンパス提供の図をもとに作成．

> **ポイント①　MRCP**
>
> 胆管の画像診断に用いられるMRI検査をMRCP（磁気共鳴胆道膵管造影）検査という．造影剤を胆管や膵管に直接注入する検査では体に悪影響が生じるおそれもあるが，MRCP検査では造影剤を使わずに胆管，膵管の鮮明な画像が得られる．

> **ポイント②　アナフィラキシーショック**
>
> 呼吸困難，全身紅潮，血管浮腫（顔面浮腫，喉頭浮腫など），じん麻疹のうち，複数が合わせて発現した全身的な症状．アレルギー性と考えられる急性で重篤な呼吸困難がみられ，血圧低下やチアノーゼ，ショックが起こった場合，アナフィラキシーショックといわれる．

3　適応疾患

胆道（胆管・胆囊）や膵管，乳頭部に形態異常をきたす腫瘍，炎症，外傷発生異常がすべて適応となる[1〜3]．

主な疾患では，胆道腫瘍や膵腫瘍，乳頭部腫瘍，胆石，膵石，胆管狭窄・拡張，膵管狭窄・拡張，膵囊胞，膵胆管合流異常などがあげられる．

4　禁忌

全身状態が極端に不良な人，アナフィラキシーショック（ポイント②）の既往があるヨード過敏の人などがあげられる[2,3]．急性膵炎をはじめとする強い炎症がありERCPが病状を増悪させる危険性がある場合は禁忌となるが，病態（胆石膵炎など）によっては内視鏡治療が必要な場合もある．

5　検査準備

a　インフォームド・コンセント

ERCPの特徴として，診断と治療の両方を目的に行うことが多く，検査中に判断して引き続き治療となることもあるため，術前に想定される治療と偶発症などの説明と同意を得ることが大切である．

b　患者の情報把握

問診と症状の把握が非常に大切である．既往歴や合併症の有無，薬剤（咽頭麻酔薬，造影剤，抗菌薬など）アレルギーの有無の確認が必須である．特に抗凝固薬の内服の有無の確認も大切である．

c　内視鏡機器の準備

造影チューブなど処置具は滅菌されたものを使用する．また，各種造影チューブや処置具は，術中不潔にならないように処置台などに備え，すぐ使える状態にする．

内視鏡モニターや，X線TVモニターは患者の頭部側に並列に配置するほうが見やすい（図4）．

造影チューブ（標準型，先細り型など），造影剤は，水溶性ヨード剤（60％ウログラフィン，コンレイなど）を準備する．

その他として，注射器や吸引器，ディスポーザブルシーツ，X線プロテクターなども必要である．

処置具としては，追加検査・処置を考慮し，必要に応じてすぐに用意できるよう準備しておく．

急変時に迅速に対応するために救急カートは必須である．そのほかは，上部消化管内視鏡同様の準備を行う．

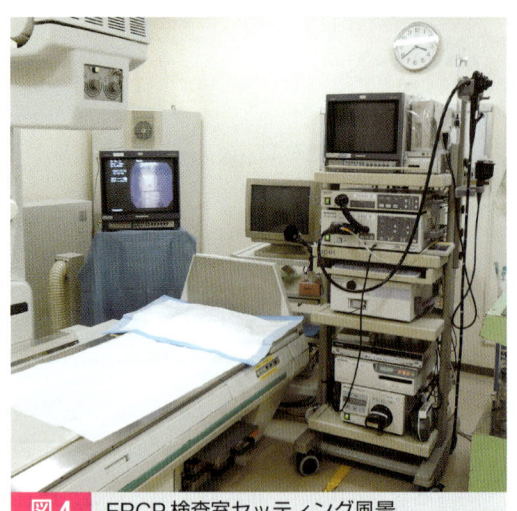

図4 ERCP検査室セッティング風景
札幌厚生病院.

6 前処置

a 看護のポイント

十分なオリエンテーションと情報を患者に提供し，患者の不安を和らげることが重要である．

検査室入室に際し患者本人の確認を，リストバンド，フルネーム，ID番号より行う．

鎮静薬や造影剤を使用するための検査準備において全身状態を観察する．

円滑に検査を進めるために，必要物品の準備とセッティングを行う．

b 前処置の実際

患者の緊張をほぐしながら，排尿を済まさせて前処置室に入ってもらう．義歯や眼鏡，装飾品は外してもらう．

既往，アレルギーなどについて問診を行い，禁忌薬剤などが投与されていないかチェックする．術前のバイタルサインのチェックを行う．医師の指示を確認し咽頭麻酔を行う．検査台に移動後，患者監視装置を装着し検査体位（腹臥位または左側臥位）を整え苦痛軽減のため，セデーションを施行する[1〜4]．通常，ジアゼパムやミダゾラム，塩酸ペチジンなどを使用し，年齢，性別，体重を考慮し指示の量を使用する．呼吸抑制や血圧低下を考慮し，いつでも酸素投与できるように準備を行う．また，拮抗薬のフルマゼニル（アネキセート）なども準備する．セデーションを施行する前にマウスピースをくわえさせるのを忘れないようにする．

鎮痙薬には，臭化ブチルスコポラミン（ブスコパン）を使用するが，禁忌疾患（不整脈など循環器疾患，前立腺肥大，緑内障）がある場合や高齢者にはグルカゴンを使用する．

セデーションの効果を確認しバイタルの変化がないことを確認し検査が開始される．

7 検査介助

X線検査室内での検査は，施設の状況にも左右されるが，通常は，術者1名と助手の医師1名の2名で行われる．看護師1名は，患者を観察し状態を把握しながら異常があれば術者・助手・看護師・放射線技師と連携のうえに対処する．また，検査・治療において必要に応じて助手を行ったり，そのサポートを行う．

医師がスコープを挿入する際には，患者が咳こんだりしないか観察を行いながらスムーズに行えるよう言葉がけを行う．スコープを挿入後，食道・胃・十二指腸へと進み十二指腸乳頭の確認・観察が行われる．

先端まで造影剤を充填した造影チューブを鉗子チャネルより挿入し，乳頭部に誘導する．造影時膵管・胆管に気泡が入ると膵石・胆石と誤認する可能性があるので気泡が混入しないように注意する．

乳頭からチューブの先端が挿入され医師の合図を確認した後に，造影剤の注入を行う．X線透視下で必要画像が得られたら撮影を行う．

検査中は腹臥位にて施行するが，施設によっては，最初左側臥位で行い，検査途中で腹臥位に変更する場合がある．その場合は，体位変換

の介助をする.

予定した検査が終了したら,造影チューブ,スコープを抜去する.その後,胆管内,胆囊内,膵管内に造影剤が残っているので体位を変更しながら追加で撮影を行う.

検査が終了したことを患者に伝え,バイタルサインおよび一般状態の観察を行う.病棟看護師へ申し送りを行い,状態に応じて車椅子ないしストレッチャーにて病棟に搬送する.

8 偶発症とその対策

ERCPは内視鏡検査のうちでも偶発症の多い検査である.帰室後のバイタルサインと一般状態の観察には十分な注意が必要である.特に急性膵炎や穿孔,急性胆道炎,ショックなどには注意を払う.

a 急性膵炎

ERCP後の偶発症で最も多く,重篤化する危険性がある.カニューレを乳頭・膵管内へ挿管する際の刺激や損傷により,膵液流出障害により膵炎が起こると考えられている.また,造影剤による刺激や注入時の逆行性感染なども原因にあげられている[1〜4].

予防策としては,滅菌されたカニューレや処置具を使用し,検査治療中に再使用する場合は不潔にならないように注意をする.乳頭浮腫対策としては,愛護的な操作を行い,浮腫が著明になった場合は検査を中止する決意も必要となる.

早期の急性膵炎の発見をするために,帰室後は十分な全身状態の観察,バイタルサインのチェックを行う.絶飲食として身体（膵臓）の安静を保ち合併症予防を行うことが基本である.十分な輸液など投薬による保存的治療を行う[5].

重症例では感染を併発しやすく,死亡率は20〜30％と高率となるため,注意が大切である[3].

b 穿　孔

スコープ挿入時の裂傷により発生する.スコープの無理な操作が原因のことが多い.また,患者の体動により急激な負荷がかかりえるので,十分な前投薬の効果が得られないままに検査を行うと危険である.

穿孔が起きた場合,早期発見が最も重要であり,検査後の上腹部痛など状態の把握には注意を要する.疑わしき場合には早期に医師に報告し,X線撮影,CTなどの検査が必要となる.

文 献

1) 中島正継,安田健治朗,趙　栄済ほか：診断法としてのERCPの今日的意義.消内視鏡 **10**：1377-1385,1998
2) 金子榮蔵,小越和栄,明石隆吉ほか：内視鏡的逆行性膵胆管造影検査（ERCP）の偶発症防止のための指針.Gastroenterol Endosc **42**：2249-2301,2000
3) 向井秀一,五十嵐良典,木田光広：ERCPガイドライン.日本消化器内視鏡学会卒後教育委員会編：消化器内視鏡ガイドライン,第3版,pp105-119,医学書院,東京,2006
4) 日本消化器内視鏡学会リスクマネージメント委員会：治療内視鏡に関するリスクマネージメント.Gastroenterol Endosc **47**：2681-2690,2005
5) 急性膵炎の診療ガイドライン作成委員会：エビデンスに基づいた急性膵炎の診療ガイドライン,pp33-91,金原出版,東京,2003

治療

a EST

　EST（内視鏡的乳頭括約筋切開術, endoscopic sphincterotomy）は，ファーター（Vater）乳頭部から総胆管内へパピロトームを挿入，高周波電流で十二指腸頭部を胆管方向（11時方向）に切開する．総胆管結石・急性閉塞性化膿性胆管炎が主な適応である．

　ESTの適応を図1，表1に示す．

a 前処置

　準備する装置，機器を図2，図3に示す．

　術前に使用する器具（スコープ，高周波装置の通電，処置具）の点検を行う．また，スコープへの高周波装置の接続を行う．

　前投薬および術中に鎮静薬および鎮痙薬を使用するため，患者の意識や呼吸状態，一般状態の観察を密にし，患者監視装置によるバイタル

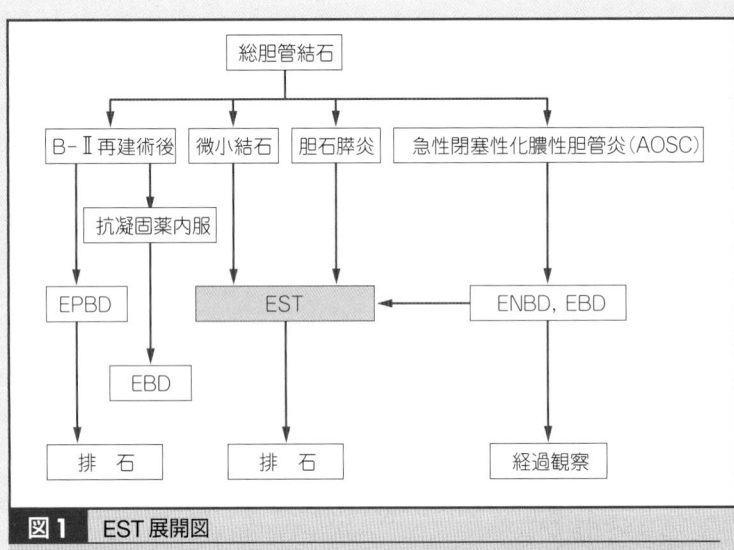

図1 EST展開図
新別府病院消化器科による．

表1 ESTの適応

①治療を目的としたもの	②診断を目的にしたもの
● 総胆管結石 ● 急性胆管炎（急性閉塞性化膿性胆管炎） ● 胆石性膵炎 ● 総胆管肝内結石症 ● 良性乳頭狭窄 ● 胆嚢摘出後ジスキネジア ● 膵管内蛋白栓，膵石除去膵管ドレナージ ● 閉塞性黄疸の治療（ステント留置）	● 経口的胆・膵管内視鏡検査 ● 膵胆管ブラッシング ● 膵胆管生検 ● 胆膵管腔内超音波内視鏡（IDUS）

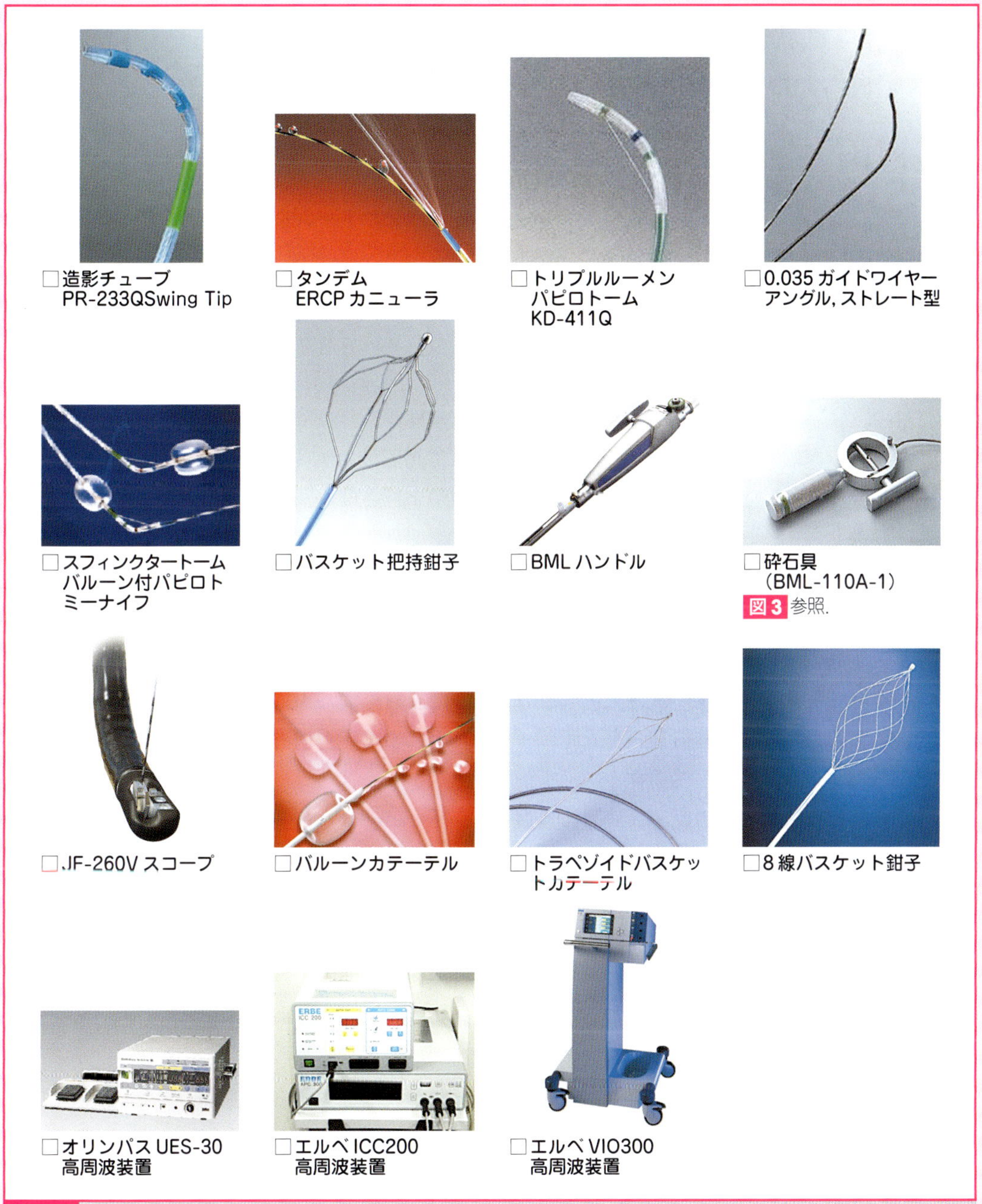

B. 検査・治療の看護・介助／3. ERCP／a. EST

- □ 造影チューブ PR-233QSwing Tip
- □ タンデム ERCPカニューラ
- □ トリプルルーメン パピロトーム KD-411Q
- □ 0.035 ガイドワイヤー アングル, ストレート型
- □ スフィンクタートーム バルーン付パピロトミーナイフ
- □ バスケット把持鉗子
- □ BML ハンドル
- □ 砕石具 （BML-110A-1） 図3 参照．
- □ JF-260V スコープ
- □ バルーンカテーテル
- □ トラペゾイドバスケットカテーテル
- □ 8線バスケット鉗子
- □ オリンパス UES-30 高周波装置
- □ エルベ ICC200 高周波装置
- □ エルベ VIO300 高周波装置

図2 ESTの準備機器, 器具

サインを常に観察しておく．

手術は，腹臥位で行い，ゆっくり深呼吸を繰り返し，唾液などの分泌物を飲み込まないように説明する．

b 術前の看護

内視鏡的乳頭括約筋切開術同意書によって治療に対する同意を確認する．

本人であることをフルネームで確認した後，

203

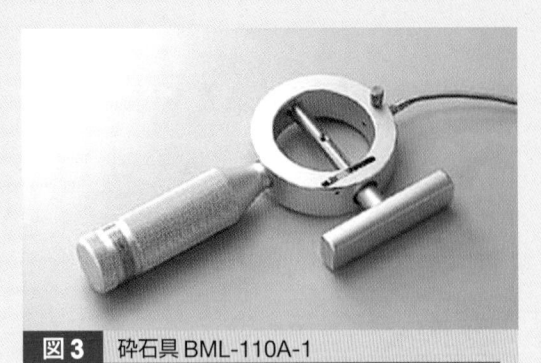

図3 砕石具 BML-110A-1
バスケット把持鉗子の把持部が結石を把持したまま嵌頓し，胆管内から引き抜けない場合に使用する．

患者の身体に金属類（時計，指輪，ネックレス，義歯など）が装着されていないかを確認して検査台（透視台）へ誘導する．体位は左腹臥位とし，顔は右側へ向かせ右胸部に小枕を入れ体位の固定を図る．かなりきつい体位なので患者の訴えに耳を傾け，できるだけ安楽体位がとれるように枕などを利用して体位の安定を図る．

高周波電流を使用するため対極板を大腿部または下腿部に密着するように装着する．

患者の多くは緊張しているため，実際の処置の前に手術時間の目安を説明しておくとともに，会話を通じて緊張を取り除くなど心身の安定を図るように配慮する．

患者監視装置を装着して，血圧や脈拍，心電図，酸素飽和濃度などを測定する．測定データなどに異常（高血圧，頻脈，徐脈，心電図波形異常，低酸素濃度など）があれば治療前に適切な処置を行い，改善した後に治療を開始する．

術中は，ゆっくり深呼吸を繰り返してなるべく動かないように指導する．

c 術中の看護

図4を参照．内視鏡が挿入された後，画面上に十二指腸乳頭部を確認できたら，造影のためのカニューレを鉗子口より挿入する．

術者により十二指腸乳頭内へ挿管された後に，指示に従い造影剤の注入を行う．

総胆管の造影によって総胆管結石が確認されたら，結石の大きさや固さ，個数などを確認した上でガイドワイヤーを総胆管に留置する．ガイドワイヤーを残して造影カニューレを抜去し，パピロトームをガイドワイヤー下にて挿入する．

透視画像で総胆管への挿管を確認後，パピロトームをゆっくり開き，刃の部分1/4程度が乳頭部へ挿入された状態になるまで挿入後，ハンドル操作を行って，刃を緊張させる．術者によって高周波電流（混合波）が通電され，乳頭切開が施行される．

切開後，バスケット鉗子やバルーンカテーテルで排石，ドレナージが行われる．乳頭切開や排石後，少量の出血がみられることがあるが，ほとんどが自然止血する．治療終了時に止血の確認を行うが，出血が続く場合には，胆管ステントによる圧迫が有効なことがある．

d 術後の看護

患者の身体的異常（腹痛，腹満感など）をチェックする．患者監視装置にて一般状態や鎮静薬の効き具合を観察し，覚醒しない場合は，拮抗薬であるフルマゼニル（アネキセート）または塩酸ナロキソンの静脈注射を内視鏡医の指示のもと行う．

病棟看護師へ治療過程および術中経過を申し送る．

検査台周囲の環境整備を行い，使用した内視鏡器具の洗浄，消毒を行う．

e 注意点

造影剤注入の際は，粘膜下への注入をしないよう，10 mLのディスポーザブル注射器で少量ずつ透視画像を再三確認しながら造影剤の注入を行う．また，造影剤注入漏れなどは早期に発

図4 EST治療の流れ

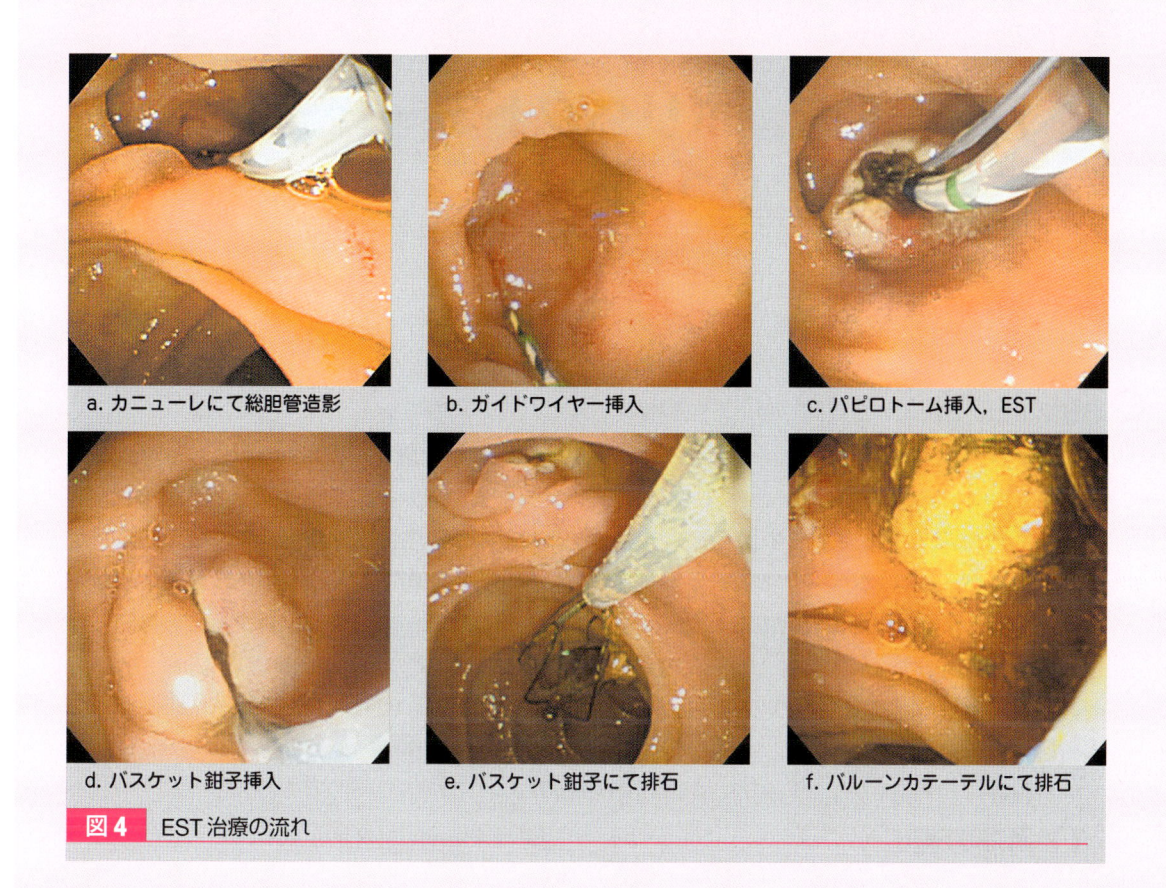

a. カニューレにて総胆管造影　b. ガイドワイヤー挿入　c. パピロトーム挿入，EST
d. バスケット鉗子挿入　e. バスケット鉗子にて排石　f. バルーンカテーテルにて排石

見し無理に圧力をかけないようにする．

　急性膵炎防止のため，膵管への無駄な注入はしない．

　多種多様の処置具を使用するため，事前にそれらが正常に作動するか確認しておく．また，時間を要する治療であるため，患者の苦痛を十分に考慮する．

f 偶発症

　急性膵炎，急性胆囊炎，出血，穿孔，切石操作の偶発症（バスケット嵌頓）．バスケット鉗子嵌頓時は，結石破砕装置（エンドトリプター）を使用して対応する．

文献

1) 日本消化器内視鏡学会消化器内視鏡技師制度委員会編：消化器内視鏡技師のためのハンドブック，第5版，pp185-191，医学図書出版，東京，1994
2) 日本消化器内視鏡学会消化器内視鏡技師制度委員会編：消化器内視鏡技師のためのハンドブック，第6版，pp185-195，医学図書出版，東京，2007
3) 日本消化器内視鏡学会卒後教育委員会：消化器内視鏡ガイドライン，第3版，pp323-335，医学書院，東京，2006
4) 多田正大，芳野純治：新消化器内視鏡マニュアル，62-71，180-195，2002
5) 池田靖洋：EST―これをやってはいけない．消内視鏡 13（1）：648-649，2001
6) 田村君英，藤田力也：ナースのための消化器内視鏡マニュアル，pp174-177，学研，東京，2003

B. 検査・治療の看護・介助

4 EMR，ポリペクトミー，ホットバイオプシー

EMR（内視鏡的粘膜切除術，endoscopic mucosal resection）は，内視鏡的に粘膜下に生理食塩水などを注入し高周波を用いて粘膜病変を切除する方法である．痛みや出血も少なく，短時間で治療が済むため，患者の負担も少なく，また手術後の穿孔や出血などの偶発症も少ない．そのためEMRはポリペクトミーと同様にすべての消化管で実施可能な治療法として確立されている．本項では特に胃におけるEMRについて説明するが，他部位でのEMRについても方法論や考え方は同じである．

1 胃癌の適応

適応には絶対的適応と相対的適応がある．

a 絶対的適応

早期胃癌の中で大きさ20 mm以下，腫瘍の深さが粘膜層にとどまるもの，潰瘍性病変のないもので組織型が分化型腺癌であれば，EMRは第一選択として考えてよい．

b 相対的適応

そのほかの胃癌でも多数例の検討から，潰瘍瘢痕のない分化型M癌であればまず転移がなく，EMRの適応と考えられる．また，全身状態が不良で，全身麻酔や手術に耐えられない患者の早期胃癌に対し，開腹手術の代替手段として試みる場合もある．

胃の良性腫瘍では「腺腫」がEMRの適応となりうる．胃腺腫はグループⅢ（p.126参照）に分類される良性上皮性腫瘍だが，癌との鑑別が困難なことがある．形態も扁平隆起のことが多く，また一部が経過中に癌化することも知られており，EMRの相対的適応となる．

2 検査準備

準備機器・器具を 図1 に示す．

3 処置法

a ストリップ・バイオプシー法：1チャネルスコープ

1チャネルスコープを用いる場合を述べる．
病変に色素散布後マーキングを行い病変の境界を把握する．マーキングは，高周波凝固波を用いて高周波針状メスの先端にて施行する．粘膜下層に生理食塩水を局注針で注入して，病変部を十分隆起をさせスネアをかけて絞扼した後に，高周波を通電して切除する．

b ストリップ・バイオプシー法：2チャネルスコープ

2チャネルスコープを用いる場合は，1チャネルスコープの場合と同様に病変部をマーキングして生理食塩水で隆起させた後，一方の鉗子口からスネアを出し，もう一方の鉗子口から把

表1 胃癌EMRの適応条件

20 mm以下の肉眼的粘膜癌（M）と診断される病巣で，組織型が分化型（pap, tub1, tub2）であるもの．肉眼型は問わないが，UI（−）に限る．

日本胃癌学会，2001による．

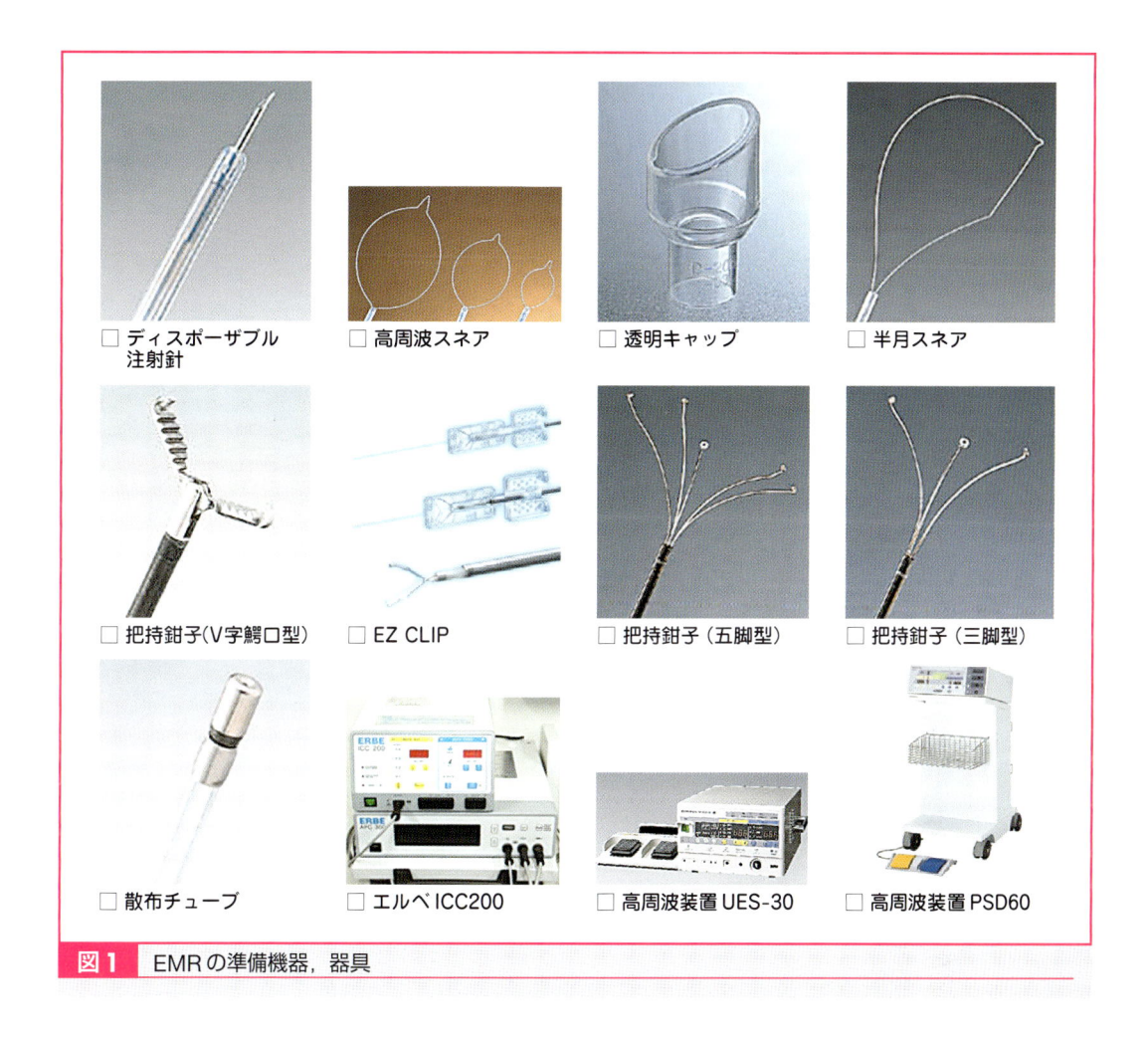

□ ディスポーザブル注射針　□ 高周波スネア　□ 透明キャップ　□ 半月スネア
□ 把持鉗子（V字鰐口型）　□ EZ CLIP　□ 把持鉗子（五脚型）　□ 把持鉗子（三脚型）
□ 散布チューブ　□ エルベICC200　□ 高周波装置UES-30　□ 高周波装置PSD60

図1 EMRの準備機器，器具

持鉗子（V字鰐口型）を挿入する．スネアの中に把持鉗子をくぐらせ，病変部を把持鉗子で挙上させてから，根元にスネアをかけ，絞扼し高周波電流で切除する（**図2**）．

2チャネルスコープの利点として，鉗子口が2ヵ所あるため，一方の鉗子口からスネアを挿入し，もう一方は鉗子を挿入できることがあげられる．病変を鉗子でもちあげスネア切除することも可能である．オリンパス上部消化管汎用ビデオスコープ GIF TYPE 2TQ260Mでは，マルチベンディング機能により，第一湾曲部は湾曲角（DOWN）180°の湾曲ができ，さらに上下2方向に曲がる第二湾曲部をもつ．2つの湾曲部の連係によって，病変へのアプローチ性が飛躍的に向上した．また，ウォータージェット機能（送水機能）も装備し安全かつ効率的な処置ができるスコープも発売されている．

c EAM法

内視鏡的吸引粘膜切除術，endoscopic aspiration mucosectomy.

スコープの先端に透明キャップ（TOP社製アスピレーション・ムコゼクター）を装着する．1チャネルスコープを用い，ストリップ・バイオプシー法と同様に病変をマーキングして生理食塩水またはグリセオールで隆起させた後，ガイドチューブの中にスネアを通し，スネアをキャップの外側にかける．内視鏡を病変まで進め病変をキャップ内に吸い込み，キャップにかけてあったスネアをいったん開いた後に素早く閉

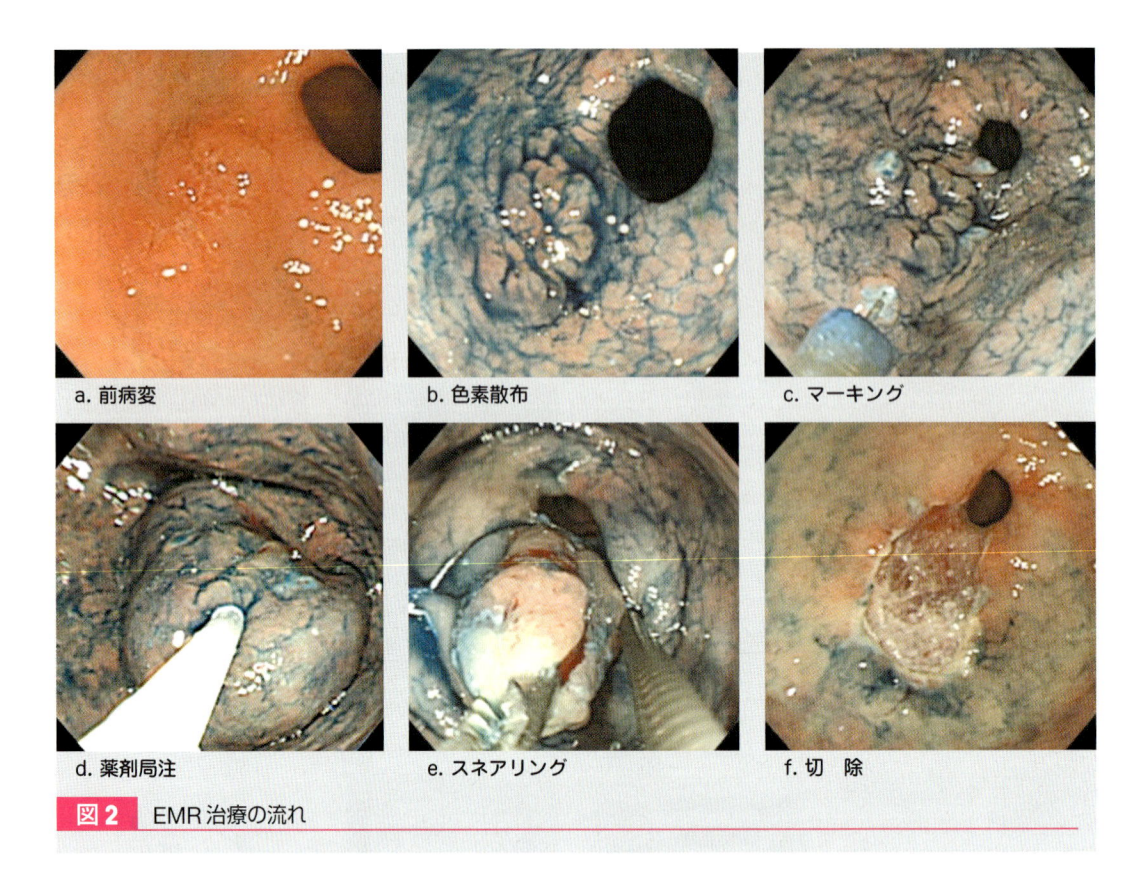

図2 EMR治療の流れ
a. 前病変　b. 色素散布　c. マーキング　d. 薬剤局注　e. スネアリング　f. 切除

めて，病変を絞扼し10 mm程度スネアシースを出してから高周波を通電して切除する．

d　EMR-C法

透明キャップを用いた内視鏡的粘膜切除術，endoscopic mucosal resection using a cap-fitted endoscope.

ストリップバイオプシー法と同様に病変部をマーキングして生理食塩水で隆起させた後，1チャネルスコープの内視鏡先端部に透明キャップソフト広口斜め爪付型（オリンパス社製）を装着する．高周波スネア（SD-221L-25）半月型をアタッチメント爪部に固定する（内視鏡を挿入し，まず健常粘膜を吸引して半月型スネアをアタッチメント爪部にセットする）．次に，病変部にキャップを押し当て吸引し，キャップ内に病変を吸い込みスネアを絞扼し高周波電流で切除する．

e　ポリペクトミー

病変が10 mm以下の有茎性，亜有茎性病変が適応となる．無茎性，および10 mm以上の病変では，EMR，ESD切除が行われる．

病変の範囲を観察し必要に応じて，色素散布，マーキングを行う．病変を正面視6時方向にとらえ，高周波スネアを広げポリープを絞扼する．

①有茎性の場合：病変基部に予防出血のため留置スネア，クリップにて絞扼する．スネアは，茎の中間で絞扼し高周波通電切除する．

②亜有茎性の場合：病変基部で絞扼し高周波通電切除する．

f　ホットバイオプシー

病変が5 mm以下の場合適応となる．ホットバイオプシー鉗子で病変を把持し，若干もちあげ高周波電流で通電し，もちあげ気味で切除する．高周波通電時間が長いと穿孔のおそれがあり，また通電時間が短すぎると出血のおそれがある．

④ 看護・介助のポイント

患者の状態を把握し，かつ急変時の敏速・適切な処置が行えるよう救急カートなどの準備をする（図1）．

内視鏡的粘膜切除術同意書を確認する．

使用する電子スコープは，病変切除時の出血対処などを考慮して，オリンパス社製であればQ260J，H260Z，2TQ260Mなどの送水機能をもった機種の使用が望ましい．

スネア絞扼，切除通電時，患者が強い痛みを訴えた場合，深部組織穿孔（筋層を巻き込んでいる）のおそれがあるため注意する．

⑤ 術前の看護

患者本人であることをフルネームで確認した後，身体に金属類（時計，指輪，ネックレス，義歯）が付いていないか確認する．

患者を検査台へ誘導，臥床させ，患者監視装置を装着し一般状態の観察を行う．

高周波を使用するので火傷の危険性がある．そのため，対極板を大腿部または下腿部に密着するように貼り付ける．

咽頭麻酔の後，左側臥位とし，鎮静薬および鎮痙薬の注射を行う．

⑥ 術中の看護

内視鏡治療中，患者は，無意識に動いたり手を出したりすることがあるため，介助者や看護師は治療の妨げになることをそのつど説明し注意する．また動かなければ治療が早く終わることを説明し，患者を励ます．

スネアリングし高周波電流で切除する際，再度高周波電流の切開，凝固出力設定値を確認し通電時間や焼灼の程度を考慮しながら，スネア操作を行い切除する．病変部位の大きさや深さにもよるが，約3秒程度で切除できるように操作する．

一般状態の観察を随時行い，患者に声かけし，その反応に十分留意する．

治療後に出血があれば止血処置を行う．止血後は，その焼灼数やクリップの使用個数を記録する．

⑦ 術後の看護

患者に異常がないかを確認し，最終的な一般状態の観察を行う．

病棟看護師へ治療過程，術中経過を申し送る．胃内に凝血痕が存在している場合はその旨をくわしく伝え，今後の治療，看護につなげる．

検査台周囲の環境整備を行い，使用した内視鏡器具の洗浄，消毒を行う．

文献

1) 日本消化器内視鏡学会消化器内視鏡技師制度委員会編：消化器内視鏡技師のためのハンドブック，第6版，pp157-162，医学図書出版，東京，2007
2) 日本消化器内視鏡学会消化器内視鏡技師制度委員会編：消化器内視鏡技師のためのハンドブック，第5版，pp179-184，医学図書出版：1994
3) 日本消化器内視鏡学会卒後教育委員会編：消化器内視鏡ガイドライン，第3版，pp257-269，医学書院，東京，2006
4) 多田正大，芳野純治：新消化器内視鏡マニュアル，pp160-168，南江堂，東京，2002
5) 田村君英，藤田力也：ナースのための消化器内視鏡マニュアル，pp162-168，学習研究社，東京，2003
6) 日本医師会編：消化器内視鏡のABC，p45，医学書院，東京，1996
7) 竹下公矢，谷 雅夫：EMR—先端キャップ法やってはいけないこと．消内視鏡 13 (4)：592-599，2001
8) 稲土修嗣：EMR—4点固定法やってはいけないこと．消内視鏡 13 (4)：594-595，2001
9) 関根 仁，浅木 茂，下瀬川徹：EMR—粘膜下注入やってはいけないこと．消内視鏡 13 (4)：596-597，2001
10) 熊井浩一郎：胃EMRで穿孔—あわてて開腹するべからず．消内視鏡 13 (4)：598-599，2001

B. 検査・治療の看護・介助

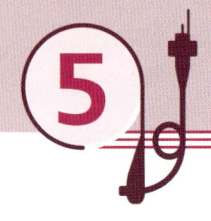

5 ESD

ESD（内視鏡的粘膜下層剥離術，endoscopic submucosal dissection）は，粘膜下に生理食塩水やグリセオール，ヒアルロン酸ナトリウムなどを注入し，広範囲の粘膜病変を切開剥離する方法である（図1，図2）．

食道，胃，十二指腸，大腸の病変範囲の広い早期癌などに対して，高周波ナイフ（ITナイフ，フックナイフ，フレックスナイフ，高周波針状メス）などの専用デバイスを使用することで一括切除が可能となる．病変の取り残しも少なく良好な成績をあげている．基本的には，癌の大きさが20 mm以下であることが条件であるが，実際には20 mmより大きくても，リンパ節への転移がない場合や高齢で開腹手術がむずかしい患者に対してもESDが行われる場合がある．

大腸の腫瘍性病変に対するESDは，2008年現在，一般的とはいえない（後述）．

ESDは，EMRにくらべ手技に熟練を要し，術後の穿孔や出血などの偶発症を起こす危険性も高いため患者への十分な説明を行い承諾を得ることが必要である．

1 ESDの適応

手技別適応基準を表1に示す．ESDはEMRと同様に局所療法であるため転移病巣に対しては無効である．

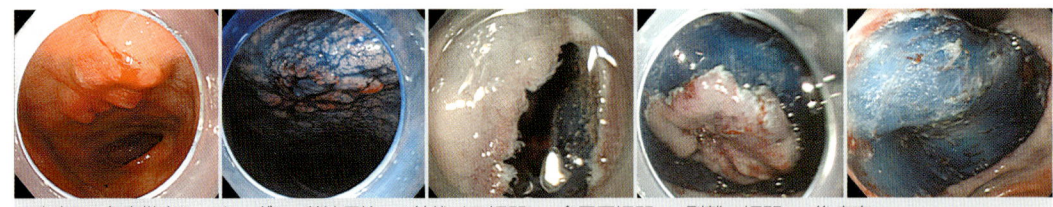

病変 → 色素散布マーキング → 薬液局注 → 針状メス切開 → 全周囲切開 → 剥離，切開 → 後病変

図1 胃のESD治療の流れ

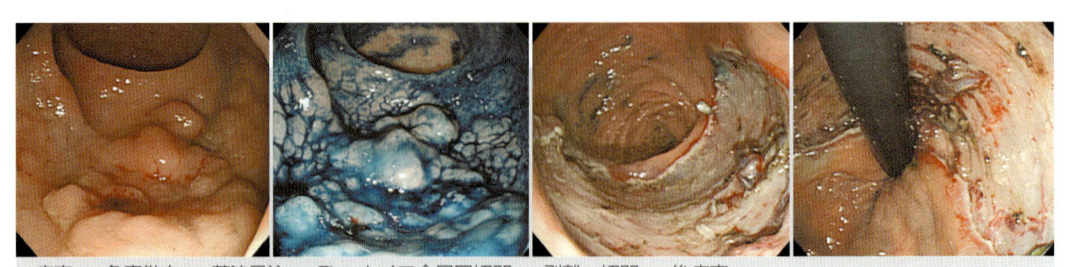

病変 → 色素散布 → 薬液局注 → Flexナイフ全周囲切開 → 剥離，切開 → 後病変

図2 大腸のESD治療の流れ

表1 ▶ 内視鏡切除の手技別適応基準

深達度	粘膜層（M）癌				粘膜下層（SM）癌	
	潰瘍（UL）(−)		UL（＋）		SM1	SM2
組織型	≦20	20＜	≦30	30＜	≦30	大きさに関係なく
分化型	●	▲	▲	■	▲	■
未分化型	○	■	■	■	■	■

●：ガイドライン病変（EMR），▲：適応拡大病変，■：外科手術，○：今後の検討を要する病変．

［日本消化器内視鏡学会消化器内視鏡技師制度委員会編：消化器内視鏡技師のためのハンドブック，第6版，医学図書出版，東京，2007より引用，一部改変］

2 大腸病変へのESD

　従来では切除がむずかしかった平坦な病変や，ポリペクトミー，EMR治療で一括切除できなかった病変もESDにより切除ができるようになった．しかし，大腸ESDの場合，狭い腸管腔で高周波メスを操作することは技術的にむずかしく，腸壁が薄いため穿孔などの合併症が起こりやすい．そのため，治療の必要性や危険性について十分説明をした上で治療に臨むことが大切である．

　食道・胃粘膜下層剥離法が保険請求できるようになったが，大腸ではまだ臨床研究の段階で，治療に関する費用などは内視鏡的粘膜切除術と同じ扱いとなり，使用した医療器具代は病院負担で行われているのが現状である．

3 検査準備

a 準備機器・器具

　図3に示す．

b ヒアルロン酸ナトリウム使用の場合の処置法

《1》準備薬品：
ヒアルロン酸ナトリウム（ムコアップ）．
生理食塩水20 mL．
インジゴカルミン1A．
エピネフリン（ボスミン1A）．
ロック式ディスポーザブル注射器5 mL．

《2》薬品の混合：
　20 mLディスポーザブル注射器に生理食塩水10 mL＋ヒアルロン酸ナトリウム4A＋ボスミン0.4 mL＋インジゴカルミン0.4 mLを吸引し，十分に混合する．この場合，三方活栓を注射器に装着し，三方活栓口の先端をロックして残りの三方活栓口に20 mLディスポーザブル注射器をセットして薬品の混合を行うとよい．

　混合後，ロック式5 mLディスポーザブル注射器に5 mLずつ分離して計4本準備する．病変が大きい場合などは混合液が不足することもあり，いつでも追加できるように薬品を準備しておく．また，ジョンソン・エンド・ジョンソンより0.4％ヒアルロン酸ナトリウム20 mL/1バイアル（ムコアップ）が発売されている（内視鏡用粘膜下注入剤として唯一承認，保険適用）．

4 看護・介助のポイント

　使用する機器の点検，通電を行う．また各種ESD器具，救急カートの準備をする．
　内視鏡的粘膜下層剥離術同意書（図4）を確認する．
　使用する電子スコープは，Q260J，H260Z，

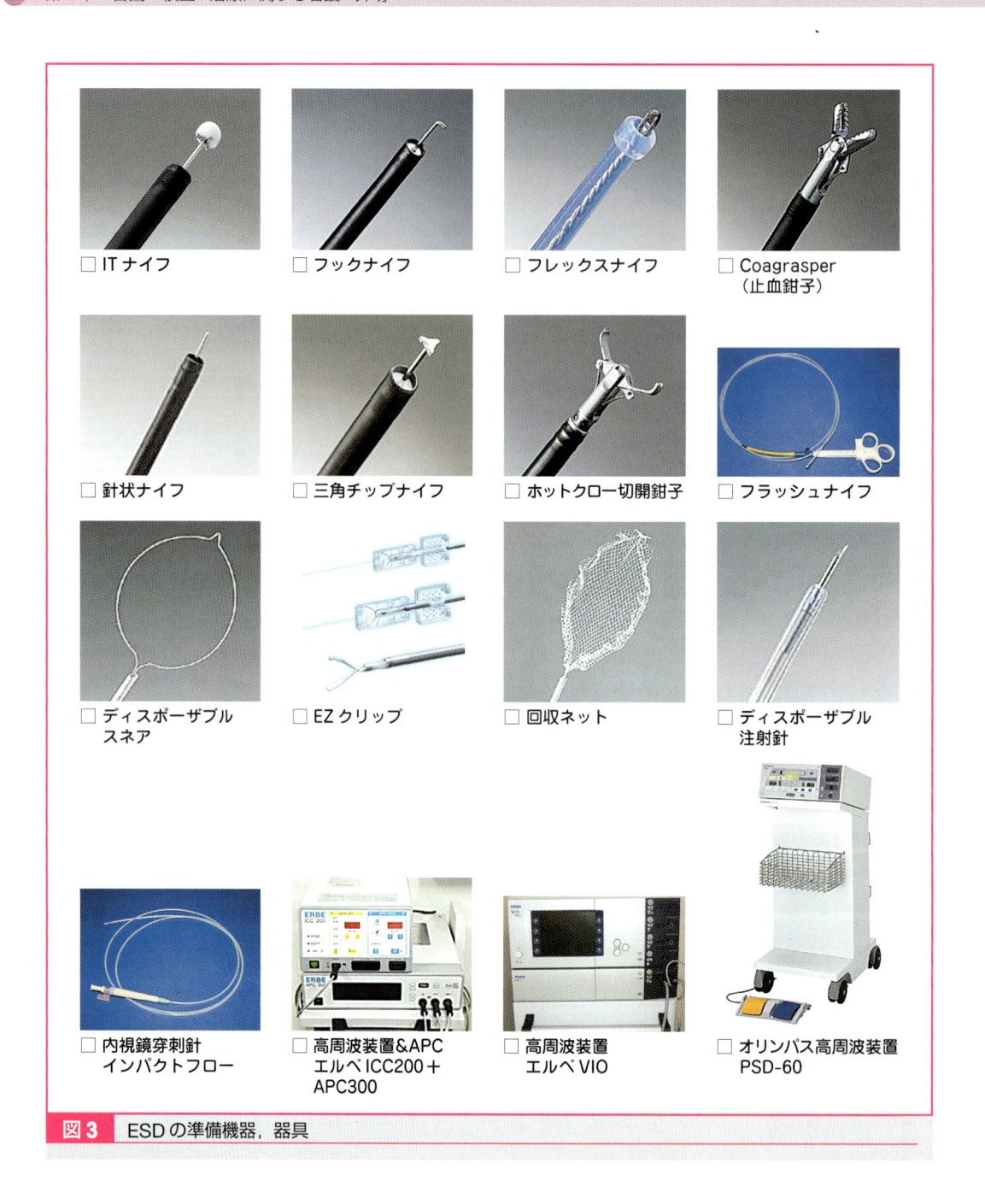

□ ITナイフ	□ フックナイフ	□ フレックスナイフ	□ Coagrasper（止血鉗子）
□ 針状ナイフ	□ 三角チップナイフ	□ ホットクロー切開鉗子	□ フラッシュナイフ
□ ディスポーザブルスネア	□ EZクリップ	□ 回収ネット	□ ディスポーザブル注射針
□ 内視鏡穿刺針インパクトフロー	□ 高周波装置&APCエルベICC200＋APC300	□ 高周波装置エルベVIO	□ オリンパス高周波装置PSD-60

図3 ESDの準備機器，器具

2TQ260M（オリンパス社）などの送水機能をもつ機種の使用が望ましい．また，送水機能のスコープがない場合は，送水機能をもつディスポーザブル高周波ナイフ，フラッシュナイフ（DK 2618JN 10，15，20，25，30，10 mm〜30 mm）などのデバイスがペンタックス社から発売されている．

輸液ルートを確保して行い，前投薬として鎮静薬，鎮痙薬を使用する．他の手技に比べて長時間となることから，鎮静薬，鎮痙薬の追加が必要となることもあり，患者の意識や呼吸状態を患者監視装置にて常に観察しておくことが重要である．

ESD（内視鏡的粘膜下層剥離術）説明と同意書

目的： 切除した病変を回収し、病理検査に提出し、後日、その性質（良性、悪性）が判明します。結果によっては、追加切除が必要となることがあります。

適応： 悪性病変や良性の病変でも将来悪性になる可能性のある病変が治療の適応となります。病変の大きさでは制限はありませんが、1回で切除できない場合は、数回に分けて切除することもあります。

手技： 検査の方法や前処置は通常の胃内視鏡検査と同じです。内視鏡で病変を確認し、ヒアルロン酸ナトリウムという粘稠性の高い溶液と生理食塩水を混ぜたものを病変の下に注入して病変全体を盛り上げます。その後細いナイフで高周波電流をかけながら病変周囲を切開し、病変の下を切開剥離していき病変を取り除きます。

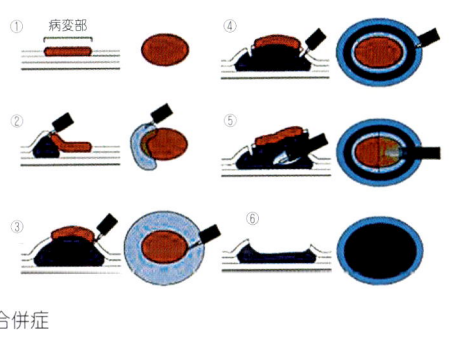

内視鏡的粘膜切除術（ESD）の合併症

術後の発熱…35％程あります。ただ、風邪をひいたりして出る熱と異なり、患者様は自覚しない熱がほとんどです。3日前後で消失します。

術後の疼痛…50％程あります。痛いとおっしゃる方はまずいらっしゃいません。疼痛というよりは、違和感がある、胃が重い感じがする、起き上がろうとすると筋肉痛のような痛みがある等とおっしゃるくらいです。痛みが強ければ痛み止めを使います。3日前後で消失します。

術後の嘔気…ほとんどみられません。あれば吐き気止めを使用します。

● 出血…術後24時間までが最も頻度が高く、突然吐血、下血をすることもあります。一般的な頻度は4％以下です。緊急で内視鏡治療が必要なこともあります。内視鏡で止血できないときは緊急手術の可能性もあります。
● 穿孔…術中、術後に治療部位に穴が開いてしまうことです。頻度は3％以下です。緊急で内視鏡治療が必要なこともあります。内視鏡で対応できないときは緊急手術の可能性もあります。
● 病変が取れないこと…術中の様々な理由で病変が予定通りに取れないこと、途中で中止することもありえます。
● このほかに、何か不測の事態が起こる可能性はありますが、最善の処置を行い、対応いたします。
● 本治療の経過で得られた検体（取った病変）、内視鏡写真などの一部を臨床研究として保存、使用させて頂くことがあります。これらは患者様のプライバシーに関わるため極秘とします。使用を御希望されなくても患者様が不利益をこうむることはありません。

以上

ESD（内視鏡的粘膜下層剥離術）に関して、術式の説明・必要性・危険性についてご説明いたしました。
平成　　年　　月　　日

　　　　　　　　　　　　　　　　　　　　　　担当医（　　　　　　　　　　　　　　）
　　　　　　　　　　　　　　　　　　　　　　施行医（　　　　　　　　　　　　　　）

ESD（内視鏡的粘膜下層剥離術）に関して、十分な説明を受け、理解した上で本手技を受けることを同意します。
平成　　年　　月　　日

　　　　　　　　　　　　　　　　　　　　　　患者（　　　　　　　　　　　　　　　）
　　　　　　　　　　　　　　　　　　　　　　立会人（患者との続柄）（　　　　　　　）

　　　　　　　　　　　　　　　　　　　　国家公務員共済組合連合会　新別府病院消化器科

図4 ESDの説明と同意書

新別府病院消化器科による．

5 術前の看護

患者本人であることをフルネームで確認した後，身体に金属類（時計，指輪，ネックレス，義歯）が付いていないかを確認する．

患者を検査台へ誘導，臥床させる．患者監視装置を装着させ，一般状態の観察を行う．

長時間の治療となることが多いため，マウスピースはバード社製バイトブロックなどで固定する．

咽頭麻酔の後に左側臥位とし，鎮静薬および鎮痙薬の注射を行う．

内視鏡的粘膜下層剥離術は，術者，介助者，全身状態観察の看護師の最低3名のスタッフで行うことが術中の事故防止につながる．

6 術中の看護

内視鏡治療中に患者が，無意識に動いたり手を出したりすると治療の妨げになるため，できるだけ動かないように事前に介助者，看護師が説明しておく．

高周波電流で剥離，切開，止血をする際，再度高周波電流の切開，凝固出力設定値を確認する．

高周波電流で剥離，切開する際は，患者が疼痛を訴えないかどうかを注意しておく．激しい痛みを訴えた場合は，深部組織を切開している可能性がある（穿孔の危険性がある）．

一般状態の観察は随時行い，患者に声かけをし，その反応に十分留意する．

治療中出血があれば止血処置を行う．Coagrasper止血鉗子（ソフト凝固），あるいは針状メス（スプレー凝固），APC（アルゴン・スプレー）にて止血を行う．クリップは使用した個数を記録しておく．

治療に際して，最も時間をロスする原因は出血である．いかに少ない出血で治療するかが治療時間の短縮につながる．

7 術後の看護

患者に異常がないか確認し，最終的な一般状態の観察を行う．

鎮静薬（セルシン，ドルミカム，塩酸ペチジン）の影響により呼吸抑制が生じる場合やなかなか覚醒しない場合には，拮抗薬（フルマゼニルまたは塩酸ナロキソン）の静脈投与を内視鏡医の指示で行う．

病棟看護師へ治療過程，術中経過を申し送る．胃内に凝血塊が存在している場合は，その旨を詳しく伝えて，今後の治療，看護につなげる．

検査台周囲の環境整備を行い，使用した内視鏡器具の洗浄，消毒を行う．

回収された切除組織片は，発泡スチロール上で虫ピンによる固定を行った後にホルマリン溶液に入れて病理へ提出する．

文 献

1) 日本消化器内視鏡学会消化器内視鏡技師制度委員会編：消化器内視鏡技師のためのハンドブック，第6版，pp162-172，医学図書出版，東京，2007
2) 日本消化器内視鏡学会卒後教育委員会編：消化器内視鏡ガイドライン，第3版，pp270-283，医学書院，東京，2006
3) 小野裕之，後藤田卓志：ITナイフを用いたEMR―適応拡大の工夫．消内視鏡 **11**（5），1999
4) 小山恒男，菊池勇一：胃EMRの適応拡大―大きさからみて一括切除を目指した手技の工夫と成績．胃と腸 **37**（9）
5) 田村君英，藤田力也：ナースのための消化器内視鏡マニュアル，p169，学習研究社，東京，2003

B. 検査・治療の看護・介助

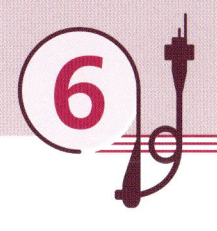

6 超音波内視鏡

　超音波内視鏡検査（EUS：endoscopic ultra-sonography）は消化管や胆管・膵管などの内腔から，病変の内部性状の鑑別，悪性疾患の壁深達度診断および病変臓器と周囲の脈管との関係，周囲のリンパ節などの情報を得るための検査である[1]．

　超音波内視鏡専用機（図1）を用いる方法と，細径超音波プローブを用いる方法とがある．

1 適応と禁忌

　EUSは，内視鏡を用いて検査するため通常の内視鏡の検査が可能であれば実施可能である．各種の消化管疾患や膵・胆管疾患の広範囲に適応である．

a 適応

《1》消化管
消化管悪性腫瘍：食道癌・胃癌・大腸癌の深達度診断やリンパ節への転移など．

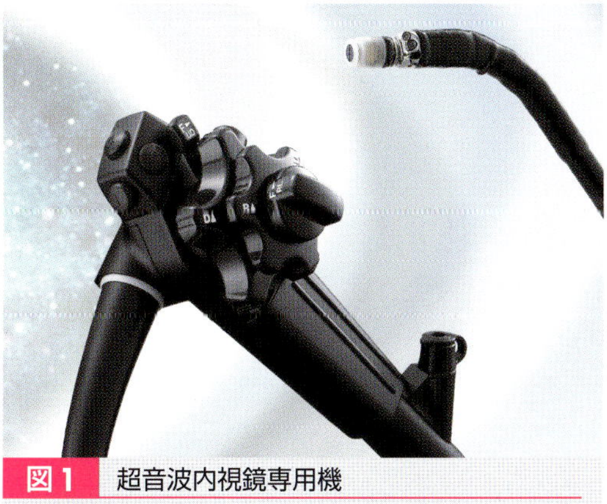

粘膜下腫瘍の鑑別診断，食道静脈瘤の治療法の選択，再発予測および治療効果の判定．

《2》胆・膵疾患
胆・膵系悪性腫瘍の進展度診断と治療効果の判定に用いられる．胆囊癌・胆管癌・膵癌の深達度診断・周囲臓器への浸潤・リンパ節への転移診断など．胆石・胆囊ポリープ，総胆管結石，膵胆管合流異常，慢性膵炎，膵管狭窄．

b 禁忌
　基本的には内視鏡検査の禁忌と同様である．全身状態のきわめて不良な患者．

2 検査準備

a インフォームド・コンセント

　患者が通常の内視鏡との違いがよくわからないことが多いため，必要性について十分説明を行う．通常の内視鏡検査に比べて検査時間も長くなるため，鎮静薬を用いる場合が多く，薬剤使用時の利点・欠点を説明する．外来での検査の場合は検査当日の車の運転はできないことを説明する．

　脱気水充満法を行う場合には，誤嚥に対して細心の注意が必要なこと，検査後下痢の発生の可能性についても十分な説明が必要である（図2）．

b 検査前の看護

《1》患者の状態把握：既往歴，現病歴の聴取・確認
通常の内視鏡検査の絶対的禁忌，相対的禁忌

図1　超音波内視鏡専用機
写真提供：（株）オリンパス．GF-UM2000．

**超音波内視鏡検査（EUS），内視鏡的超音波カラードプラ法（ECDUS）
を受けられる患者さんへ**

【超音波内視鏡検査とは】
　　超音波内視鏡検査（EUS）とは，超音波装置の組み込まれた内視鏡を胃や十二指腸，大腸に挿入して膵や胆囊や胆管や消化管の超音波写真をとる検査法です．これにより炎症性疾患や腫瘍や結石の診断が可能になります．
　　また内視鏡的超音波カラードプラ法（ECDUS）とはEUSにカラードプラ機能を組み込んだ検査法で，食道静脈瘤の血流や胆膵疾患の血流の状態を調べることができ，より確実な診断が可能となります．

【検査の方法】
　　内視鏡を飲む検査です．検査は内視鏡室で行います．検査は10分から30分かかります．検査が楽に行われるように安定剤を使用しますので，当日車の運転はできません．

【検査の安全性・起こりうる合併症】
　　超音波内視鏡検査では上部内視鏡検査のファイバースコープより太いスコープを使用するため，ごくまれに十二指腸穿孔や胃粘膜損傷などの合併症が起こることがあります．その頻度は10000人に数人ですが，穿孔が起きると手術が必要になります．

【検査の同意を撤回する場合】
　　いったん同意書を提出しても，治療が開始されるまでは治療をやめることができます．やめる場合にはその旨を連絡してください．

　　　　　説明年月日：平成　　　年　　　月　　　日
　　　　　　　患者：　　　　　　　　　　　　　　　　様
　　　　　説明医師：

私は**超音波内視鏡検査，内視鏡的超音波カラードプラ法**を受けるにあたり，その必要性，危険性および合併症等の内容について十分説明を受け，その内容を十分理解し納得しましたので，その実施について同意いたします．なお，緊急または予想外の事態が生じた場合につきましても，必要な処置が行われることに同意いたします．

　　　　　同意年月日：平成　　　年　　　月　　　日

　　　　　患者本人：氏名＿＿＿＿＿＿＿＿＿＿＿＿＿＿＿＿＿

　　　　　同席者または代諾者：氏名＿＿＿＿＿＿＿＿＿＿＿＿＿＿＿（患者との関係）＿＿＿＿＿

　　　　　　　　　　　　札幌厚生病院 院長 様

図2　超音波内視鏡検査時の同意書

札幌厚生病院による．一部改変．

に該当する重篤な合併症の有無について確認する必要がある．

　通常内視鏡を一度も行わずにEUSの検査を最初から行う場合はより確実な問診が必要となる．

(2) 前処置

　通常内視鏡と同様に当日は絶飲食とする．大腸の検査のときは通常の大腸検査に準じた前処置を行う．また，必要に応じて静脈を確保し，輸液を行う準備を行う．

　咽頭麻酔など基本的には通常の上部消化管内視鏡に準じて準備を進める．鎮痙薬，鎮静薬は医師の指示のもとに筋注，または静脈内投与する．その際禁忌疾患（**ポイント①**）には注意が

ポイント① 鎮痙薬の禁忌疾患に要注意

眼圧が上昇し，症状が悪化するおそれがあるので，鎮痙薬（ブスコパン＝臭化ブチルスコポラミン）は緑内障のある人は禁止されている．前立腺肥大で排尿しにくい人にも使用できず，また心臓病（不整脈，高血圧，狭心症など）の罹患者や高齢者にも慎重に用いる．既往歴・現病歴について問診をしっかり行う必要がある．

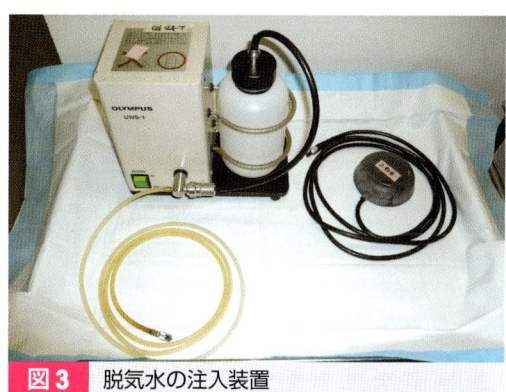

図3 脱気水の注入装置
オリンパス社製，UWS-1による．

ポイント② 粘液分解酵素薬（プロナーゼ）

プロナーゼ（プロナーゼMS，または，ガスチーム）2万単位に重曹1.0 gを加え10倍希釈ジメチコン液に溶解する．
胃では粘液が多い．粘液除去のためプロナーゼ溶液を服用させる．5～10分間体位交換を行うとなおよい．

ポイント③ 脱気水

エアレスウォーターともいう．水道水には不純なものが多く混入されていて，空気（酸素）もそのひとつである．超音波内視鏡には，画像をより鮮明にするために水道水でなく脱気水を用いる．水を沸騰させるとブクブク泡が出て脱気状態になり，酸素が抜けて脱気水となる．しかし，冷めるときに空気を多く取り込むので脱気の効果は失われる．専用の水処理装置（脱気装置）があればよいが，大きなコストはかかる．市販されている水を使うのがよい．著者らの施設では注射用水を使用している．

必要である．

胃内の検査において，消泡剤に加え粘液分解酵素薬（プロナーゼ）（**ポイント②**）を混ぜて服用させる場合がある．胃壁面の粘液による超音波の乱反射を防止してきれいな画像が得られる．指示がある場合は出血など（潰瘍，タール便）の既往がないことを確認し服用させる．

3 内視鏡機器の準備

通常の内視鏡と同様に送気，吸引，アングルや光源の状態については，検査準備として確実にチェックを行う[1,2]．

《1》超音波内視鏡
超音波内視鏡専用機（カラードプラー検査を含む）．
細径超音波プローブ（通常の内視鏡も必要）．

《2》脱気水，脱気水注入装置
専用の脱気水注入装置があれば便利である（**図3**，**ポイント③**）．

《3》バルーン
バルーン法で検査を行う場合，それぞれの機器に合ったバルーンを準備する．
検査前にあらかじめバルーンを内視鏡に装着し脱気水を注入し気泡がないこととともに破損がないことを確認する（**図4**）．

《4》その他
注射器や吸引器，ディスポーザブルシーツ，X線使用時はX線プロテクターなども必要である．
急変時に迅速に対応するために救急カートは必須である．

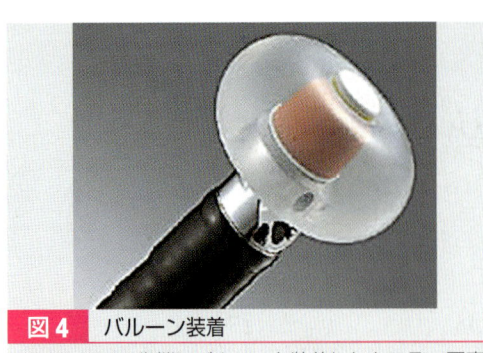

図4 バルーン装着
GF-UE260 先端にバルーンを装着したところ．写真提供：(株) オリンパス．

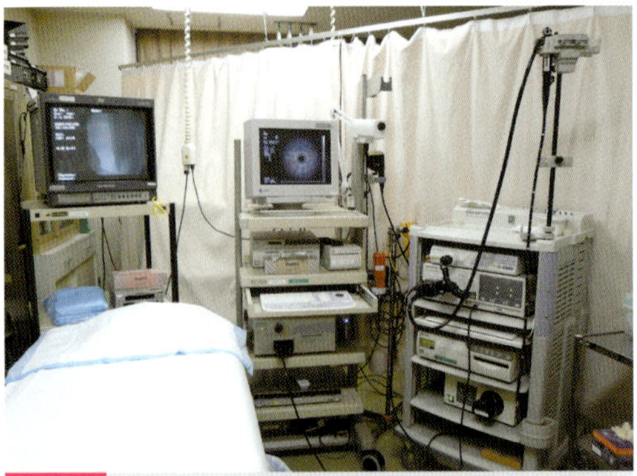

図5 上部消化管 EUS セッティング例
スコープは GF-UM2000．札幌厚生病院．

④ 検査前の看護の実際

　十分なオリエンテーションと情報を患者に提供し，患者の不安を和らげることが重要である．検査室入室に際しリストバンドやフルネーム，ID 番号により患者本人の確認を行う．

　鎮静薬を使用するため検査準備の段階で全身状態を観察する．必要物品の準備とセッティングを行う（図5）．

　基本は上部消化管内視鏡に準じ，医師の指示を確認し咽頭麻酔を行う．

　検査台に移動後，患者監視装置を装着し検査体位（左側臥位）を整え，セデーションを施行する．

　セデーションの効果を確かめバイタルサインの変化がないことを確認し検査が開始される．

⑤ 検査中の看護

　専用機と細径プローブでの検査の違いも十分に理解することが大切である．

《1》上部消化管検査時の介助

　超音波内視鏡の挿入は通常内視鏡と同様であるが，専用機の場合では，先端硬性部が長いために飲み込みにくい．咽頭麻酔を十分に行う必要がある．また飲み込むときは力を抜くなど言葉をかけ緊張をほぐすことも大切である．

　検査中は基本的に左側臥位をとるが，病変の位置によっては，体位を適宜変換して行うことがあるので介助が必要である．また患者のベッドからの転落事故がないように注意が必要である．

　検査中，患者のバイタルサイン，全身状態の観察は大切である．検査は 30 分を超える場合もあるので，鎮静薬などの効果にも注意が必要である．

　脱気水を多量に使用するので検査中に補充が必要になる．吸引瓶にたまった水量を目安とする．脱気水が胃内に多量にたまると腹満感を感じ嘔吐の原因になるので観察が必要である．

《2》大腸に対する検査

　超音波内視鏡の挿入は通常の大腸内視鏡検査同様に行われる．ただ前処置は通常の大腸内視鏡より念入りに行う必要がある．残便や腸液が多量に残っていると検査の妨げになるので前処置の確認はより重要である．

《3》胆・膵疾患に対する検査

　胆・膵疾患に対する EUS は，胆管や胆嚢，乳頭部および膵臓の精密検査として用いられる．経口的に行う検査の場合，前処置は基本的には上部消化管検査と同様である．

　検査介助は専用機で行う場合と IDUS（管腔内超音波法，intraductal ultrasonography）で行う場合では異なる．専用機の場合は通常バルーン法を用いる．専用機で行う場合の介助は基本

的には上部消化管内視鏡と大差はない．

細径プローブを用いてIDUSを行う場合は，経乳頭的にアプローチするか，経皮的にアプローチするかで大きく異なる．

経乳頭的にアプローチする場合，X線透視下にERC（内視鏡的逆行性胆管造影，endoscopic retrograde cholangiography）後に細径プローブを挿入する．ガイドワイヤー誘導タイプの細径プローブを使用する場合はガイドワイヤーの準備も忘れないようにする．胆道内の検査では胆汁が存在するため，消化管のときに必要であった脱気水は必要ない．透視下にプローブの位置を確認しながら撮影を行う．

経皮経肝的にアプローチをする場合は，経皮経肝胆道ドレナージ（PTCD）が挿入されており十分な拡張がされ完成されたドレナージ経路を利用する．したがって経皮経肝胆道ドレナージを行える環境下で行うことになる．準備には時間を要する．患者の理解も必要となる．また，鎮静薬の準備も必要である．

《4》膵管に対するIDUS

ERCPに引き続いて実施する．経乳頭的に行われる．前処置はERCPと同様である．ガイドワイヤー誘導タイプを使用する場合が多いので，ガイドワイヤーの準備は必要である．

6 検査後の看護

a 検査後の看護のポイント

鎮静薬を使用するので，検査後の覚醒状態には注意が必要である．覚醒遅延がある場合は拮抗薬の投与も行うので準備・観察は必要である．特に外来患者では検査後すぐには帰宅させず，回復室で十分に休養させてから帰宅させる．車の運転は禁止させる．

検査後の偶発症には十分注意し，観察を怠らないようにする．急激な腹痛は，穿孔の可能性も考え医師に報告し，ただちに処置，X線，CTなどの検査を行う．

b 偶発症とその対策

EUSに関しても通常の内視鏡検査と同様であり，出血や穿孔が最も重い偶発症である．胆・膵においては，膵炎や胆管炎に注意が必要となる．

超音波内視鏡専用機においては，先端硬性部が長いので，無理な挿入は避ける．食道入口部の穿孔が起きることがある．高齢者の検査において脱気水の誤嚥による肺炎には注意が必要である．

文 献

1) 斉藤裕輔，芳野純治，有馬美和子：超音波内視鏡ガイドライン．日本消化器内視鏡学会卒後教育委員会編：消化器内視鏡ガイドライン，第3版，pp157-169，医学書院，東京，2006
2) 千葉 勉，井廻道夫編：消化器疾患診療実践ガイド—診察室ですぐに役立つ卓上リファレンス，pp54-161，文光堂，東京，2005
3) 中沢三郎，浅香正博，小越和栄ほか：内視鏡実践時の循環動態研究委員会報告．Gastroenterol Endosc 39：1644-1649，1997
4) 日本消化器内視鏡学会ERCP関連偶発症対策小委員会：内視鏡的逆行性膵胆管造影検査（ERCP）の偶発症防止のための指針．Gastroenterol Endosc 42：2249-2301，2000

B. 検査・治療の看護・介助

7 色素，マーキング，標本

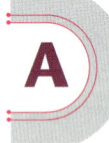

A 色素

色素内視鏡とは，消化器の表面に色素を散布し内視鏡観察を容易にすることで，コントラスト法，染色法，色素反応法，蛍光法などがある．

ここでは比較的よく使用される代表的なものについて記述する．

なお近年開発されたNBI（狭帯域光観察 narrow band imaging）と拡大観察を併用することで，色素散布を行ったときと同じような観察ができるようになった（ポイント①）．

a 前処置

色素を散布し，良好な画像をえるには，粘膜表面の残渣や粘液などを除去する必要がある．プロナーゼ溶液を服用させるなど，通常の内視鏡検査の前処置を行う．また，検査当日朝にはコップ1杯程度の飲水を積極的に勧める．

b 準備

散布チューブとロック付き注射器10 mL〜20 mLを用意する．注入に際し力を要するため，接続が外れないようにロック付き注射器が望ましい．

c 色素の投与方法

(1) インジゴカルミン液

インジゴカルミンは散布することで粘膜の凹凸が鮮明となり，病変の形状や範囲などの観察に有効で，日常的によく使用されているコントラスト法である．

濃度は検査の目的に応じて適宜調整する．施設により希釈濃度は異なる．一般に上部では腎機能検査用薬インジゴカルミン5 mL（4％）を蒸留水または生理食塩水で4〜8倍に希釈し，チューブなどを用いて散布する（ポイント②）．管腔が狭い下部消化管では約2倍に希釈して用い，直接鉗子チャネルから注入する．

(2) ヨード液

ヨードは食道の観察に用いられる色素反応法

ポイント① NBIシステム

光の生体組織への深達度を考慮して，観察光の分光特性を調節することで観察機能が向上される．NBIを用いることで通常観察より粘膜表面の微小血管のネットワークを明瞭に観察できる．くわしくはp.22参照．

ポイント② 色素を散布した場合の注意事項

便や尿が着色されることがあるので，あらかじめ患者に説明しておく．また，消化管内に残った色素をできるだけ吸引しておくことも重要である．

である．健常な食道粘膜では，重層扁平上皮内に含まれるグリコーゲンとヨードが反応し上皮は黒褐色に変色する．グリコーゲンの含有が少ない癌などは変色せず不染帯となる．市販のヨード液を用いてもよい．ヨードは必ず散布用のチューブを用いて行う．

ヨードは胃や食道内に残ると胸焼けや不快感の原因になる．検査終了後は残ったヨードをできるだけ吸引で取り除き，中和薬2.5％チオ硫酸ナトリウム（デドキソール）を散布する．

《3》注意事項

ごくまれに色素によるアナフィラキシーショックを起こすおそれがあるので注意を要する．

患者の衣類に付くと取れにくいので飛散しないようにする．

色素液によっては，便や尿から排泄されるので，着色されることがあることを患者に説明しておく．ヨードを用いた場合，内視鏡表面が染色される場合がある．これは内視鏡表面のコーティングが不良になった場合に特に見受けられる．コーティング不良では，すべりが悪くなる，蛋白などの有機物が付着しやすくなる，などの問題がある．そのため，早急にコーティングの張替えをするのが望ましい．もし，内視鏡が染色された場合，応急処置として，希釈したチオ硫酸ナトリウムを含ませたガーゼに浸漬すると一時的に着色を軽減できる．

B マーキング：点墨，クリップ

近年外科的に腹腔鏡下大腸切除術（ポイント③）が多く行われるようになった．術中の病変部の特定を容易にするため，病変近傍に術前マーキングが行われることがある．術前マーキングにはクリップ法や点墨法がある．

《1》クリップ法

クリップ法は胃の術前に用いられることが多く，病変部より口側に大きめのクリップをかける．腸管に用いる場合は病変部を挟んで口側，肛門側にかける．これらは手術中に手で触れることで確認する．

《2》点墨法

点墨法は大腸の術前に用いられることが多い．粘膜下注入針とツベルクリン用注射器を用いて墨汁0.1 mL～0.2 mLを粘膜下に注入する．注入する墨汁は滅菌処理を行っておく．墨汁は多量に入れると腸管内に広がり視野が悪くなる．墨汁の粘稠度は高いほうが粘膜内で広がらなくてよい（ポイント④）．注入された墨汁は粘膜面に黒点として現れる．

ポイント③　腹腔鏡下手術

腹腔鏡下手術とは硬性鏡（腹腔鏡）TVモニター，気腹装置，電気メス，鉗子などの処置具を用いて腹壁に開けられた小さな穴から手術を行うものである．

ポイント④　点墨液の粘稠度

点墨液の作り方は各施設で異なるが，粘稠度をあげるためにグリセレブやヒアルロン酸を適量混入する．

C 標本の取り扱い方

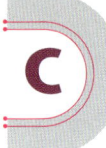

内視鏡的に採取された組織は診断や今後の治療にとって非常に重要なものである．

a 検体の取り扱い，固定の方法

内視鏡的に採取される組織は小さく，同一臓器から複数個採取される場合が多い．検体が挫滅しないように先の細いピンセットでていねいにすくい取りろ紙に貼りつける．採取された場所が特定できるように正しく番号をつけることが重要である．

内視鏡的に採取された組織は固定液（ポイント⑤）にすみやかに浸漬する．ホルマリンに固定された組織はそのままの形でやや収縮して固まってしまう．EMRやESDなどで採取された組織は虫ピンでとめるなどして形を整えホルマリンに浸漬する．

b 検体容器の工夫

組織は十分なホルマリンで固定する．検体容器は，専用容器を使用している施設や薬液ビンを再利用している施設など，さまざまである．図1は検体専用カセットと雑貨店で購入した小物入れをカセット入れとして組み合わせた検体容器である．著者はこれを使用しているが，小さくまとめられること，組織番号をつける必要がないことなどから重宝している．カセットがホルマリンから浮き組織の乾燥を招くことがあるので，挿入時にしっかり沈めておく．

ポリープなどの大きな検体はビンタイプの専用容器に入れる．組織は固定されると硬くなり容器が小さいと取り出しにくくなるので，挿入口が大きいほうがよい．

c 検体の取り違えの防止

組織検査の結果は患者の今後を大きく左右する．くれぐれも患者まちがいがないよう，採取された組織は患者名をフルネームで記載し病理検査依頼書と検体を確認する．

d ホルマリンの曝露について

ホルマリンは人体にとって有害物質で少量こぼれただけでも，強い目の刺激や上気道の刺激がある．医療従事者がホルマリンの危険にさらされるリスクは最小限にする必要がある．不必要にホルマリン容器を開放しない，ホルマリンをこぼさない，などの注意が必要である．

また，ホルマリン溶液を検体容器に小分けするときに蒸散することが多いので，内視鏡室で小分けする施設では換気に十分な注意を払う必要がある．

取扱者はゴーグルや手袋などの防護用具を着用する．もし目に入った場合は，水道水でよく洗浄し眼科を受診する．皮膚についた場合も同

図1 検体専用カセットと検体容器の例

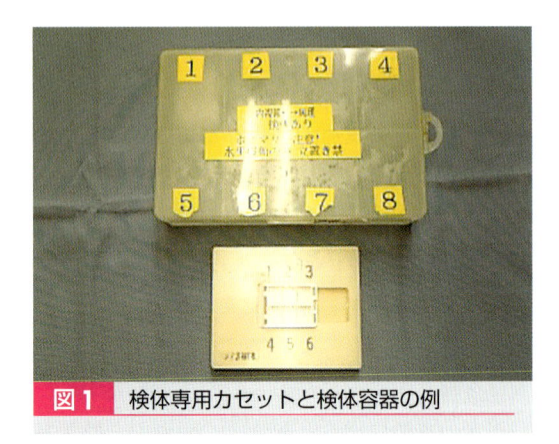

> **ポイント⑤　試験によく出る　固定液**
> 通常10％〜20％のホルマリン液が用いられている．

様で，よく洗い流すなどの注意が必要である．

e 細菌培養検体の取り扱い方

　細菌などの感染症による疾病の増加に伴い内視鏡的に採取した検体を細菌培養に提出する場合もある．採取された組織は滅菌スピッツなどに入れすみやかに検査室に提出する．時間を要する場合は乾燥させないようにトランスポート培地に入れるか，生食ガーゼで覆う．

f 検体を介しての感染防止

　検体はすべて感染性のものであることを認識し，取り扱いにはディスポーザブル手袋をするなど十分な注意を払う．検体採取時，体液が空気中に飛散しないよう注意する．長い鉗子は周辺の環境に触れないように小さくまとめる，取扱者はゴーグルやグローブを着用する，などの工夫が必要である．

　検体採取用のピンセットも感染源や汚染となりうる．一患者ごとに交換することが望まれる．

B. 検査・治療の看護・介助

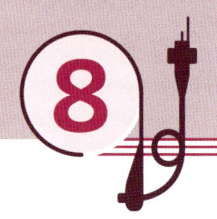

8 PEG

① PEG の概要

PEG とは，Percutaneus Endoscopic Gastrostomy（経皮内視鏡的胃瘻造設術）の頭文字から名づけられたもので，本来は造設手技を意味する（図1）．しかし，医療・看護・介護の現場では，胃瘻（ポイント①）そのものを PEG（ペグ）と呼んでいることもある[1]．

PEG の目的で多くを占めるのは，自発的に嚥下や摂食のできない患者に対する経腸栄養のアクセス確保である．特に日本では脳血管障害や認知症を有する高齢者に対して PEG が行われることが多い[2]．

PEG は，最も普及した緩和内視鏡治療（ポイント②）の手技である．PEG を施行しても原疾患の治癒は期待できないものの，PEG により適切な栄養管理とリハビリテーションを行うことで患者の残存能力を賦活化することが期待できる．さらには患者家族，社会の負担を緩和することも可能である．

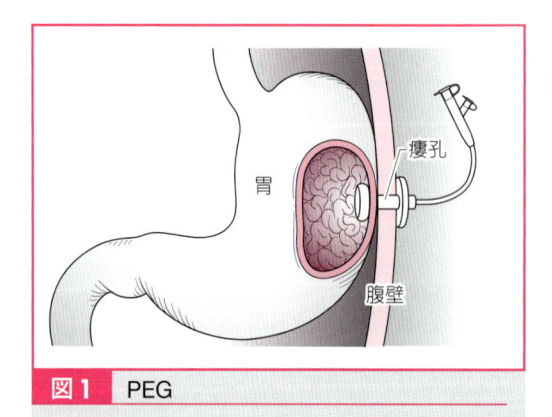

② インフォームド・コンセント

PEG の適応患者は，意思決定のできない高齢者が多い．したがって，インフォームド・コンセントは本人以外の家族や介護者に行われることが多い．その際，実際の PEG 患者の様子を収めたビデオ（ポイント③）などを供覧すると，インフォームド・コンセントが図りやすい．

特に内視鏡スタッフは，胃瘻カテーテルの管理方法などについて十分に説明し，家族や介護者の理解を得ることが重要である．

ポイント① 胃瘻 〔試験によく出る〕

胃瘻とは胃と体表がつながっている状態を示す．胃と体表をつなぐ通路を瘻孔とよび，人工的につくる手技を胃瘻造設術とよぶ．胃瘻造設術といえばかつては開腹的な外科手術を意味していた．現在は，麻酔や開腹に対する心理的抵抗感の少ない PEG が，胃瘻造設術の標準的な手術として定着している．

ポイント② 緩和内視鏡治療

緩和内視鏡治療とは，「根治を期待するものではないが，積極的に苦痛を和らげることに主眼をおいた内視鏡治療」と定義される．緩和内視鏡治療の効果が発揮される場面には，癌終末期の苦痛緩和や患者・家族・社会の負担緩和がある．どちらかというと PEG は後者につながる．

図1 PEG

> **ポイント③　ビデオ**
>
> 　説明用ビデオやCDとして，「PEG-10の質問」や「PEG 一口から食べられない人の新しい栄養管理法」などがNPO法人「PEGドクターズネットワーク（PDN）」や胃瘻キットメーカーで作られている．詳しくは http://www.peg.or.jp 参照．

> **ポイント④　PEGキット**
>
> 　日本では，6社ほどのメーカーがキットを販売している．キットにはそれぞれ特性があり，内視鏡スタッフは，使用するカテーテルのサイズ・材質・バンパー部の形状・交換方法などを理解しておく必要がある．

③ PEGの準備

a 設備

　内視鏡機器は，通常使用される直視型の上部消化管内視鏡用のものを用意する．できればすべての人が内視鏡画面を供覧できる電子内視鏡が望ましい．

　呼吸・循環動態の患者監視装置や救急カートを備える．そのほか，口腔内吸引のための吸引器や酸素投与が必要となった場合の機材・器具を備える．

b 人員

　内視鏡手技に習熟した医師（内視鏡医）と外科の基礎技術を有する医師（執刀医）に加え，内視鏡技師や看護師の協力が必要である．内視鏡技師は主に内視鏡医の診療補助を行い，看護師は，執刀医の診療補助および患者の全身管理を行う．

c 器材

　市販のPEGキット（以下の一部の物品が付属していることが多い．**ポイント④**）のほか，ポリペクトミー用スネア（再生品でよい）や小外科セット（滅菌シーツ，滅菌ガーゼ，滅菌手袋，消毒用綿球，局所麻酔用注射器（10 mL）および注射針，直剪刀，固定用絆創膏など）を清潔な器械台に準備する．穿刺する部位をマーキングするためのマジックペンも用意する．

d 薬剤

　通常の上部消化管内視鏡に準じた前処置・前投薬を準備する．切開部は局所麻酔薬（1％キシロカインなど）を用いる．患者の意識レベルに応じて，苦痛軽減のために塩酸ペチジン（オピスタン）やミダゾラム（ドルミカム）を用いる場合もある．その際，それぞれの拮抗薬である塩酸ナロキソンやフルマゼニル（アネキセート）も備えておく．術野の消毒にはポビドンヨードやハイポアルコールなどが用いられる．

④ PEGの手技

　PEGの手技には，プル法やプッシュ法，イントロデューサー法，ダイレクト法がある．

　プル法とプッシュ法は，まず腹壁からセルジンガー針を介して挿入したガイドワイヤーをスネアで把持し，口側から引き出す．口側から出たガイドワイヤーと留置する胃瘻カテーテルを接続し，胃瘻カテーテルを胃内腔から腹壁外へ貫通させる．プル法とプッシュ法は貫通する際，執刀医が胃瘻カテーテルを「引く」か「押す」かが異なるのみで，ほぼ同一の手技と考えてよい（**図2**）．

　イントロデューサー法は，内視鏡観察下で執刀医がトロカール針を腹壁側から胃内腔側へ穿刺し，内筒を抜去する．その後，留置した外筒シースを介して胃瘻カテーテルを胃内に挿入・留置する[4]（**図3**）．

　ダイレクト法は，イントロデューサー法同様，

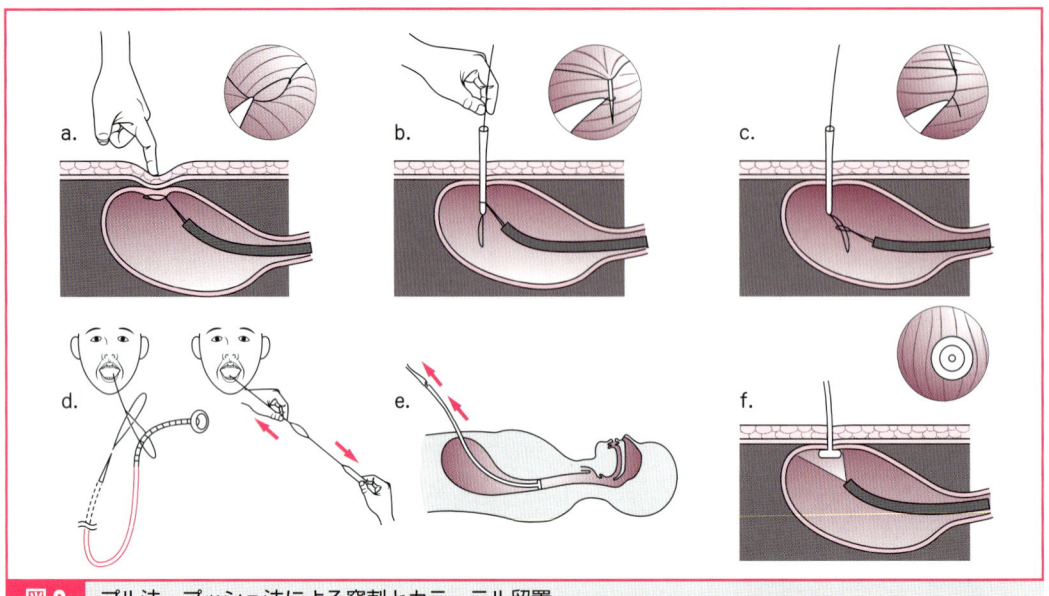

図2 プル法，プッシュ法による穿刺とカテーテル留置

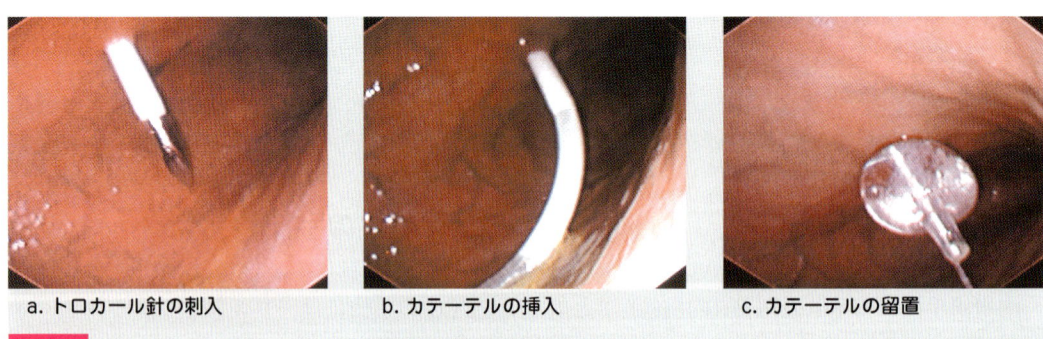

a. トロカール針の刺入　　b. カテーテルの挿入　　c. カテーテルの留置

図3 イントロデューサー法による穿刺とカテーテル留置

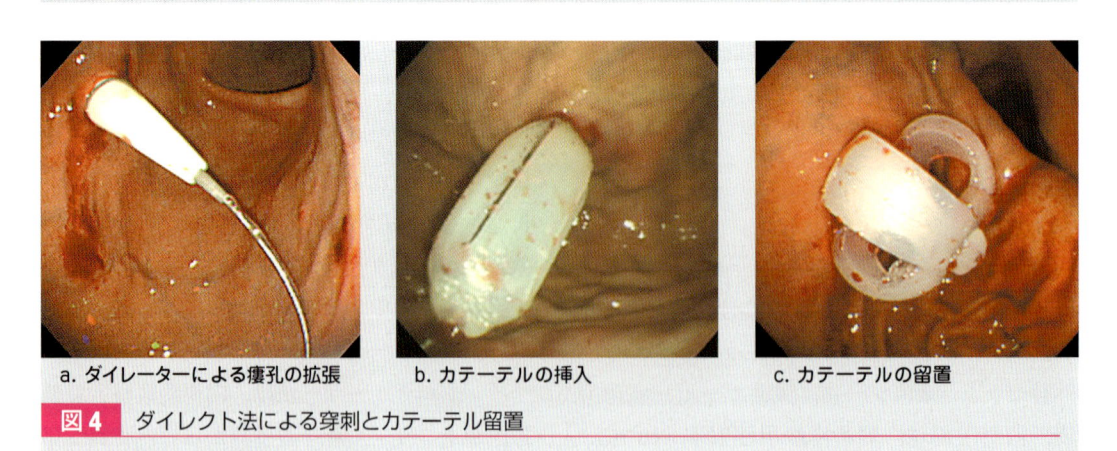

a. ダイレーターによる瘻孔の拡張　　b. カテーテルの挿入　　c. カテーテルの留置

図4 ダイレクト法による穿刺とカテーテル留置

　内視鏡観察下に腹壁側から胃瘻カテーテルを胃内に挿入する．穿刺はセルジンガー針で行い胃内にガイドワイヤーを留置する．ガイドワイヤーに沿わせダイレーターで瘻孔を鈍的に拡張後，胃瘻カテーテルを留置する（**図4**）．

　イントロデューサー法とダイレクト法では胃

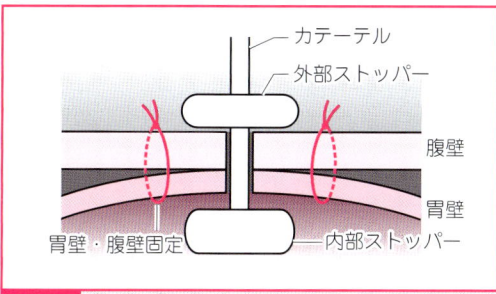

B. 検査・治療の看護・介助／8. PEG

図5 胃壁腹壁固定

［高橋美香子：造設手技. 胃ろうと栄養, PEGドクターズネットワーク, p29, 2004より引用, 一部改変］

ポイント⑤　胃壁腹壁固定

本穿刺に先立ち胃壁と腹壁を数ヵ所で縫合固定する手技. 胃壁腹壁固定を行うことで胃壁と腹壁を「点」ではなく「面」で接触させ, 安全な穿刺手技と安定した瘻孔の形成を目的としている. 瘻孔形成前に胃壁と腹壁が解離するのを防ぐメリットもある.

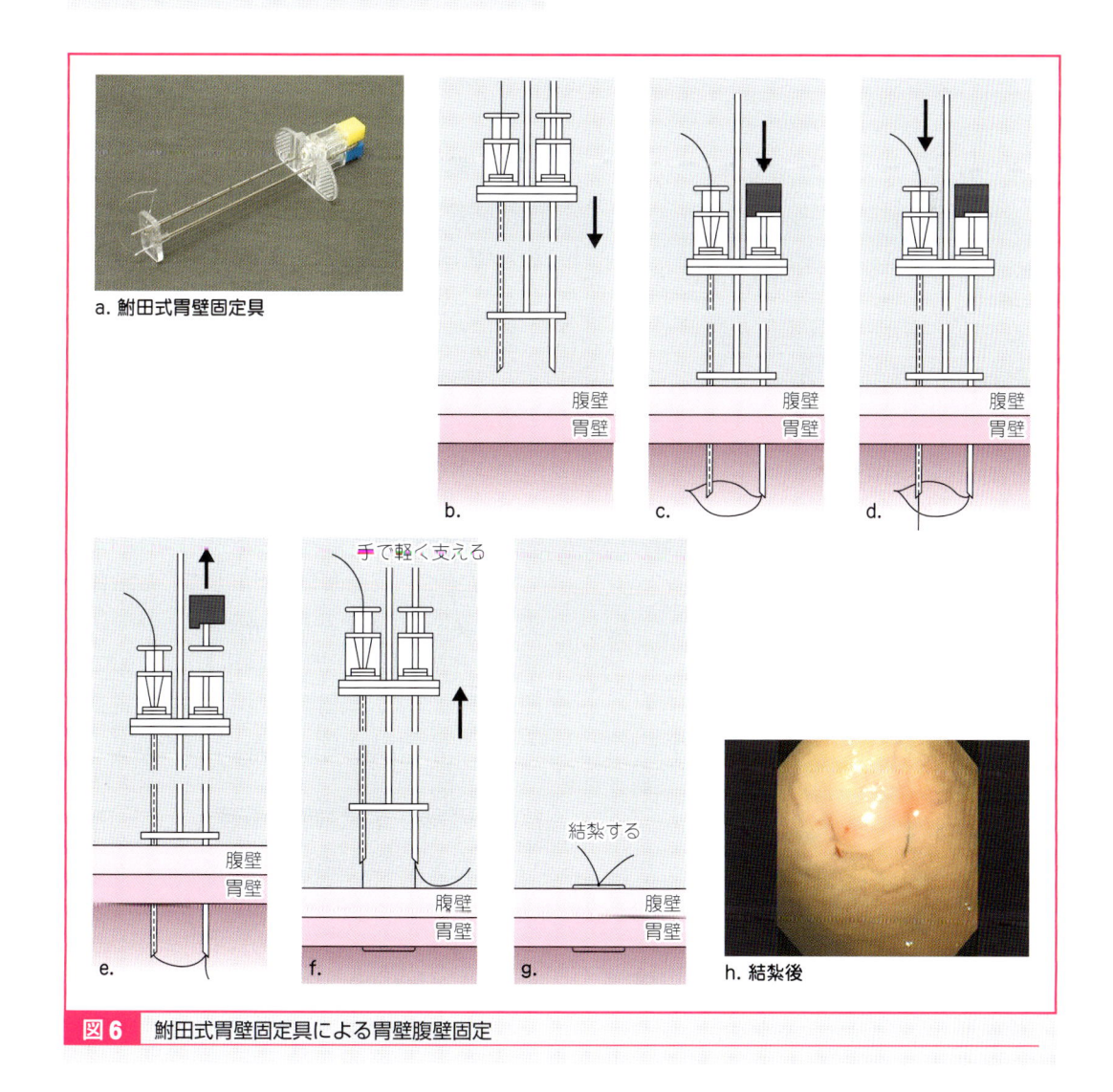

図6 鮒田式胃壁固定具による胃壁腹壁固定

a. 鮒田式胃壁固定具
h. 結紮後

壁腹壁固定（**図5**）が必須である（**ポイント⑤**）. プル法・プッシュ法でもより安全に行うために は胃壁固定は有効とされている[5]. 代表的な胃壁固定具に鮒田式胃壁固定具がある（**図6**）.

227

表1 ■ PEGの合併症

	急性期	慢性期
手技自体に関するもの	心拍呼吸停止，喉頭けいれん，誤嚥，創感染，腹膜炎，敗血症，胃出血，血腫，胃穿孔，内臓誤穿刺	接触性胃潰瘍，胃出血
術後管理に関するもの	局所圧迫壊死，創感染，瘻孔周囲炎，腹膜炎，敗血症，カテーテル逸脱（バルーン抜気・破壊・事故抜去）	瘻孔周囲炎，不良肉芽形成，バンパー埋没，カテーテル逸脱（バルーン抜気・破壊・事故抜去），カテーテル劣化
栄養投与に関するもの	下痢，嘔吐，胃食道逆流，誤嚥，創感染，瘻孔周囲炎	下痢，嘔吐，便秘，胃食道逆流，誤嚥，瘻孔周囲炎，微量元素欠乏症

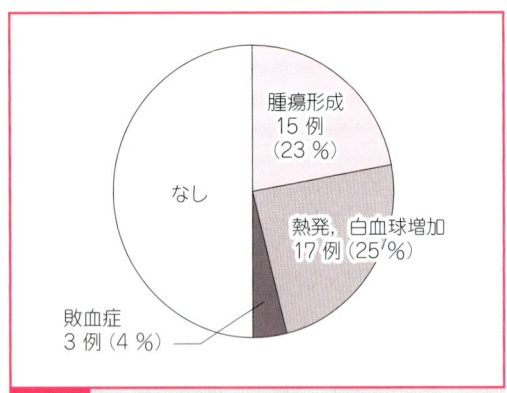

図7 PEGの合併症の内訳
亀田メディカルセンター1991年1月〜1996年5月の内訳.

5 PEGの偶発症

　PEGの偶発症は，手技自体に関連するもの，術後管理に関連するもの，栄養剤投与に関連するものに大別される（表1，図7）．

6 PEGの介助・看護のポイント

a 術前検査・バイタルサインの確認

　当日のバイタルサインや全身状態を確認する．PEGには緊急性がないことをわきまえ，全身状態が著しく悪い場合には，まずその改善をはかってからPEGに臨む[6]．

b 瘻孔感染予防

　プル法・プッシュ法の場合，カテーテルに付着した口腔内細菌により瘻孔感染を引き起こすことが高頻度にある．そのため，口腔内ケアが入念に行われているかチェックする必要がある．口腔ケアが不十分な場合は，医師に相談して口腔ケアのやり直しを指示してもらうか，PEGを延期するなど適切な措置を講じる．

c 出血予防

　PEGでは，抗凝固薬を服用している患者が少なくない．カルテや指示票を見て，抗凝固薬服用の有無，服用中であれば休薬日数（p.57参照）を確認する．凝固機能の異常や休薬日数が不十分な場合は施行医に報告し指示を仰ぐ．

d 呼吸・循環動態の管理

　患者監視装置の装着は必須である．呼吸管理はパルスオキシメーターを用いてモニタリングし，SpO_2の低下時は医師の指示にて酸素投与を行う．循環動態としては，経時的な血圧測定と心電図の連続モニターを行う．

　必要に応じて，鎮静薬や鎮痛薬の拮抗薬などを静脈注射することもあるので，静脈ラインは確保しておく．

B. 検査・治療の看護・介助／8. PEG

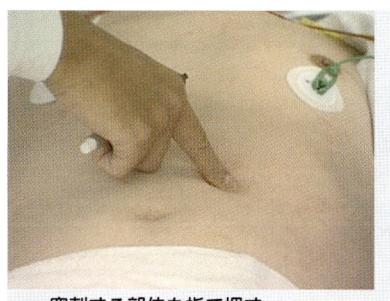

a. 穿刺する部位を指で押す　　b. 試験穿刺

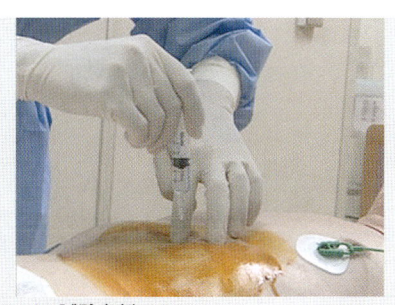

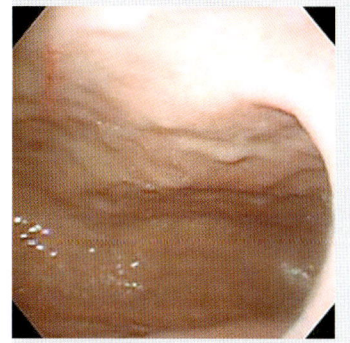

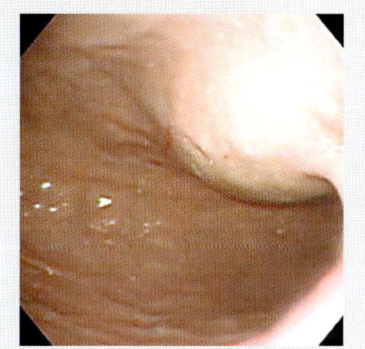

c. 胃体部前壁　　d. 指サインの確認　　e. 穿刺部位の目視

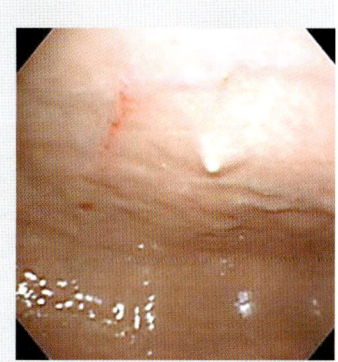

図8 穿刺部位の決定と試験穿刺

e 呼吸器感染予防

PEGの体位は，通常の上部消化管内視鏡時とは異なり仰臥位で行う．もともと嚥下障害のある患者に仰臥位で内視鏡を挿入するため誤嚥のリスクが高い．看護師は患者の顔を横に向け，ひんぱんに口腔内吸引を行う必要がある．

f 誤穿刺予防

PEGにおいて最も誤穿刺のリスクが高い臓器は横行結腸である．横行結腸に便やガスがたまって排出されないと，誤穿刺を起こす危険があるため，排便状況を確認し，必要に応じて術前に浣腸を実施する．

穿刺部位を決定するために透過光の確認を行う．透過光の確認後，内視鏡下に指サイン（**ポイント⑥**）を確認できれば，胃壁と腹壁間に介在する臓器がないと判断できる．穿刺部位が決まり，マーキングをし，術野の消毒など外科手術の手順に準じて試験穿刺を行う（**図8**）．

透過光および指サインの確認ができない場合は，他臓器が間に介在している可能性があるので穿刺を見送る．

g カテーテルトラブル防止

留置したカテーテルの種類（**図9**，**ポイント⑦**）や特徴，次回交換時期，交換方法などをカテーテルの管理者に伝える．カテーテルの管理は，はじめは医療者によるが，次第に患者・家

> **ポイント⑥　指サイン**
>
> 指サインは，執刀医が穿刺する位置を腹壁から指で押したとき，胃壁が胃粘膜下腫瘍のように内側に突出する状態である．胃壁と腹壁の間に結腸や肝左葉が入っていると粘膜下腫瘍様の盛り上がりはしない．指サインは胃体部前壁が望ましく，十分な時間をかけてこの部位をさがす．

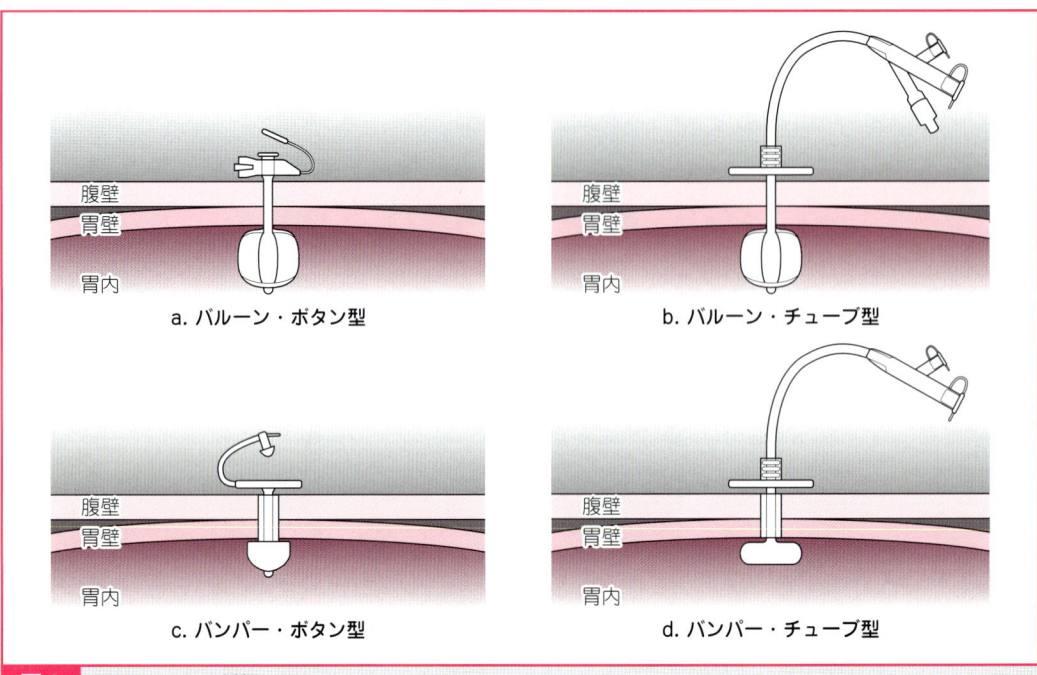

図9 カテーテルの種類

a. バルーン・ボタン型
b. バルーン・チューブ型
c. バンパー・ボタン型
d. バンパー・チューブ型

［小川滋彦：胃瘻（PEG）とは．胃ろうと栄養，PEGドクターズネットワーク，p36，2004より引用，一部改変］

ポイント 7　カテーテルの種類

　胃瘻カテーテルは体表部のカテーテルの形状と胃内のストッパーの形状から4つのタイプに分けられる．体表部のカテーテルの形状は外見からボタン型かチューブ型か比較的容易に区別できる．胃内ストッパーの形状にはバンパー型とバルーン型があるが，それぞれの取り扱いは全く異なるので注意が必要である．見分け方として，バルーン水を出し入れする「注水孔バルブ」があればバルーン型と判断できる．

図10 胃瘻造設者カード
亀田メディカルセンターによる．

族・介護者に移行する．内視鏡室では，胃瘻カテーテルを管理する上で，必要なことを書いた胃瘻カード（図10）などを作成して患者・家族などに渡すとよい[7]．

文献

1) 有本之嗣：胃瘻(PEG)とは．鈴木　裕編：胃ろう(PEG)と栄養，p14，PEGドクターズネットワーク，東京，2004
2) 上野文明，鈴木　裕，嶋尾　仁：経皮内視鏡的胃瘻造設術ガイドライン，日本消化器内視鏡学会卒後教育委員会編：消化器内視鏡ガイドライン，第2版，医学書院，東京，2002
3) 鈴木博昭，鈴木　裕編：緩和内視鏡治療，医学書院，東京，pp3-6，2002
4) 高橋美香子：造設手技．鈴木　裕編：胃ろう(PEG)と栄養，p28，PEGドクターズネットワーク，東京，2004
5) 鈴木　裕，上野文明，嶋尾　仁ほか：第1回PEGコンセンサスミーティング「より安全なPEGを目指して」．在宅医療内視鏡治療 7 (1)：70，2003
6) 鈴木　裕：内視鏡的胃瘻造設術(PEG)．総合消化器ケア 5 (2)：27-32，2003
7) 松本雄三，横田明夫，堤　有里：経皮内視鏡的胃瘻造設術．田村君英，藤田力也編：ナースのための消化器内視鏡マニュアル，学習研究社，東京，pp192-207，2003

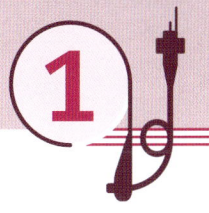

付 録

1 小腸内視鏡

　近年，従来X線が中心であった小腸（ポイント①）の検査は，イスラエルのGiven Imaging社が開発したカプセル内視鏡（日本では2007年10月に保険適用），自治医大の山本らが開発したダブルバルーン内視鏡（DBE：double balloon enteroscopy, 2003年11月から市販．図1）の登場により，めざましく進歩した．

　カプセル内視鏡は苦痛なく全小腸を観察するのが可能でスクリーニングに適している．DBEは従来の小腸内視鏡に比べ低侵襲かつ確実に深部小腸への挿入が可能で，内視鏡観察のほかに生検や内視鏡的治療が行える．DBEと同一原理のシングルバルーン内視鏡も後発で登場した（図2）．

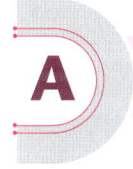

A 小腸内視鏡の看護

　著者らの施設では，ダブルバルーン内視鏡（経口的DBE，あるいは，経肛門的DBE）を2泊3日のクリニカルパスで運用し，術者1名，オーバーチューブを持つ助手の医師1名，外回りの看護師2名，計4名の体制で行っている．

　DBEは，通常の上部下部消化管内視鏡に比べ，侵襲が多く，1～2時間を要する検査であり，苦痛が大きいため，セデーションは必須である．看護師は，まず患者が安全・安楽な検査

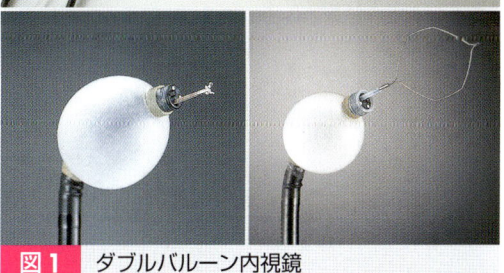

図1 ダブルバルーン内視鏡
写真提供：フジノン東芝ESシステム株式会社．

図2 シングルバルーン内視鏡
写真提供：（株）オリンパス．

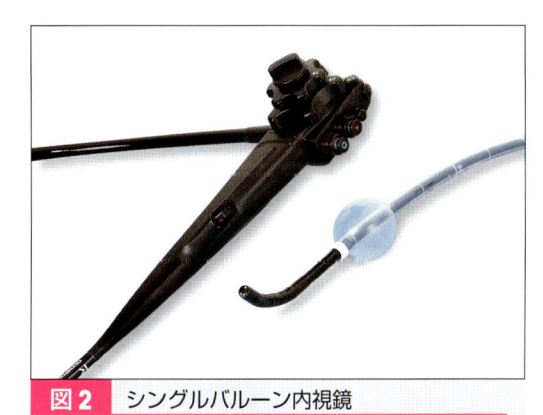

を受けられるように看護にあたることが重要である．

1 病棟での前処置

a 経口的DBEの場合

上部消化管内視鏡検査同様，前日23：00以降は絶飲食としている．検査1時間前に水200 mL＋ジメチコン（ガスコンドロップ）10 mLを内服する．出棟時，輸液ルートを確保し，硫酸アトロピンを1A筋注する．

b 経肛門的DBEの場合

下部消化管内視鏡検査同様，検査当日に腸管洗浄液を内服する．便秘の患者は前日までに便通を整え，場合によっては下剤を併用するなど対応が必要である．細かな残渣であっても，スコープに付着すると，オーバーチューブ内に入り込み，摩擦力を増大させるため，水様便にならない場合は，医師に報告して指示を受ける．輸液ルートを確保し，検査2時間前に経口的DBE同様の消泡薬を内服する．

2 検査前の準備

患者情報の確認，検査の目的を理解し，検査に使用する必要物品（小腸内視鏡，オーバーチューブ，スコープ用バルーン，バルーンポンプコントローラーなど）の準備をする．なお，オーバーチューブ・スコープバルーンの装着およびチェックは，医師が行っている．

> **ポイント ①　小腸**
>
> 小腸は5～6 mの長さをもつ腸管で，十二指腸から始まり，空腸，回腸を経て大腸へつながる．円柱上皮で覆われ，分解された食物を吸収する吸収上皮が非常に多くみられる．ケルクリング（Kerckring）皺襞は，小腸特有のひだで，主に空腸にみられ回腸では少ない．

3 検査中の看護

患者が検査室に到着したら，患者まちがいを防ぐため，ネームバンドによる患者の確認をする．義歯は，検査中にはずれ誤嚥や重篤な症状を招くことがあり，また，指輪やメガネなどの貴金属類は，高周波電流による処置の場合，熱傷の危険があるため，あらかじめはずしてもらい，病棟看護師に預ける．

DBEは，セデーションを使用するため，心電図モニター，血圧モニター，パルスオキシメーターを患者に装着する．セデーションによる呼吸抑制などの副作用出現時にすみやかに対応す

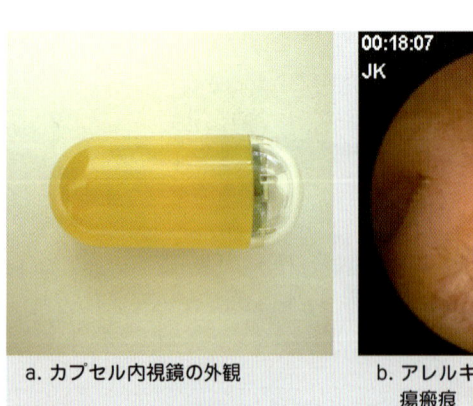

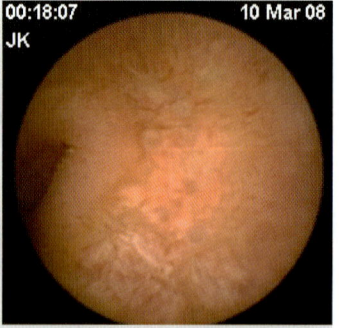

a．カプセル内視鏡の外観　　b．アレルギー性紫斑病の空腸の潰瘍瘢痕

図3 カプセル内視鏡

る準備（鎮静薬・鎮痛薬の拮抗薬，酸素吸入，救急カート）をしておくことが重要である．

セデーションは，医師の指示にて，鎮静薬と鎮痛薬投与を行う．必要に応じて適宜追加する．特に，高齢者や心臓疾患・慢性呼吸器疾患患者では，用量を調整して投与することが重要である．また，医師の指示にて酸素投与を必要に応じて開始する．

検査中，医師は内視鏡モニターに集中しがちであるため，適宜，看護師は，呼吸状態や心電モニターを観察・記録し，必要時は医師に報告する．患者の呼吸数が低下している場合は，大きい声で声をかけ，体を叩いて深呼吸を促す．特に経口的DBEの場合，口腔内の唾液による誤嚥性肺炎のリスクがあるため，適宜口腔内吸引を行う．体動がときに出現するため，体を支え，声かけをしながら苦痛の緩和に努める．また，セデーション中でも患者の意識がある場合もあり，検査中のスタッフの会話には留意する．

消化管造影，生検，点墨，ポリペクトミーなどの処置をする場合は，必要物品を手際よく医師へ渡す．

4 検査終了後の看護

医師の指示にて，鎮静薬の拮抗薬を静注し，覚醒の状態を確認する．特に，経口的DBEの場合は，検査後の誤嚥防止のため口腔内の唾液を吐き出させる．

バイタルサインのチェックをし，状態の変化・異常があればすみやかに医師に報告する．

病室帰室後2時間で，水分は可となるが，夕食は医師の指示があるまでは不可，トイレ・洗面は，セデーションを行ったため転倒のリスクがあり，検査翌日の医師の回診まで車椅子として，安静を保持できるように努める．

B カプセル内視鏡の看護

医師よりカプセル内視鏡（図3）の説明を受ける際，理解できない場合は看護師がわかりやすい言葉にして伝える．検査12時間前より絶食で，水分は水や透明な清涼飲料水のみ可であることを説明する．

検査当日は，バイタルサインをチェックし，検査15～40分前に消泡薬の内服を行う．検査機器の装着後，少量の水でカプセル内視鏡を飲み込む．

検査中，腹痛・嘔吐などの腹部症状が現れた場合は，すぐにスタッフに伝えるよう説明する．カプセル内視鏡は8時間の撮影が可能であり，8時間後に体にとりつけた検査機器（センサアレイ・データレコーダ・バッテリー）をとり外す．カプセルはディスポーザブルである．検査当日から2週間以内にカプセルが排泄されたら医師に伝え，排泄が不明な場合は病院で腹部単純X線撮影をすることを説明する．

付 録

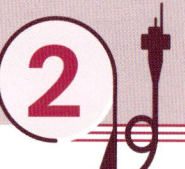

2 クリニカルパス集

内訳
1. 上部消化管内視鏡検査クリニカルパス：患者用
2. 下部消化管内視鏡検査クリニカルパス：患者用
3. 下部消化管内視鏡検査クリニカルパス：医療者用
4. ERCP検査クリニカルパス　　　　　：患者用
5. ERCP検査クリニカルパス　　　　　：医療者用
6. ESDクリニカルパス　　　　　　　　：患者用
7. ESDクリニカルパス　　　　　　　　：医療者用
8. 大腸ポリペクトミー（1泊2日）クリニカルパス：患者用
9. 大腸ポリペクトミー（2泊3日）クリニカルパス：患者用
10. 大腸ポリペクトミー（1泊2日）クリニカルパス：医療者用
11. 大腸ポリペクトミー（2泊3日）クリニカルパス：医療者用
12. EMRクリニカルパス（1週間）：患者用
13. EMRクリニカルパス（2泊3日）：医療者用

表1　上部消化管内視鏡検査クリニカルパス：患者用

胃内視鏡検査を受けられる患者様へ

　　月　日（　）曜日　　　　　　当日のほかの検査（有・無）　　主治医
（　：　）までに、受付はせずに⑫中央処置室へ　　●採血　●検尿
診察券とこの用紙を出してください。　　　　　　●腹部エコー　　　　　　説明者

	検査前日（　月　日）	検査当日（　月　日）	
		検査前	検査後
到達目標	●検査について理解し同意できる。	●検査がスムーズに行える。	●検査後の注意が理解できる
食事	●検査前日の夜は21時までに夕食を済ませ、その後は水分以外の食事をとらないでください（ただし、水かまたはお茶）。 ●アルコールは飲まないでください。	●朝食はとらないでください。少量の飲水は、かまいません（ただし、水かまたはお茶）。 ●朝の内服薬を服用してよいか主治医にお尋ねください。	●検査後1時間は飲んだり、食べたりできません。 ●1時間後に、少量の水を飲んでみて、むせないようであれば、食事をされて結構です。	□組織検査はしていません。 □組織検査をしています。 **組織検査（生検）をされた方へ** ●アルコール類は、避けてください。 ●油っこいもの、冷たいものは避けてください。 ●コーヒー・炭酸飲料・香辛料の入った食事は避けてください。 ●食事は、よく噛んで腹八分目にしてください。 ●規則正しい生活のリズムを心がけてください。 （以上のことは3日間注意） ●検査後生検部位より出血があると黒い便（タール便といいます）が出たり、吐物に血が混じるなどの症状があります。 ●上記のような症状があれば、ご連絡ください。また、心配なことがあれば何でもお尋ねください。
処置指導	●検査の際に、鎮静剤の注射を使用しますので車での来院はお控えください。	●胃の中の泡を消す薬を飲んでいただきます（バロス5mL＋水5mL）。 ●入れ歯・ネクタイ・眼鏡は、はずしてください。 ●患者様の間違い防止のため、名札をつけます。 ●ズボンやスカートは、ウエストを緩めてください。 ●ベッドに休んで頂き、喉にスプレー式の麻酔をします。	●検査結果について、医師から説明があります。 ●やむをえず車で来院された方は、検査後は車の運転を行わないようにお願いします。運転代行や他の交通機関で十分気をつけてお帰りください。 検査終了時間　　（　：　） 内視鏡退室時間　（　：　）	
その他	●前立腺肥大症、心臓病、糖尿病、緑内障と言われたことがある方、アレルギー体質の方は、事前にお申し出ください。	●楽に検査が受けられるように鎮静剤・鎮痙剤の注射を行います。場合によっては血管痛や静脈炎を引き起こす可能性があります。症状が生じた場合は、ただちにお知らせ出ください。対処いたします。	●次回診察予約票は、会計終了後にお渡ししますので、その日時を確認してください。	★新別府病院 Tel 0977-22-0391 　中央処置室 1520

新別府病院外来（2006年2月作成）による，一部改変．

表2　下部消化管内視鏡検査クリニカルパス：患者用

大腸内視鏡検査を受ける方へ

この用紙は検査時，結果説明の時にも持参してください。

経過	外来受診日 /	検査前日 /	検査当日 /		検査後（当日）	翌日〜1週間	外来受診日 /
治療計画	●主治医が検査について説明をします。●中央処置室にてビデオで洗腸の方法を説明します。□血液検査をします。□薬（　）を　/　より中止します。□インスリンの指示。	中止する薬を確認します	●原則として病院で洗腸液を飲みます。●ただし次の場合は自宅で洗腸液を飲むことも可能です。●便通が順調・自宅に家族がいる。●緊急時に速やかに受診できる体制がある。＊承諾書にサインをし，承諾書の裏も記入して持って来ましょう。□院内洗腸　8:30時に内科外来へ来ます。□自宅洗腸　　時に内視鏡室へ来ます。	治療計画	●検査医が検査について簡単に説明をします。□中止している薬の再開，または何日まで中止するかを確認。□インスリン再開の指示の確認。	●変わりがなければ受診の必要はありません。●出血や腹痛があればすぐに受診してください。	●主治医から組織検査の結果を説明します。●中止している薬の再開時間確認。
食事に関すること	●いつもの食事でいいですがなるべく消化のよいものを摂って下さい。●1週間前より，ワカメ，しいたけ，果実の種，繊維の多い野菜は控えましょう。	食事の例　朝　食パン　蜂蜜（バターやジャムは禁）　粒なしジュース　昼　素うどん（ネギやしょうがなどの薬味は禁）　粒なしジュース　夜　粥　豆腐味噌汁	●朝から絶食です。　洗腸液を飲む前に！　昨日から今朝にかけて排便がありましたか？気分は悪くないですか？該当することがあれば洗腸液を飲まずに申し出てください。	食事	●いつもの食事でいいですが，消化のよいものをとってください。		
腸を空にするために	〈持って帰るもの〉●ニフレック1袋 ●2000 mLのボトル ●ラキソベロン1本 ●白い錠剤2錠 ●白い液体の薬　下記の方はお申し出ください。●ここ1週間のうちで便秘のある方 ●一人暮らしの方　けっして怖い検査ではありませんので安心して受けてください。	●洗腸液を作りましょう。ニフレック1袋を2000 mLの水または麦茶で溶き，夏は冷蔵庫・冬は室温程度に冷やしておくと飲みやすいです。●水分をたくさん取りましょう。●夜8時ラキソベロン（下剤）を飲んでください。●深夜下痢をするかもしれません。●費用について！3割負担で6000〜7000円ポリープは切除をした場合は17000円くらいかかります。	●朝8時　白い錠剤2錠飲んでください。●8:30から洗腸液を15分おきに250 mL飲みます。□8:30　250 mL □8:45　250 mL □9:00　250 mL □9:15　250 mL　排便はありましたか □9:30　250 mL □9:45　250 mL □10:00 250 mL　排便は薄黄色になりましたか □10:15 250 mL ●最後に白い液体の薬を飲みます。●洗腸液を飲んでいる間は，それ以外の物は飲まないでください。●下記のような場合は早めに病院に来てください。●排便がきれいにならない。●洗腸液が飲めない。●気分が悪い。●洗腸後は水分をとりましょう。	検査後の説明	●観察だけの患者さまへ　特に制限はありません。□組織検査をした患者さまへ　特に制限はありませんが，組織の結果を聞きに来てください。□ポリープ切除術をした患者さまへ　ポリープが下の場所にありました。組織の結果を聞きに来てください。●運動：2〜3週間は激しい運動や重いものを持つなどの重労働はしないでください。家事，事務労働は差し支えありません。●入浴：当日はシャワーだけにしてください。翌日から入浴してくださって結構です。●アルコール：2〜3週間は避けてください。●排便：お腹に力を入れないよう便秘に気をつけてください。血圧を上げないように注意してください。●激しい出血や腹痛が現れたらすぐに病院に来てください。		●ポリープのある方は定期検査が必要です。●次の検査は（　）月頃受けてください。

香川労災病院（2003年9月）による，一部改変.

表3 下部消化管内視鏡検査クリニカルパス：医療者用

大腸内視鏡検査クリニカルパス 医療者用

当日のほかの検査（有・無）
- 採血　● 検尿　● 胃内視鏡
- 腹部エコー　● 腹部CT　　主治医＿＿＿＿＿＿＿

月　日 経　過	外来検査予約日	当日（前処置中）	当日（検査前）	当日（検査中）	当日（検査後）
達成目標	● 検査に対する心身の準備ができる。 ● 前処置の必要性が理解でき確実に行え検査に臨むことができる。			● 検査がスムーズに行える。	● 排ガスがあり腹痛がない。 ● 検査後の注意点が理解できる。
検査 注射 処置 内服	○マグコロールP× P ○容器代 ○ニフレック0.5P× P ○バロス5mL＋容器代 ○インテスクリア* ○既往歴確認 　前立腺肥大・DM 　心疾患・緑内障 　薬物アレルギー 　（　　　　　） ○抗凝固・血小板剤の内服（有・無） ○ワーファリン ○バイアスピリン ○パナルジン ○プレタール ○（　　　　） （　／　）中止	○マグコロールP× P ○ニフレック0.5P× P ○バロス5mL＋ 　水5mL ○ピジクリア50錠＋ 　水2000mL ○下剤服用 　開始時間 　（　：　） ○前処置終了時間 　（　：　）	○1%キシロカインスプレー 1mL ○ブスコパン 1A　IV ○グルカゴン 1/2V IV ○セルシン　　IV 　(10mg・7.5mg・ 　6mg・5mg・3mg・ 　2.5mg) ○㊥塩酸ペチジン 　35mg 注 　1A-1mL　　IV 内視鏡検査 注射部位 ○注射部位圧迫帯装着	○バイオプシー 　回盲部　　　片 　上行結腸　　片 　横行結腸　　片 　下行結腸　　片 　S状結腸　　片 　直腸　　　　片 ○インジゴ 1A ＊SpO₂ 85%以下に低下した場合 ○酸素（経鼻） 　マスク 2L 　（　：　）～（　：　） ○注射部位圧迫帯除去	○内服処方（有・無） ＊注射部位の静脈炎に対し ○リンデロンVG軟膏塗布 ○アルコール湿布
サイン					
観察		○嘔気　（有・無） ○嘔吐　（有・無） ○腹満　（有・無） ○腹痛　（有・無）	○開始時間　（　：　） BP　／　mmHg P SpO₂　　　　％	○終了時間　（　：　） BP　／　mmHg P SpO₂　　　　％ ○嘔気（有・無） ○嘔吐（有・無） ○腹満（有・無） ○腹痛（有・無）	○注射部位の異常 　　　　（有・無） ○車の運転（有・無） ○セルシンの効き具合 　（過量・適量・不良） ○嘔気　（有・無） ○嘔吐　（有・無） ○排ガス（有・無） ○腹満　（有・無） ○腹痛　（有・無）
安静度 食事		○絶食の確認 ○下剤服用の確認			○検査後安静
指導教育	○大腸内視鏡検査の食事・下剤服用の説明	○検査着への更衣	○検査中の体位		○内視鏡退室時間 　（　：　） ○説明終了時間 　（　：　） ○次回外来日 　（有・無） ○生後の生活指導
バリアンス	有・無	有・無	有・無	有・無	有・無
時系列記録有	○	○	○	○	○

＊：インテスクリア：低残渣の大腸検査食．DM：糖尿病．新別府病院外来（2008年3月改訂）による，一部改変．

表4　ERCP検査クリニカルパス：患者用

入院診療計画書

患者様用

お名前_____様　　受け持ち医師：_____　　受け持ち看護師：_____

月　日	/	/	/	/	/
経　過	検査前日	検査当日（検査前）	検査当日（検査中）	検査当日（検査後）	退院
達成目標	●検査の説明を受け、理解できる。	●発熱がない（37℃以下）。			●症状がなく検査結果に問題がなければ退院となります。
治療・薬剤（点滴・内服）・処置・リハビリ		●当日は、朝9時頃から翌日検査の結果が出るまで点滴をします。			
検　査	●血液検査 ●X線検査 ●心電図	●内視鏡的胆管膵管造影検査を行います。		●血液検査をします。	●血液検査をします。
活動・安静度	●特に制限はありません。		●検査後2時間まではベッド上で安静にしていてください。		
食　事	●21時以降は絶食です。	●当日は絶飲食です。			●検査結果に問題なければ食事開始となります。
清　潔	●制限はありません。	●入浴、シャワーはご遠慮ください。			●制限はありません。
排　泄	●制限はありません。	●検査前にトイレを済ませておいてください。	●検査後2時間までは尿器を使用していただきます。その後は、トイレまで歩行していただいてかまいません。		
患者様およびご家族への説明 栄養指導 服薬指導	●別紙の説明用紙を用いて、ご説明差し上げます。 ●同意書の説明をします。			●検査終了後、医師より検査の結果説明があります。	●次回受診の説明を行います。 ●腹痛や吐き気がありましたらいつでもご連絡ください。

本人・家族署名_____　　説明者署名_____

本人・家族への説明　　年　　月　　日

新別府病院による，一部改変．

表5 ERCP検査クリニカルパス：医療者用

ERCP（内視鏡的逆向性膵胆管造影）検査クリニカルパス　　医療者用

患者氏名　　　　　　　様　（ID：　－　－　）　病棟　　　主治医　　　　担当看護師
病名

月　日	／ 検査当日/1日目	／ 2日目
アウトカム	ERCPを合併症なく、安全に施行できる。 患者・家族が不安なく検査を受けられる。	検査後、膵炎・胆管炎などの合併症を認めない。
検査処置	□胸部X線、腹部X線、□心電図 □血液検査（ERCPセット） 　皮内反応：スルペラゾン（　　　） □ERCP 2時間後緊急血液検査	□緊急血液検査
点　滴	□点滴（ERCPセット）　左上肢にルート確保 　ヴィーンF 500 mL、ミラクリッド5万単位×2 　（翌朝まで） □ミラクリッド5万単位iv（ERCP後） □生食100 mL、スルペラゾン1g×2 □生食100 mL、フサン10 mg×2	□生食100 mL、スルペラゾン1g×2 □生食100 mL、フサン10 mg×2
前投薬	□生食100 mL、ペンタジン15 mg 　アタP 1A、スルペラゾン1g	
食　事	朝昼夕：絶飲食 　　検査3時間前まで水分のみ可	血液検査の結果で開始 □ERCPセット食（F2→3→4）
安静度	検査後床上安静、トイレ歩行可	制限なし
清　潔	清拭	シャワー可
薬　剤	抗凝固薬は、処置4日前（　／　）より中止。 当日：血糖降下剤、インスリンは中止。 他の心臓・血圧の薬は通常通り。 その他の薬は主治医確認後中止。	○主治医確認後すべての薬剤再開。
看護記録	観察項目は、腹痛・嘔気/嘔吐・発熱・ショック	
指　示	□発熱時（38℃以上）・腹痛時：ボルタレン坐薬25 mg挿入 □強い腹痛・背部痛時：ドクターコール 　血圧180/以上 or /100以上：アダラート1カプセル内服	
説　明	□ERCP説明/承諾書	□検査結果について説明する。
バリアンス		
Nsサイン		

西神戸医療センター消化器科による，一部改変．

■ 表6 ■ ESD クリニカルパス：患者用

胃内視鏡切除術用（ESD）入院診療計画書

患者様用

　　年　　月　　日　　　　　　主治医名 _____　　受持看護師 _____

月日	/（　） 治療前日	/（　） 治療当日	/（　） 治療後1日	/（　） 治療後2日	/（　） 治療後3日	/（　） 治療後4日	/（　） 治療後5日	/（　） 治療後6日	/（　） 治療後7日	/（　） 治療後8日	/（　） 治療後9〜退院
達成目標	1.治療の目的・方法が理解できる。	1.痛みがない。2.便の色が正常（黒色、出血がない）。3.嘔気・嘔吐がない。					1.内服の必要性が理解できる。		1.食事療法の必要性が理解できる。	1.潰瘍食米飯を食べることができる。	1.退院できる。
治療・薬剤（点滴・内服）・処置		●病棟で10時頃より24時間点滴を開始します。●内視鏡室で静脈注射をし、治療を行います。●今まで飲んでいるお薬は、原則として中止になります。					●点滴が終了し、針を抜きます。	●朝より潰瘍治療薬の薬が開始になります。●今まで飲まれているお薬も再開始になりますが、薬によっては中止のままのものもあります。			
検査			●朝、血液検査があります。●腹部のX線検査があります。●胃の内視鏡検査を行います。				●朝、血液検査があります。●胃の内視鏡検査を行います。		●胃の内視鏡検査を行います。		
観察	●1日1回、体温を測ります。	●治療前、治療後、夜間に体温、血圧、脈拍を測ります。	●1日4回、体温、血圧、脈拍を測ります。	●1日2回、体温を測ります。					●1日1回、体温を測ります。		
活動・安静度	●院内ご自由にご過ごしてください。	●トイレ歩行以外は安静にしてください。	●病棟内で安静にしてください。	●院内で自由に過ごしてください。							
食事	●21時以降、飲んだり食べたりできません。	●食べられません。●治療終了1時間後からは、口を潤す程度の飲水はできます。			●検食の結果問題なければ、夕より三分粥が食べられます。	●潰瘍五分粥が食べられます。	●潰瘍七分粥が食べられます。	●潰瘍食全粥が食べられます。●21時以降は検査のため食べられません。	●潰瘍食米飯が食べられます。		
清潔	●入浴できます。	●シャワー浴をされる場合は10時頃までに済ませてください。		●看護師が体を拭くお手伝いをします。			●点滴終了後より入浴できます。				
排泄	●トイレ歩行できます。										
栄養指導および服薬指導・患者様およびご家族への説明	●治療の説明があります。●治療当日までに同意書を提出してください。●治療当日の安静食事に関する説明があります。	●治療後、腹痛、吐き気、胃の不快感、黒い血液の混じった便などがあればすぐにお知らせください。		●胃の内視鏡検査について説明があります。		●薬剤師よりお薬の飲み方について説明があります。		●栄養士より食事内容について説明があります。●胃の内視鏡検査について説明があります。	●検査結果の説明があります。		●次回受診日と内服薬、退院後の生活について説明があります。

病名等は現時点で考えられるものであり、今後精査などを進めていくに従って変わりうるものである。
入院期間については、現時点で予想されるものである。

新別府病院消化器内科（2006年11月改定）による，一部改変．

付録

表7 ESDクリニカルパス：医療者用

胃内視鏡切除術（ESD）クリニカルパス　　　医療者用

指示日（平成　／　／　）　　　指示医署名：　　　　　担当看護師：

月　日 経　過	／（　） 治療前日	／（　） 治療当日	／（　） 治療1日目	／（　） 治療2日目	／（　） 治療3日目
達成目標	●検査の説明を受け理解できる。 ●発熱がない（37.0℃以下）。	●術後の安静・治療が守られる。 ●発熱がない（37.5℃以下）。 ●術後腹痛を認めない。 ●術後、下血・吐血がない。 **心疾患、緑内障、前立腺患者にはブスコパン禁です。**	●腹痛・嘔気がない。 ●WBC 15000以下 CRP 5以下。 ●GFにて出血がない。 ●X線上フリーエアを認めない。	●腹痛がない。 ●発熱がない（37.5℃以下）。 ●タール便がない。 ●嘔気、嘔吐がない。	
検査 治療 処置 注射 Dr指示	○内視鏡検査伝票提出 ○注射薬受け ○検査承諾書 （有・無） ○VS（1検）	○内視鏡伝票提出（翌日の分） ○ESD治療 ○前投薬（セルシン1A）iv ○〃（ブスコパン1A orグルカゴン1V）iv ○〃（塩酸ペチジン1A） ○持続点滴開始 ○①アミノフリード 500 mL 　ネオ3B 1A 　VC500 1A 　アドナ（50）1A 　10%トランサミン1A ○②ソルデム3A 500 mL △③アミノフリード 500 mL 　アドナ（50）1A 　10%トランサミン1A △④ソルアセトD 500 mL ○帰室後　生食20 mL＋オメプラール（20 mg）1V iv ○VS（○AM　帰室時　△術後60分 △術後120分） ○持参薬（続行／中止）	□採血（血1） □腹部X線（立位） □内視鏡検査（GF） **持続点滴** □①アミノフリード 500 mL 　ネオ3B 1A 　VC500 1A □②ソルデム3A 500 mL ○③アミノフリード 500 mL △④ソルアセトD ○生食20 mL＋オメプラール（20 mg）1V iv（朝・夕） ○VS（4検）	**持続点滴** □①アミノフリード 500 mL 　ネオ3B 1A 　VC500 1A □②ソルデム3A 500 mL □③アミノフリード 500 mL △④ソルアセトD 500 mL ○生食20 mL＋オメプラール（20 mg）1V iv（朝・夕） ○VS（2検）	**持続点滴** □①アミノフリード500 mL 　ネオ3B 1A 　VC500 1A □②ソルデム3A 500 mL □③アミノフリード500 mL △④ソルアセトD 500 mL ○生食20 mL＋オメプラール（20 mg）1V iv（朝・夕） ○内視鏡伝票提出（翌日の分） ○VS（2検）
教育 指導 説明	○検査について検査説明板を用いて説明 ○入院治療計画書	○翌日のGF検査について検査説明板を用いて説明			○翌日のGF検査について検査説明板を用いて説明
活動・安静度	○制限なし	○術後1時間安静、以後病棟内フリー	○病棟内フリー	○病院内フリー	○病院内フリー
食事種類	△21時以降絶飲食	○1日絶食（少量飲水可）	○絶食	○絶食	○絶食
清潔	○入浴可	○AMシャワー後入浴禁止、清拭	○入浴禁止、清拭	○入浴禁止、清拭	○入浴禁止、清拭
観察項目	腹満感 腹痛 嘔気 吐血				
記録					
時系列記録有	○　△	□　　　△	□　○　△	□　○　△	□　○　△
バリアンス	○有　無	○有　　　無	○有　　無	○有　　無	○有　　無
担当看護師署名	○　△	□　　　△	□　○　△	□　○　△	□　○　△

注）深夜を□、日勤を○、準夜を△で表示する。

患者氏名　　　　　　歳　　部屋番号

表7 つづき

指示医：＿＿＿＿＿＿＿＿＿＿　　担当看護師：＿＿＿＿＿＿＿＿＿＿

月　日 経　過	／（　） 治療4日目	／（　） 治療5日目	／（　） 治療6日目	／（　） 治療7日目	／（　） 治療8日目	／（　） 治療9日目(退院)	／（　） 治療　日目
達成目標	→	●腹痛がない。 ●発熱がない（37.5℃以下）。 ●タール便がない。 ●嘔気、嘔吐がない。	→	●内服の自己管理ができる。	●食事療法の必要性が理解できる。	●退院後の日常生活の注意点がわかる。 ●GU（H1）以上の治療過程である。 ●露出血管なし。 ●発熱がない（37.5℃以下）。		
検　査 治　療 処　置 注　射 Dr指示	持続点滴 □①アミノフリード500 mL 　ネオ 3B 1A 　VC500 1A □②ソルデム 　3A 500 mL ○生食 20 mL ＋ オメプラール（20 mg）1V iv（朝・夕） □採血 ○内視鏡検査（GF） ○VS（2検）	□①アミノフリード 500 mL 　ネオ 3B 1A 　VC500 1A □②ソルデム 3A 500 mL （持続点滴終了抜去） ○生食 20 mL ＋ オメプラール（20 mg）1V iv（朝・夕） ○VS（2検）	○持参薬再開（抗凝固薬、抗血小板薬以外） ○タケプロン 30 mg 1T1×朝 7日間 ○パリエット 10 mg 1T1×朝 7日間 ○VS（2検）	○内視鏡伝票提出（翌日の分） ○VS（1検）	○内視鏡検査（GF） ○退院時処方 ○退院処理（退院診療計画書・再来オーダー） ○VS（1検）	○VS（1検）	○VS（1検）
教　育 指　導 説　明		○個人栄養指導の予約 ○服薬指導の予約	○服薬指導（当院処方分）	○個人栄養指導 ○翌日のGF検査について検査説明板を用いて説明	○結果説明 ○退院指導		
活動・安静度		○病院内フリー			○病院内フリー		
食事種類	○タ～潰瘍食3分	○潰瘍食5分	○潰瘍食7分	○潰瘍食全粥（21時以降絶食）	○昼から潰瘍食米飯	○潰瘍食米飯	
清　潔	○入浴禁止、清拭	○点滴抜去後入浴可	○入浴可		○入浴可		
観察項目	腹満感 腹痛 嘔気 吐血						
記　録							
時系列記録有	□　○　△	□　○　△	□　○　△	□　○　△	□　○　△	□　○　△	□　○　△
バリアンス	○有　無	○有　無	○有　無	○有　無	○有　無	○有　無	○有　無
担当看護師署名	□　○　△	□　○　△	□　○　△	□　○　△	□　○　△	□　○　△	□　○　△

注）深夜を□、日勤を○、準夜を△で表示する。　　患者氏名＿＿＿＿＿＿　歳　　部屋番号＿＿＿＿＿

新別府病院による，一部改変．

付録

表8 ▶ 大腸ポリペクトミー（1泊2日）クリニカルパス：患者用

病名　大腸ポリープ
大腸内視鏡（ポリープ切除）を受ける方の入退院診療計画書（1泊2日）

患者様用

主治医 _____　受持ち看護師 _____　年　月　日

月　日 経　過	／ 入院・治療当日	／ 検査後1日目・退院	／ 退院後
達成目標	●治療の方法、目的が理解できる。 ●腹痛がなく、便がきれいになる。 ●治療後出血がない。 ●発熱がない（37.0℃以下）。 ●治療が問題なく終了する。	●腹痛がない。検査後出血がない。 ●X線、採血の結果の異常がない。 ●発熱がない（37.0℃以下）。 ●退院後の注意点が理解できる。	〈退院後に注意すること〉 1. 飲酒（すべてのアルコール類）は、治療当日から1週間止めてください（血管が拡張して出血しやすくなります）。 2. 脂肪の多いもの、油っこいもの、刺激のあるもの（香辛料の強いもの、炭酸飲料、コーヒーなど）を控えてください。 3. 日常生活では、規則正しい生活のリズムと便通に心がけてください。 4. 少量の出血は様子を見てよいですが、数日間続く場合や多量の出血、腹痛がある時、何か体調の変化がある時は、必ず受診してください。 5. 再来日までは、お腹に力の入る運動は控えてください。 6. 1週間は便の性状を観察しましょう。
検査 処置 治療	●大腸検査の前に、採血・胸部X線・心電図・出血時間・検尿の検査があります。 ●便の状態に応じて処置を行います。処置の必要な方は1リットルの下剤をお渡しします。服用後、消泡剤10mLを飲みます。 ●さらに必要な方には、もう1リットルお渡しします。 ●便が黄色水様でカスが混ざっていなければ前処置は終了です。 ●便は看護師が確認します。 ●腸がきれいになったら、呼ばれるまで病棟内でお待ちください。 ●大腸の検査・治療は、16番の内視鏡室で行います。	●朝6時頃採血を行います。 ●午前中腹部X線を撮影します。	
食事	●大腸検査・治療が終わるまでは食べれません。飲水はできます。 ●検査・治療後はお粥になります。	●朝より普通食ができます。	
清潔	●入浴できません。 ●検査前に化粧やマニキュアはおとしてください。	●退院後、入浴可能となります。	
安静度	●検査・治療前は制限はありません。 ●検査・治療後は内視鏡室からは車椅子で帰室します。 ●帰室後は1時間程は安静になります。それ以後制限はありません。	●制限はありません。	
患者様およびご家族への説明	●持参薬の確認をします。 （前処置中） ●必要な方はポータブルトイレを用意しますのでお知らせください。 ●気分が悪くなった方（腹痛・吐き気・腹満感など）はすぐお知らせください。主治医に報告し対応します。 ●腹部のマッサージや廊下を歩くなどを行うと効果的です。 ●空腹感のある方は、水分を摂ってください。 ●大腸検査が終わるまでの飲水は、お水や白湯、薄めのお茶、スポーツドリンクにしてください。 ●大腸の治療前までに同意書の提出をお願いします。 ●大腸検査・治療については14時以降になります。 （検査後） ●お腹が多少張った感じになりますが、無理に力まず、うつ伏せになるとガスが出て楽になります。 ●腹痛や排便時に血が混ざることがあれば、流さずに看護師に見せてください。 ●何か困ったことや不明な点がありましたらいつでもお尋ねください。	横行結腸／上行結腸／下行結腸／S状結腸／回腸／盲腸／虫垂／直腸／肛門管／肛門周囲皮膚／Rs（直腸S状部）／Ra（上部直腸）／Rb（下部直腸）	●退院時、診療日の御案内用紙に、再来日の時間を記入してお渡しします。 ●予約時間に間に合うように、お越しください。 ●お大事にしてください。 再来日

注）上記内容は、現時点で考えられるものであり、今後の状態の変化に応じて変わりうるものであります。

上記の内容を確認しました

患者氏名（患者代理人）サイン _____

新別府病院消化器内科（2006年11月改定）による，一部改変．

付　録／2. クリニカルパス集

表9　大腸ポリペクトミー（2泊3日）クリニカルパス：患者用

大腸ポリープ切除術を受けられる方へ

患者様用

私たちは、1. 手術に対する不安や処置の苦痛をできるだけ少なくし、最良の状態で手術を受けられるようお手伝いします。
　　　　　2. 順調に回復し、安心して退院できるようお手伝いします。

ID＿＿＿＿＿＿＿様　　主治医＿＿＿＿＿＿＿

項目	手術決定日（　／　）	入院（　／　）手術前	入院　手術中（内視鏡室）	入院　手術終了後	手術後1日目　／	手術後2日目	手術後3日目　退院日〈　／　〉
到達目標	●手術の必要性および治療経過がわかる。●低残渣食の内容、下剤の内服方法がわかる。	●排便状況を表現できる。●便がきれいになる。	●排便状況と腹痛、出血を知らせることができる。	→	→		●退院後の生活の注意点がわかる。
検査　処置	●手術に必要な検査をします（心電図・呼吸機能・採血・出血時間など）。	●自宅で6時から8時までの間、2時間かけてニフレック2Lを内服する。●入院後排便状態により下剤追加や浣腸があります。	●苦痛が少なく手術が受けられるよう静脈注射をします。	●止血剤入りの点滴をします。	●採血をします。●X線写真を撮ります。		●腹痛、出血がなければ、10時頃、退院となります。**退院後の生活について1週間は注意しましょう**●消化のよい軟らかいものをとってください。香辛料などの刺激のある食品は避けましょう。●飲酒は潰瘍の治りを遅らせ、血行がよくなるため、出血の危険性があります。控えましょう。●重い荷物を持ったり、力仕事、激しい運動（ゴルフ、テニス、スキー、水泳など）は避けましょう。●お風呂は、ぬるめのお湯に短時間つかる程度にしましょう。●排便は、いきまないようにしましょう。●便を観察しましょう！黒っぽい色、海苔の佃煮様の黒緑色、赤い血液が混入した便のときは、出血の可能性があります。早めに受診しましょう。次回　外来受診　　月　日　曜日●ポリープ切除の病理結果は、外来で主治医から説明します。●サウナや温泉は主治医の許可を得てからにしましょう。●出血が多い時や急激な腹痛がある時は、すぐにご連絡ください。【連絡先】札幌厚生病院電話：(011) 261-5331消化器外来　内線2180夜間は当直看護師が対応します。
薬	●内服中の薬について確認します。●以下の薬は、中止日を守ってください。　薬品名：　　内服中止日：　薬品名：　　内服中止日：	●心臓、血圧と喘息の薬は朝は自宅で昼分は11時に内服してください。内服する薬剤名					
食事	●治療前の食事について説明します。●入院前日の夕食は19時までに食べてください。●入院前日は水分を多くとりましょう。	●手術日は食事はできません。		●手術後水分開始となります。	●朝から全粥食開始になります。		
活動	●制限はありません。	●手術は午後です。●連絡がきたら1階内視鏡室へ行きます。	●検査台にあがり、左を下に横になります。	●車椅子で迎えにいきます。●トイレ・洗面以外はベッド上安静にしてください。	●出血がなければ行動は自由です。	→	
清潔	●入院前日は入浴してください。				●出血がなければシャワー浴ができます。	→	
排泄	●普段内服している便秘薬は内服してください。●普段便秘の方はお申し出ください。下剤を追加することもあります。	●看護師が排便状態を確認します。●透明な水様便になったら手術ができます。		●最初の便は流さずに看護師に見せてください。			
患者さま、家族への説明	●担当医師より手術方法と同意書について説明します。●担当看護師より手術の日程を説明します。●心臓病・高血圧・緑内障・前立腺肥大がある方はお申し出ください。●入院手続方法・手術変更時の連絡先について説明します。	●貴金属類ははずして保管してください。●下剤が飲めない場合や、便がきれいにならない場合は、ポリープ切除ができないことがあります。●本日は禁煙です。●10時に入院係へお越しください。	●手術衣に着替えます。●治療中、腸の流れにそってカメラを挿入します。●痛みがある時はがまんしないで医師・看護師にお知らせください。	●腹痛があるときにはがまんせずにお知らせください。	●退院後の生活について説明をします。●不安や心配事がありましたら、ご相談ください。	→	

入院のときには、この用紙を持参してください。
この内容はおおよその経過をお知らせするものです。状況に応じ変更することがあります。

札幌厚生病院消化器科（2002年3月）による，一部改変．

付　録

表10　大腸ポリペクトミー（1泊2日）クリニカルパス：医療者用

大腸ポリペクトミー（1泊2日）クリニカルパス　　　　　　　　　　医療者用

主治医：＿＿＿＿＿＿＿＿＿＿　　受持看護師：＿＿＿＿＿＿＿＿＿＿

月　日　経　過	／ 入院・治療当日	／ 治療後1日目・退院	現病歴	喫煙歴
達成目標	●腹痛がなく便がきれいになる。 ●発熱がない（37.0℃以下）。 ●治療後出血がない。 ●治療が問題なく終了する。 ●治療の方法、目的が理解できる。	●腹痛がない。 ●WBC 10000以下、X線上異常がない。 ●治療後出血がない。 ●退院後の注意点が理解できる。		本／日×　年数 職業
検　査 治　療 処　置 注　射	○入退院時採血 ○出血時間・心電図・胸部X線 ○検尿 ○CF	□採血（血1） □腹部X線		身長：　　　cm 体重：　　　kg 特記事項
	○前投薬（セルシン 1A） ○　〃　（ブスコパン 1A or グルカゴン 1V） ○ニフレックX（　） ○バロス消泡剤 10 mL ○検査承諾書	○再来予定日 心疾患、緑内障、前立腺患者にはブスコパン禁です。	既往歴	●抗凝固剤の内服（有・無）
安静度	○検査後1時間安静、以後制限なし			
食　事	○朝　絶食　○昼と夕　並粥	□朝からB食		家族構成
清　潔	○入浴禁止 ○化粧マニキュアは落とす	○退院後入浴可	心疾患　高血圧　喘息 糖尿病　前立腺　緑内障 アレルギー（　　　　）	
教　育 指　導 説　明	○治療前オリエンテーション ○入院時オリエンテーション ○入退院診療計画書 ○持参薬の確認 ○褥瘡対策に関する評価表 ○転倒・転落アセスメントスコアシート ○退院指導		ここに内視鏡伝票をはりましょう	

体温表	BP　P　T		
	180 110		
	180 100 38.0	38.0 100	
	140 90		
	120 80 37.0	37.0 80	
	100 70		
	80 60 36.0	36.0 60	
	60 50		
	40 40 35.0	35.0 40	

観察	便回数/色 腹満感 腹痛 嘔気 出血		

記　録			退院時サマリー	内　服
時系列記録有	○　　△	□　○　△		
バリアンス	○　有　無	○　有　無	住所	患者氏名　　　部屋番号
担当看護師署名ラウンド	○　　△	□　○　△		歳

新別府病院による，一部改変．

表11　大腸ポリペクトミー（2泊3日）クリニカルパス：医療者用

大腸ポリペクトミー　　　　　　　　　　　　　　　　　　　　　医療者用

ID _____ 様　主治医 _____　　手術医 _____

項目	外来 手術決定日（　/　）	入院（　/　） 手術前	入院 手術中（内視鏡室）	入院 手術終了後	手術後1日目 /	手術後2日目 /	手術後3日目 退院日（　/　）
到達目標	●手術の必要性および日程が理解できる。低残渣食の内容や下剤の内服方法について理解できる。	●腹痛・出血時、患者が異常を報告することができる。→			●退院後の生活の注意点が理解できる。→		
検査・処置	□外来検査医師入力確認（採血、X線・心電図・スパイロ） □後日検査の来院日		□静脈注射　□ブスコパン 20 mg　□セルシン　mg　□オピスタン 35 mg		□採血（HT・生化学）□胸・腹部X線		
薬	□他院他科内服薬の確認 　□他院他科内服薬 有 無 　□抗凝固剤　有 無 　　ワーファリン中止日（/）　　パナルジン中止日（/）　　その他（薬剤名：　）　　中止日（/）　□血糖降下剤 有 無 □内服してよい薬の説明（喘息・血圧・心臓）	□内服確認 □ニフレックを正しく内服できたか確認		□内服再開日の確認 □患者への説明 □止血剤点滴 ソリタT3 500 mL アドナ 100 mg トランサミン 250 mg ホスミシン 2 g	□朝　止血剤点滴		
食事	□低残渣食説明	□絶食 □食事変更入力 →		□夕から水分可	□朝から全粥（ ）（ ）（ ）	（ ）（ ）（ ）	（ ）
活動				□ベッド上安静 トイレ・洗面のみ可	□出血なければ自由		
清潔	入院前日入浴すすめる				シャワー浴 済 未	シャワー浴 済 未	入浴可
排泄	□日常の排便状況の確認 □下剤の内服方法の説明	□10時 便の性状確認（　） □追加処置と時間の確認 ニフレック（　） HE（　）	□排便状況の確認		□最初の便を確認　性状		
患者さま、家族への説明	□手術の日程と内容 □手術変更時の連絡先 □入院予約方法について説明		□手術中の注意事項説明		□退院指導		□再診日確認 医師　月　日 □次回受診予約 済 未 □緊急時の連絡方法 看護目標 達成 未達成
確認事項	□既往歴の確認（○で囲む）高血圧・糖尿病・緑内障・前立腺肥大症・心疾患 □ペースメーカー挿入 有 無 □手術伝票　有 無 □同意書説明 　□同意書回収 済 未 　□同意書カルテに貼用 済 未	□同意書の確認 有 無 □貴金属類の確認 □低血糖・脱水症状に注意	□既往歴、手術歴の確認 □同意書の再確認 □貴金属類の最終確認	□腹痛 有 無 腹部張り感 有 無	□腹痛 有 無　有 無 腹部張り感　腹部張り感 有 無　有 無	□腹痛 有 無　有 無 腹部張り感　腹部張り感 有 無　有 無	□腹痛 有 無 腹部張り感 有 無
記録	□内視鏡へ伝票提出 済 未	入院時 T P Bp	手術前 T P	手術直前（　：　） Bp	手術直後（　：　） Bp	帰室時 T P Bp	準夜	便尿 深夜 日勤 準夜 T P Bp	便尿 深夜 日勤 準夜 T P Bp	便尿 深夜 日勤 T P
看護師サイン	外来Ns	病棟Ns		病棟Ns	病棟Ns			科長印
バリアンス							

札幌厚生病院消化器科による（2002年5月），一部改変．

付　録

表12　EMRクリニカルパス（1週間）：患者用

入院診療計画書

年　　月　　日

胃の内視鏡的粘膜切除術（EMR）を受けられる＿＿＿＿＿＿＿＿＿＿様（ID：　　　　　　）

月日 経過	入院当日	治療前	治療後	1日目	2日目	3日目	4日目	5日目	6〜7日目
検査	●血液検査、心電図 胸部X線		●治療後に腹部のX線を撮ります。	●血液検査	●内視鏡検査をし治療後の確認をします（場合により追加の治療が実施されます）。				
処置 内服 点滴	●他院、当院で処方されている心臓病、高血圧、糖尿病の内服薬があればお知らせください。	●心臓病や高血圧などの薬を内服している方は、朝必要な薬を内服してください（服用する薬については前もってお知らせします。少量の水で内服してください）。 ●朝9時過ぎから点滴を始めます。 ●治療に出る前に、体温・脈拍・血圧を測り医師の指示により痛み止めの注射をします。	●点滴は24時間続きます。 ●夕方から内服薬の服用をして頂きます。		●点滴は朝で終了となり抜針されます。 ●回復の状況によりこれまで内服されていた他院あるいは当院での薬が再開されます（医師あるいは看護師が説明します）。				●退院処方を2週間分お渡しします。
食事	●21時以降は絶飲食になります。それまでは制限はありません。	●絶飲食		●水分可（水とお茶は飲んでもかまいません）。	●潰瘍流動三分食から開始されます。	●潰瘍三分粥	●潰瘍五分粥	●潰瘍全粥	●潰瘍全粥
活動	●活動に制限はありません。	●点滴をした後はなるべく安静にしてください。 ●トイレ歩行や移動時には、点滴のルートに気をつけてください。	●トイレ歩行のみ構いません。それ以外は病室にいるようにしてください。	●病棟内歩行は構いません。		●活動の制限はありません。			
排泄	●トイレ	●トイレ歩行は可能です。	●トイレ	●トイレ					
清潔	●入浴可	●入浴はできません。		●体を拭くお手伝いをします。	●体調が良ければシャワー浴は構いません。	●シャワー可	●入浴可		
説明 指導	●看護師が入院までの経過や今までかかった病気、連絡先などお聞きします。 ●入院生活についての説明を実施します。 ●医師より治療計画・内容についての説明があります。 ●検査・治療の承諾書をお渡ししますので治療が開始される前までにお出しください。	●点滴前に排尿を済ませ、肌着は脱いでおいてください。	●腹痛、気分不良などの症状がある時や何か変わったことやや気になることがありましたら医師または看護師にお知らせください。 ●検査後最初の便は、看護師にお見せください。黒っぽい便が出た時もお知らせください。	●薬剤師より服薬指導があります。	●主治医より内視鏡検査の結果説明があります。	●組織検査の結果の説明があります。			●主治医より検査結果、退院時の説明があります。 ●看護師より退院後の生活について説明があります。

この表は標準的な医療やケアをお知らせしたものです。変更のある場合もありますので予めご承知ください。

上記計画書について、十分説明を受け納得しました。

患者氏名＿＿＿＿＿＿＿＿＿＿＿＿＿＿　　主治医＿＿＿＿＿＿＿＿＿＿＿印
　　　　　　　　　　　　　　　　　　　　担当看護師＿＿＿＿＿＿＿＿＿印

西神戸医療センターによる，一部改変．

表13 ▶ EMRクリニカルパス（2泊3日）：医療者用

クリニカルパス名：胃内視鏡切除術（EMR） 　　医療者用

指示日（平成　／　／　）　　指示医署名：　　　　　担当看護師：

月　日 経　過	／（　） 治療前日	／（　） 治療当日	／（　） 治療1日目	／（　） 治療2日目
達成目標	●検査の説明を受け理解できる。 ●発熱がない（37.0℃以下）	●術後の安静・治療が守られる。 ●発熱がない（37.0℃以下）。 ●術後腹痛を認めない。 ●術後、下血・吐血がない。 　　心疾患、緑内障、前立腺患者にはブスコパン禁です。	●腹痛・嘔気がない。 ●WBC 15000以下　CRP 5以下。 ●GFにて出血がない。 ●X線上フリーエアを認めない。	●腹痛がない。 ●発熱がない（37.5℃以下）。 ●タール便がない。 ●嘔気、嘔吐がない。
検査 治療 処置 注射 Dr指示	○内視鏡検査伝票提出 ○注射薬受け ○検査承諾書（有・無） ○VS（1検）	○内視鏡伝票提出（翌日の分） ○EMR治療 ○前投薬（セルシン 1A）iv　＊内視鏡室にて前投薬施行 ○　〃　（ブスコパン 1A or グルカゴン 1V）iv ○　〃　（塩酸ペチジン 1A） ○持続点滴開始 ○①アミノフリード 500 mL 　ネオ 3B 1A 　VC500 1A 　アドナ（50）1A 　10%トランサミン 1A ○②ソリタ T3 500 mL △③アミノフリード 500 mL 　アドナ（50）1A 　10%トランサミン 1A △④ポタコール R 500 mL ○帰室後　生食 20 mL＋オメプラール（20 mg）1V iv ○VS（○AM　○帰室時　△術後60分　△術後120分） ○持参薬（続行／中止）	□採血（血1） □腹部X線（立位） ○内視鏡検査（GF） 持続点滴 □①アミノフリード 500 mL 　ネオ 3B 1A 　VC500 1A □②ソリタ T3 500 mL ③アミノフリード 500 mL △④ポタコール R 500 mL ○生食 20 mL＋オメプラール（20 mg）1V iv（朝・夕） ○VS（4検）	□①アミノフリード 500 mL 　ネオ 3B 1A 　VC500 1A □②ソリタ T3 500 mL □③アミノフリード 500 mL △④ポタコール R ○生食 20 mL＋オメプラール（20 mg）1V iv（朝・夕） ○VS（2検）
教育 指導 説明	○検査について検査説明板を用いて説明 ○入院治療計画書	○GF検査について検査説明板を用いて説明		○個人栄養指導の予約 ○服薬指導の予約
活動・安静度	○制限なし	○術後1時間安静、以後病棟内フリー	○病棟内フリー	○病院内フリー
食事種類	△21時以降絶飲食	○1日絶食（少量飲水可）	○問題なければ潰瘍流動食開始	○潰瘍食三分粥
清潔	○入浴可	○入浴禁止、清拭	○入浴禁止、清拭	○入浴禁止、清拭
観察項目	腹満感 腹痛 嘔気 出血			
記録				
時系列記録有	○　△	□　○　△	□　○　△	□　○　△
バリアンス	○　有　無	有　無	○　有　無	○　有　無
担当看護師署名	○　△	□　○　△	□　○　△	□　○　△

注）深夜を□、日勤を○、準夜を△で表示する。

患者氏名　　　　　　　　歳　　部屋番号

新別府病院による，一部改変．　　　　　　　　　　　　　　　　　つづく．

表13 つづき

指示医：　　　　　　　担当看護師：

月　日	／（　）	／（　）	／（　）	／（　）	／（　）
経　過	治療3日目	治療4日目	治療5日目	治療6日目	治療7日目　退院
達成目標	→→→	→→→	●腹痛がない。 ●発熱がない（37.0℃以下）。 ●タール便がない。 ●嘔気、嘔吐がない。	●退院後の日常生活の注意がわかる。 ●GU（H1）以上の治療過程である。 ●露出血管なし。	●退院できる。→
	●内服の自己管理ができる。	●食事療法の必要性が理解できる。			
検　査 治　療 処　置 注　射 Dr指示	□①アミノフリード 500 mL 　ネオ3B 1A 　VC500 1A □②ソリタT3 500 mL （持続点滴終了抜去） ○生食20 mL＋オメプラール（20 mg）1V iv（朝のみ） ○持参薬再開 ○パリエット 10 mg 1T1×朝 7日間 ○VS（1検）	○VS（1検）	○内視鏡伝票提出（翌日の分） ○VS（1検）	○退院時処方 ○退院処理（退院診療計画書・再来オーダー） ○採血 　内視鏡検査 ○VS（1検）	○VS（1検）
教　育 指　導 説　明	○服薬指導	○個人栄養指導	○GFについて検査説明板を用いて説明	○主治医より結果説明 　退院指導	
活動・安静度	○病院内フリー		○病院内フリー		
食事種類	○潰瘍食5分粥	○潰瘍食7分粥	○潰瘍食全粥 △21時以降絶食	○朝絶食、昼から潰瘍食米飯	○潰瘍食米飯
清　潔	○点滴抜去後入浴可	○入浴可	○入浴可		
観察項目	腹満感 腹　痛 嘔　気 出　血				
記　録					
時系列記録有	□　○　△	□　○　△	□　○　△	□　○　△	□　○　△
バリアンス	○　有　無	○　有　無	○　有　無	○　有　無	○　有　無
担当看護師署名	□　○　△	□　○　△	□　○　△	□　○　△	□　○　△

注）深夜を□、日勤を○、準夜を△で表示する。

患者氏名　　　　　歳　　部屋番号

新別府病院による，一部改変．

索 引

欧文

A型胃炎　119
adenoma-carcinoma sequence　139
AGML　117
angiodysplasia　173
AOSC　148
APC　34, 175
Auerbach 神経叢　113
B型胃炎　119
B型肝炎ウイルス　74
Bモード　30
Borrmann 分類　123, 141
Budd-Chiari 症候群　107
C型肝炎ウイルス　74
CCD　8, 21
Charcotの三徴　149
Crohn 病　135
Courvoisier 徴候　150
DBE　233
de novo cancer　139
DIC　148
DICOM　8
EAM　207
EBD　150, 151, 155
EHL　46
EIS　46, 108
EMR　46, 125, 142, 206
EMR-C　208
ENBD　48
EOG 滅菌　38
EPBD　48, 147
ERBD　48
ERCP　147, 198
ESD　46, 125, 142, 210
EST　48, 147, 202
ESWL　154
ETスタンド　49
EUS　16, 46, 150, 199, 215
EUS-FNA　155
EVL　46, 108
FD　117
FICE 方式　21
Gardner 症候群　143
GERD　109
GIST　28
H_2ブロッカー　121
Helicobacter pylori　117, 120, 123
Hodgkin リンパ腫　129
HSE　174

IDUS　150, 218
IOIBD アセスメント・スコア　135
ITナイフ　45, 210
JPEG　8
KIT　128
LES　109, 113, 115
LST　143
Mallory-Weiss 症候群　173
MALT リンパ腫　129
metalic sound　144
MRCP　151, 153, 198
NBI　21, 220
NSAIDs　117, 120
Oリング　185
O-157　132
PEG　46, 224
pH24時間モニタリング　119
POMR　101
POS　101
PPE　72
PPI　121
PTCD　150, 151, 155
PTP 包装　180
RCサイン　107
Reynoldsの五徴　149
RGB　21
Saintの三徴　115
S-Bチューブ　108
Schindlerの分類　118
SHEL 分析　98
skip lesion　136
SMT　128
Spauldingの分類　75
SpO_2　7, 164
SSBE　111
Strickland-Mackayの分類　118
Sydney 分類　119
thumb printing sign　138
Turcot 症候群　143
UPD　196
Vater 乳頭　151, 202
Zenker 憩室　112

和文

あ

アウエルバッハ神経叢　113
アカラシア　189
アクシデント　59
悪性リンパ腫　129
アクリジンオレンジ　68
アスピリン　57
アスピレーション・ムコゼクター　207
アタラックスP　53
圧出性憩室　112
アドレナリン　55
アトロピン　69
アナフィラキシーショック　199
アニサキス　180
アネキセート　54, 67
アメーバ赤痢　131
アルギン酸ナトリウム　67
アルコール製剤　58
アルコール注入　80
アルゴンプラズマ凝固　34, 175
アレア　124
アングル解除ノブ　16
アングルノブ　16
安全管理　59
アンプラーグ　57

い

胃炎　117
胃潰瘍　120
胃癌　123, 173, 189
　　——検診　124
　　——取扱い規約　104
イコサペント酸エチル　57
胃・十二指腸潰瘍　173
萎縮性胃炎　119
胃小区　124
胃静脈瘤　184
胃食道逆流症　109
胃石　181
胃底腺ポリープ　127
遺伝性非ポリポーシス大腸癌　139
胃粘液除去薬　169
胃粘膜下腫瘍　128
異物除去　46, 180
胃壁腹壁固定　226
胃ポリープ　126, 206
医用電気機器　60

医療水準 97
イレウス 143
胃瘻 224
陰窩膿瘍 134
インジゴカルミン 44, 68, 220
インシデント 59
　　——・アクシデントレポート 98
飲酒制限 166
飲水開始 167
咽頭食道憩室 112
イントロデューサー法 225
インフォームド・コンセント 11, 199

【う】
ウインドウ期 74
ウエルシュ菌 131
受付 2
運動感覚機能テスト 166
運動制限 166

【え】
エタノール 55, 67, 174
エトキシスクレロール 55, 67, 109, 184
エパデール 57
エピネフリン 55, 67, 69
エフェドリン 69
エレンタール 136
遠位大腸炎型 133
塩酸エフェドリン 69
塩酸ドパミン 69
塩酸ドブタミン 69
塩酸トラマゾリン 51
塩酸ナファゾリン 51
塩酸ナロキソン 54, 67
塩酸ニカルジピン 69
塩酸プロカインアミド 69
塩酸ペチジン 67
塩酸リドカイン 66, 69, 161
炎症性ポリープ 142
エンドカット 34
エンドループ 45, 142, 176

【お】
横隔膜上憩室 113
オートクレーブ 37, 38, 81
オーバーチューブ 185
オピオイド受容体 53
オピスタン 53, 67
オルダミン 55, 67, 108, 184
オレイン酸（モノ）エタノール
　アミン 67, 108
音響陰影 146

【か】
ガードナー症候群 143
回復室 4
界面活性剤含有酵素洗浄剤 76
潰瘍限局型 123
潰瘍浸潤型 123
潰瘍性大腸炎 132, 139
ガウン 72
拡張術 46
過形成性ポリープ 126, 142
過誤腫 142
過酢酸 76
ガスコンドロップ 51, 66
ガスチーム 51
ガスモチン 66
画像記録 7
画像取り込み方法 20
画像ファイリングシステム 8
家族性大腸腺腫症 139, 143
可聴音域 29
活動期 121, 133
下部食道括約筋 109, 113, 115
下部食道筋層切開術 114
カプセル内視鏡 233, 235
カラー同時方式 20
カルチノイド 128
　　——症候群 128
陥凹型 123
緩解期 133
換気扇 5
環境管理 73
管腔内超音波法 150, 218
肝硬変 107
看護業務指針 99
看護記録 99
鉗子 45
　　——起上構造 24
　　——口 16, 24
　　——出口 17
患者確認 159
患者監視装置 7
患者情報 159
感染管理 71
感染性腸炎 131
乾燥 80
肝内結石 146
肝膿瘍 148
カンピロバクター 131
カンファランス室 5
ガンマ（γ）線滅菌 38
緩和内視鏡治療 224

【き】
キーボード 15
既往歴 160
機械的イレウス 143
機械的止血法 176
気管分岐部憩室 112
機器の点検 61
危険 60
キシロカイン 50
　　——ショック 50
　　——スプレー8％ 66
　　——ビスカス 66, 161
キセノンランプ 20
機能性胃腸症 117
機能的イレウス 143
逆流性食道炎 109, 111
逆行性健忘 54
ギャップ 83
吸引 24
　　——口金 17
　　——設備 7
　　——ボタン 16
救急カート 68, 170
急性胃炎 117
急性胃粘膜病変 117, 173
急性激症型 133
急性膵炎 151, 201
急性胆管炎 148
急性胆嚢炎 148
急性閉塞性化膿性胆管炎 148
教育 83
　　——計画 84
凝固 34
狭帯域光観察 21, 220
鏡面形成像 144
局所麻酔薬 50
虚血性腸炎 137
記録室 5
禁忌 60
緊急時 68

【く】
偶発症 170
クエン酸マグネシウム 52, 66
クエン酸モサプリド 66
クリスタルバイオレット 44, 68
グリセオール 55
グリセリン浣腸液 52
クリップ 41, 45, 142, 176, 221
クリティカル 75
クリニカルパス 97, 102

グループ分類　104
グルカゴン　50, 66
グルカゴンG・ノボ　51, 66
グルコン酸クロルヘキシジン　58
グルタラール　76
クルボワジェ徴候　150, 151
クローン病　135
クロピドグレル　57

け
経口膵管内視鏡　155
蛍光法　220
警告　60
憩室　112
経時的経過記録　102
経皮経肝胆管ドレナージ　150
経鼻内視鏡検査　170
経皮内視鏡的胃瘻造設術　224
けいれん性イレウス　144
劇薬　66
結紮装置　41
血清ペプシノゲン　124
結石　146
　　──破砕療法　154
結腸癌　139
ケルビン　20
牽引性憩室　112
検査衣　196
検査・治療後説明　166
検体専用カセット　222

こ
高圧蒸気滅菌　38, 81
降圧薬　56
抗凝固薬　56
光源装置　15, 19
抗コリン薬　50, 51, 161
高周波装置　32
高周波電気凝固法　175
高周波ナイフ　45
高水準消毒　75
　　──薬　77
構造強調　18
酵素洗浄剤　76, 79
高張Naエピネフリン（HSE）液
　54, 55, 174
抗不整脈薬　56
絞扼性イレウス　144
ゴーグル　72
個人情報　13
個人防護具　72
コレステロール系結石　146

コレラ　131
コロンカットオフ徴候　152
混合性憩室　112
混合切開　34
コンゴーレッド　68
コントラスト法　220
コンベックス方式　27, 28

さ
細菌学的培養検査　132
細菌性赤痢　131
細菌培養検体　222
細径超音波プローブ　215
在庫管理　6
砕石具　47
最低有効濃度　79
再燃緩解型　133
サイレース　53, 67
サイン　103
崎田・三輪分類　121
柵状血管　111
作用時間　164
サルポグレラート塩酸塩　57
サルモネラ　131
酸素供給　7

し
次亜塩素酸ナトリウム　58
ジアゼパム　53, 67
シアノアクリレート　55
シース型処置具　38
敷石状外観　135
色彩強調　18
色素内視鏡　220
色素反応法　220
色調調整　18
止血　46, 173
自己評価　91
質の保証　81
自動血圧計　7
自動洗浄装置　80
自動注水装置　31
シドニー分類　119
ジピリダモール　57
ジメチコン　50
シャルコーの三徴　149
臭化ブチルスコポラミン　66
縦走潰瘍　135, 138
十二指腸潰瘍　120
収納　6
周波数　29
ジュール熱　32

手指衛生　72
出血　122
腫瘤型　123
純エタノール　67, 174
潤滑油　196
循環動態　164
消化管出血　173
消化器内視鏡の洗浄・消毒マルチ
　ソサエティガイドライン　82
小腸　234
消毒　75, 79
上皮性腫瘍　105
情報共有　59
初回発作型　133
除菌　121, 122
食道アカラシア　113
食道胃接合部　111
食道癌　105, 189
食道気管支瘻　105
食道狭窄　189
食道憩室　112
食道静脈瘤　107, 184
食道表在型癌　105
食道噴門部無弛緩症　113
食道離断術　109
食道裂孔ヘルニア　109, 111, 114
処置具　37
シリンジ　41
シロスタゾール　57
神経腫　128
進行胃癌　123
進行大腸癌　141
新人教育　83
迅速ウレアーゼ試験　120
心電計　7
振動子　28, 30
シンドラーの分類　118

す
膵癌　154
膵管癌　154
水蒸気爆発　32
膵胆管合流異常　149
膵島細胞癌　154
膵頭十二指腸切除　151, 155
膵頭部癌　154
スキルス胃癌　123
スコープ　24
　　──外装装着型処置具　38
　　──コネクター　16
すすぎ　79, 81
スタッフ教育　96

スタンダード・プリコーション 37, 71
ステージ分類 121, 140
ステロイド注腸 134
ステント挿入 192
ストリックランド・マッケイの
　分類 118
ストリップ・バイオプシー法 206
ストレッチャー 6
スネア 44
スプレー凝固 34
スポルディングの分類 75
スライダーハンドル 41

せ

生検鉗子 44
清掃 158
成分栄養剤 136
セイントの三徴 115
切開 34
接地型コンセント 7
説明室 2
説明文書 11
説明用紙 99
セデーション 164
セミ・クリティカル 75
セルシン 53, 67
セレウス菌 131
腺癌 104
ゼングスターケン・ブレークモア
　チューブ 108
穿孔 122, 201
腺腫 139, 142, 206
　──性ポリープ 127
　──内癌 139
洗浄 75, 78
　──・消毒室 5
　──・消毒に関するガイド
　　　ライン 37
　──チューブ 44
　──履歴 82
染色法 220
前処置 169, 194
全大腸炎型 133
先端アタッチメント 45
センチネルループ徴候 152
疝痛 144
蠕動亢進音 144
腺房細胞癌 154

そ

造影チューブ 47, 198
送気 24

早期胃癌 123
送気管 17
送気・送水ノズル 17
送気・送水ボタン 16
早期大腸癌 139
相互評価 91
操作ハンドル 40
送水 24
　──口金 17
　──タンク 81
ゾーニング 2, 5
側視型 16
側視鏡 24
側方発育型腫瘍 143
ソセゴン 53, 67
ソフト凝固 34
ソルミラン 57

た

ターコット症候群 143
体外式衝撃波結石破砕療法 154
対極板 32
大腸炎 132, 139
大腸癌 139
　──取扱い規約 104
大腸ポリープ 141
大腸ポリポーシス 143
対物レンズ 17
第四級アンモニウム塩 58
ダイレクト法 225
他者評価 91
脱気水充満法 31
ダブルバルーン小腸内視鏡 136, 233
単回使用処置具 80
胆管炎 148
胆管癌 150
胆管結石 146
単純性イレウス 143
胆石 146, 149
胆嚢炎 148
胆嚢癌 149
胆嚢結石 146

ち

チオ硫酸ナトリウム 56, 68, 221
チクロピジン塩酸塩 57
注射針 44
中水準消毒 75
中性酵素洗浄剤 76
チューター 83
中毒性巨大結腸症 134
治癒期 121

腸炎 131
　──ビブリオ 131
超音波 29
　──振動子 27
　──洗浄 37, 80
　──探触子 27
　──内視鏡 16, 26, 125, 150
　──内視鏡下穿刺吸引 155
　──内視鏡検査 215
　──プローブ 26, 27
腸管出血性大腸菌 131
腸管穿孔 194
腸管洗浄薬 50, 52, 194
腸上皮化生 127
腸チフス 131
直視型 16
直腸炎型 133
直腸癌 139, 189
鎮痙薬 50
鎮静薬 53, 164, 170
鎮痛薬 53

つ

ツェンカー憩室 112

て

低水準消毒 75
ディスポーザブル製品 80
ディプリバン 54, 67
テタニー症状 152
デトキソール 56, 68, 221
手袋 72
電解質ポリエチレングリコール 66
電荷転送素子 8
電気コネクター部 17
電源 6
電子カルテ 9, 14
電子スコープ 15
電子内視鏡 15
転倒 70
点墨 221
転落 70

と

トイレ 4
同意書 11, 99
動線 2
糖尿病薬 56
動脈血酸素飽和度 7, 164
透明キャップ 45
トーク 51
ドパミン 69

ドブタミン　69
トラピジル　57
トラマゾリン　51
取扱説明書　60
トルイジンブルー　68, 105
ドルミカム　53, 67
ドレナージチューブセット　47
トロリー　15
トロンビン　54, 55, 67

な
内視鏡
　——検査室　4
　——検査台　6
　——後急性胃粘膜病変　117
　——挿入形状観測装置 UPD　196
　——的吸引粘膜切除術　207
　——的減黄術　150
　——的硬化療法　108
　——的止血法　122
　——的静脈瘤結紮術　108, 185
　——的静脈瘤硬化療法　184
　——的膵管切開術　154
　——的乳頭切開術　147
　——的乳頭バルーン拡張術　147
　——的粘膜下層剥離術
　　　　　125, 142, 210
　——的粘膜切除術　125
　——の洗浄・消毒に関する
　　　　ガイドライン　37, 77
ナファゾリン　51
ナロキソン　54, 67

に
ニカルジピン　69
肉眼型　105, 123, 141
24時間 pH モニタリング　110
ニッシェ　124
ニッセン法　115
ニトログリセリン　69
ニフレック　52, 66, 194
ニボー　144
日本消化器内視鏡学会消毒委員会　82
日本消化器内視鏡技師会安全管理委員会　37, 77
乳頭拡張術　48
乳頭部癌　151
尿素呼気試験　120

ね
熱凝固止血法　175

ネットワーク　7, 9
粘液産生膵癌　154
粘液分解酵素薬　217
粘膜切除　140, 142

の
濃グリセリン　55
嚢胞腺癌　154
ノルエピネフリン　69
ノロウイルス　131
ノン・クリティカル　75

は
バイアスピリン　57
排便チェック表　196
バイポーラ方式　32, 35
ハウスキーピング　73
ハウストラの消失　133
曝露対策　77
曝露濃度　77
把持鉗子　45
播種性血管内凝固　148
バスケット鉗子　204
白血球除去療法　134
バッド・キアリ症候群　107
パドリン　51
パナルジン　57
パピロトミーナイフ　47
バファリン　57
ハプトグロビン　109
パラチフス　131
バリウム斑　124
針状メス　210
バルーンインフレーター　41
バルーン拡張術　114, 189
バルーンカテーテル　47, 204
バルーン法　31
バレット食道　104, 111
ハロゲンランプ　19
反回神経麻痺　105
瘢痕期　121
バンド結紮法　176

ひ
ヒアルロン酸ナトリウム　55, 211
ヒータープローブ　32, 175
ピオクタニン　68
光の三原色　21
非乾酪性類上皮細胞肉芽腫　136
肥厚性胃炎　119
ビコスルファートナトリウム　52, 66
ビジクリア　52, 66, 194

非上皮性腫瘍　105
ヒスタミン H_2 受容体拮抗薬　121
非ステロイド系消炎鎮痛薬　117, 120
ヒストアクリル　55
左側大腸炎型　133
ピットパターン　141
人免疫不全ウイルス　74
ヒドロキシジン塩酸　53
非ホジキンリンパ腫　129
びまん浸潤型　123
びまん性変化　133
ヒヤリ・ハット　98
表在型　123
表在陥凹型　105
表在平坦型　105
表在隆起型　105
標準化　84
標準看護計画　96
標準予防策　71
表層性胃炎　119
表面型　123
表面陥凹型　123
表面平坦型　123
表面隆起型　123
びらん性胃炎　119
ビリルビン系結石　146

ふ
ファーター乳頭　151, 202
ファイリングシステム　8
不安　158
フィードバック　96
フィブリン接着剤　67
フェイスシールド　72
フェノールレッド　68
フォーカスチャーティング　101
腹腔鏡下手術　221
腹腔鏡下胆嚢摘出術　147
ブジー拡張術　191
ブスコパン　51, 66
フタラール　76
フックナイフ　210
プッシュ法　225
ブドウ球菌　131
プライバシー　4
ブラッシング　79
プラビックス　57
プリセプター　83, 91
プリビナ　51
プリンペラン　66
フルニトラゼパム　53, 67
プル法　225

フルマゼニル　54, 67
プレタール　57
フレックスナイフ　210
プロカインアミド　69
プロサイリン　57
プロセッサ　15, 18
プロトンポンプ阻害薬　121
プロナーゼ　51, 161
プロポフォール　54, 67
分解能　30

【へ】

平滑筋腫　128
ベッドサイド洗浄　77
ペパーミントオイル　50
ベラプロストナトリウム　57
ヘリコバクター・ピロリ
　117, 120, 123, 129
ペルサンチン　57
ペンタジン　53, 67
ペンタゾシン　53, 67
扁平上皮癌　104

【ほ】

ボールマン分類　123, 141
保管　80
保護柵　6
母指圧痕像　138
ホジキンリンパ腫　129
ボスミン　55, 67
ホットバイオプシー　142, 208
　──鉗子　45
ボツリヌス菌　131
ポリエチレングリコール　52
ホリゾン　53, 67
ポリドカノール　55, 67
ポリープ　127, 141
ポリペクトミー　46, 140, 208
ホルマリン　58, 222
ホワイトバランス　18, 89

【ま】

マーキング　221
マイクロウェーブ装置　32
マグコロールP　52, 66, 194
麻酔回復スコア　165
マスク　72
待合室　2

マニュアル　97
麻痺性イレウス　144, 152
麻薬　66
　──管理　67
マロリー・ワイス症候群　115, 173
慢性胃炎　118
慢性持続型　133
慢性膵炎　153
マンツーマン　84

【み】

水洗い　81
ミダゾラム　53, 67

【む】

ムコアップ　55
無水エタノール　55
無停電電源装置　7

【め】

迷走神経反射　196
迷入膵　128
メチレンブルー　68
滅菌　75
メトクロプラミド　66
免疫学的便潜血検査　139, 142
面順次方式　20

【も】

申し送り　168
モニター　15
モノポーラ方式　32, 34
漏れ電流　35
問診　159
　──表　99
門脈圧亢進症　107
門脈血栓症　107

【や】

薬剤散布法　176
山田・福富の分類　126, 142

【ゆ】

ユニバーサルコード　16
指サイン　229

【よ】

用手圧迫法　196

ヨード液　68, 220
ヨード染色　105
ヨード中和剤　68
予備電源　7

【ら】

ライトガイド　17
　──レンズ　17
ラキソベロン　52, 66
ラジアル方式　27, 28

【り】

リカバリー　5
リクライニングシート　4
リスクマネージメント　98
リドカイン　50, 66, 69
リモートスイッチ　16
隆起型　123
リユーザブル　80
硫酸アトロピン　69
硫酸クロピドグレル　57
留置スネア　45, 142, 176
両性界面活性剤　58
履歴管理　81
　──記録　99
リン酸ナトリウム　52, 66

【る】

ルゴール液　44
ルゴール染色　105

【れ】

レイノルズの五徴　149

【ろ】

漏水テスト　78
ロコルナール　57
ロサンゼルス分類　110
ロタウイルス　131
ロヒプノール　53, 67

【わ】

ワーキングスペース　5
ワーファリン　57
ワルファリンカリウム　57
湾曲部　17

消化器内視鏡　技師・ナースのバイブル──検査・診断・治療の看護・介助

2008年10月20日　第1刷発行	編集者　田村君英，星野　洋
2015年 5月20日　第6刷発行	発行者　小立鉦彦
	発行所　株式会社　南　江　堂
	〒113-8410　東京都文京区本郷三丁目42番6号
	☎（出版）03-3811-7189　（営業）03-3811-7239
	ホームページ　http://www.nankodo.co.jp/
	振替口座　00120-1-149
	組版　アトム・ビット／印刷・製本　小宮山印刷工業

©Kimihide Tamura, Hiroshi Hoshino, 2008

定価は表紙に表示してあります．
落丁・乱丁の場合はお取り替えいたします．

Printed and Bound in Japan
ISBN978-4-524-24722-6

本書の無断複写を禁じます．

JCOPY　〈(社)出版者著作権管理機構　委託出版物〉

本書の無断複写は，著作権法上での例外を除き，禁じられています．複写される場合は，そのつど事前に，(社)出版者著作権管理機構（TEL 03-3513-6969，FAX 03-3513-6979，e-mail: info@jcopy.or.jp）の許諾を得てください．

本書をスキャン，デジタルデータ化するなどの複製を無許諾で行う行為は，著作権法上での限られた例外（「私的使用のための複製」など）を除き禁じられています．大学，病院，企業などにおいて，内部的に業務上使用する目的で上記の行為を行うことは私的使用には該当せず違法です．また私的使用のためであっても，代行業者等の第三者に依頼して上記の行為を行うことは違法です．

〈関連図書のご案内〉　　　＊詳細は弊社ホームページをご覧下さい《www.nankodo.co.jp》

消化器内視鏡のコツとアドバイス
竜田正晴・飯石浩康・中泉明彦　編　　　　　　　　　　　　　　B5判・374頁　定価（本体6,500円＋税）　2012.12.

消化器内視鏡ゴールデンハンドブック
三木一正　責任編集　　　　　　　　　　　　　　　　　　　　　新書判・246頁　定価（本体3,500円＋税）　2007.4.

緊急内視鏡マニュアル〈DVD付〉
赤松泰次・長谷部 修　編　　　　　　　　　　　　　　　　　　　B5判・242頁　定価（本体8,500円＋税）　2012.2.

消化器外科エキスパートナーシング（改訂第2版）
櫻井健司　監修／西尾剛毅・栅瀬信太郎・南 由紀子　編　　　　　　B5判・286頁　定価（本体3,500円＋税）　2004.12.

血液・造血器疾患エキスパートナーシング
堀田知光　監修／安藤 潔・横田弘子　編　　　　　　　　　　　　B5判・326頁　定価（本体3,800円＋税）　2015.3.

肝・胆・膵疾患の治療と看護
國分茂博・田中彰子　編　　　　　　　　　　　　　　　　　　　B5判・286頁　定価（本体3,500円＋税）　2006.10.

ビジュアル＆アップデート 外科手術と術前・術後の看護ケア
北島政樹・櫻井健司　編集主幹　　　　　　　　　　　　　　　　B5判・948頁　定価（本体9,500円＋税）　2004.1.

ビジュアル周術期ケア
國土典宏　総監訳／青木 琢　監訳　　　　　　　　　　　　　　　B5変型判・208頁　定価（本体3,000円＋税）　2013.7.

急変の見方・対応とドクターコール
藤野智子・道又元裕　編　　　　　　　　　　　　　　　　　　　A5判・188頁　定価（本体2,200円＋税）　2011.6.

イラストで見る救急医療 病態と治療のエッセンス
松本真希　著・絵　　　　　　　　　　　　　　　　　　　　　　B5判・140頁　定価（本体2,400円＋税）　2012.4.

ナースビギンズ 正しく・うまく・安全に 気管吸引・排痰法
道又元裕　著　　　　　　　　　　　　　　　　　　　　　　　　B5判・126頁　定価（本体2,100円＋税）　2012.4.

ナースビギンズ 急変対応力10倍アップ 臨床実践フィジカルアセスメント
佐藤憲明　編　　　　　　　　　　　　　　　　　　　　　　　　B5判・182頁　定価（本体2,400円＋税）　2012.5.

ナースビギンズ 初めての人が達人になれる 使いこなし人工呼吸器
露木菜緒　著　　　　　　　　　　　　　　　　　　　　　　　　B5判・158頁　定価（本体2,300円＋税）　2012.6.

ナースビギンズ 看るべきところがよくわかる ドレーン管理
藤野智子・福澤知子　編　　　　　　　　　　　　　　　　　　　B5判・174頁　定価（本体2,300円＋税）　2014.4.

根拠がわかる 疾患別看護過程 病態生理と実践がみえる関連図と事例展開
新見明子　編　　　　　　　　　　　　　　　　　　　　　　　　B5判・898頁　定価（本体5,700円＋税）　2010.5.

根拠がわかる 症状別看護過程 こころとからだの61症状・事例展開と関連図（改訂第2版）
関口恵子　編　　　　　　　　　　　　　　　　　　　　　　　　B5判・702頁　定価（本体4,700円＋税）　2010.9.

看護介入分類（NIC）（原書第5版）
中木高夫・黒田裕子　訳　　　　　　　　　　　　　　　　　　　A5判・1,038頁　定価（本体7,500円＋税）　2009.7.

疾患・症状別 今日の治療と看護（改訂第3版）
永井良三・大田 健　総編集　　　　　　　　　　　　　　　　　　A5判・1,494頁　定価（本体9,000円＋税）　2013.3.

新 読み方つき 医学・看護略語辞典
南江堂看護編集部　編　　　　　　　　　　　　　　　　　　　　B6判・420頁　定価（本体2,800円＋税）　2007.4.

痛みの考えかた しくみ・何を・どう効かす
丸山一男　著　　　　　　　　　　　　　　　　　　　　　　　　A5判・366頁　定価（本体3,200円＋税）　2014.5.

今日の治療薬2015 解説と便覧（年刊）
浦部晶夫・島田和幸・川合眞一　編　　　　　　　　　　　　　　B6判・1,392頁　定価（本体4,600円＋税）　2015.1.

定価は消費税率の変更によって変動いたします。消費税は別途加算されます。